JN309694

大分臨床漢方懇話会
重校薬徴の生薬解説

織部内科クリニック院長　**織部 和宏** 監修
安東調剤薬局　**淵野 貴広** 著

監修にあたって

織部内科クリニック院長
大分大学医学部臨床教授　織部 和宏

　筆者の淵野貴広先生は私の主催する大分臨床漢方懇話会に生薬解説の講師として毎回お迎えしてからのお付合いですからもう彼これ20年位になります。
　薬剤師としてイスクラ中医薬研修所で中医学・中薬学の基礎を学び更に東京都の漢方専門薬局桃林堂で修業後、平成5年大分に帰省しました。
　先生は論理は明快で弁舌はさわやかであるのに加え映画俳優の唐沢なにがしに似たハンサムボーイでしたので講演会では多くの女性の薬剤師達のあこがれというかアイドル的存在となりました。ただし根は真面目な性格で勉強熱心ですから家庭生活は円満だと私は信じています。
　さて、この会では最初生薬の解説は中薬学的にしていただいておりましたし、そのあたりは一冊の本にすでにまとめてもらっています。
　その後、先生には日本漢方にとっては生薬の臨床応用に際し大変参考になる尾台榕堂の『重校薬徴』をそのまま解説するのでは無く中薬学の薬効と比較しながら講義していただくと言う画期的な試みをしてもらう事にしました。
　これが大変評判が良くこの度一冊の本として上梓出来る所までこぎつけました。
　内容は生薬に関してあらゆる方面からの精選された情報が上手に整理され丁寧に解説されております。
　是非、ご活用いただければ幸いです。

はじめに

　アイウエオ順に行ってまいりました生薬解説も3順目になりましたので終了し、新しいシリーズで始めさせていただきたいと思います。今回からは「重校薬徴」(1853)という本に収載されています生薬について解説することになりました。内容につきましては、今までと重複することになることも多いと思いますが、先生方のご指導をいただきながら進めていきたいと思います。どうぞよろしくお願い致します。

　さて、「重校薬徴」という本でございますが、著者は尾台榕堂(1799～1870)であります。この本の元になりますのは吉益東洞(1702～1773)が書きました「薬徴」(1771)であります。東洞は、中国の本草書にある気味や引経報使を信じず、実際に方剤を使ったときの実証的な効果を集めて、独自の本草書を作ることが夢でした。東洞は一つひとつの薬剤について「傷寒論」と「金匱要略」に出てくる方剤を当り、方剤による治療効果を比較してその証から逆引的に構成薬剤の効果を推量しまとめました。このように既存の説にとらわれず、独自の調査と考察で、漢方薬の方術の妙に迫ろうとした東洞の苦労は並大抵ではなかったようで、七回も稿を改めましたが、完成にまで到らなかったとのことです。そこでその弟子たちが、後を受け継いでやっと「薬徴」を完成させました。その後、尾台榕堂がその「薬徴」を校正し、さらに加筆したものが「重校薬徴」であります。53種の薬物について書かれています。

　「この書は、薬物書として画期的なもので東洞独自の高き識見と主張を見ることが出来る。それまで広く行われていた陰陽五行説を基礎とする解説をまったく捨て、科学的という立場に立って分類、批判、立論している。東洞なる人物の如何に優れていたかを痛感させる著述である。本書は後継者によって一層追加、洗練、拡充されたものが後世にでている」(和田正系先生)

　「東洞は本草綱目の薬能は信用できないといって薬徴を書いたがほとんどがでたらめでこれがテキストにされて日本漢方は薬物の分野で大変遅れをとってしまった。特に薬物の性は一つ、効能も一つと主張した点は、初心者にわかりやすいというだけである。故に薬徴が日本漢方の精華であるということをまちがってもいってはならない。尾台榕堂は、それを兼ねて治すという表現を使って薬物の効能が多能であることを認めているのである」(長沢元夫　東京理科大学名誉教授)

　と、「薬徴」に関しましては様々な意見があります。日本漢方的見地と中医学的見地により

見解が異なるということであると思いますが、私達は「重校薬徴」収載薬物について、「重校薬徴」に書かれている効能と、中薬学的に見た効能・臨床応用、そして現代医学的薬理作用などと合わせて勉強し、すべてを理解した上で総合的に考察していきたいと思っております。

　　　　　　　平成16年5月26日　大分臨床漢方懇話会にて　淵野 貴広

著者　尾台榕堂について

　幕末から明治維新へかけての一大変換期にあって、古方医家の雄たり得たのが尾台榕堂である。榕堂は雪深い北越（新潟県）魚沼郡中条村の小杉家に、寛政11年（1799）呱々の声をあげた。幼名を四郎治といい、名は元逸、字は士超、榕堂また敲雲と号し、通称を良作と称した。遠祖は高田藩の浪士小杉玄蕃であって、二代以後は累代医を業とし、榕堂の父は四代目にあたる。

　幼にして俊敏だった榕堂を啓発したのは、近くの円通寺の惟寛禅師である。この師は江戸駒込の吉祥寺で刻苦精励し業成って故山に就いただけあって、天下の名家とも交遊があった。中でも親交のあった儒家亀田鵬斎の推挙で、榕堂は文化13年（1816）江戸の医家尾台浅嶽の門に入った。浅嶽は岑少翁の門下である。榕堂は浅嶽の門に在って医学を実地に学ぶ傍ら、亀田綾瀬に師事して経史や詩文を修めること十年。文政7年（1824）、母堂老い、兄も病に倒れるの報を得て急拠帰郷することになった。郷里では、この新進青年医家を遇するに厚く、患者は文字通り門前市をなした。

　しかし、天保5年（1834）江戸の大火は恩師であった尾台浅嶽一家を焼き、ついで逝去された悲報を得、とりあえず出府し、遺族の要請もだし難く、再度生家を離脱し、その遺子を守るために尾台良作を襲名し、学・術を兼修その大成を遂げたのであった。その証は当時最大の栄誉である徳川大将軍に単独賜謁を得て、侍医に招ぜられたことである。文久3年（1863）65歳の時であった。明治三年、７２歳で没し、谷中三崎北町観音寺に葬られた。

　著書には「方伎雑誌」「類聚方広義」「橘黄医談」「重校薬徴」「療難百則」「医余」「井観医言」などがある。「方伎雑誌」は榕堂の全生涯にわたる医学に関する処世観、幼時の経験、治験、趣味のあり方など諸種雑多な事項が収められており榕堂が古方に対する信念が確固不抜のものであったことは、その著作の至るところにあらわれている。

参考・藤平健「儒医両道の仁医尾台榕堂先生伝」

東亜医学協会：http://aeam.umin.ac.jp/siryouko/ikadata/odaiyodo.html

目　次

監修にあたって ………………………………………………… 3
はじめに ………………………………………………………… 4
著者　尾台榕堂について ……………………………………… 6

1、石　膏 ……………… 9	22、地　黄 ……………… 153
2、滑　石 ……………… 18	23、葶藶子 ……………… 162
3、芒　硝 ……………… 22	24、大　黄 ……………… 165
4、甘　草 ……………… 28	25、大　戟 ……………… 177
5、黄　耆 ……………… 38	26、甘　遂 ……………… 180
6、人　参 ……………… 45	27、附　子 ……………… 183
7、桔　梗 ……………… 55	28、半　夏 ……………… 193
8、朮 …………………… 60	29、芫　花 ……………… 202
9、白頭翁 ……………… 70	30、五味子 ……………… 205
10、黄　連 ……………… 73	31、栝楼仁・栝楼実 …… 209
11、黄　芩 ……………… 81	32、葛　根 ……………… 214
12、柴　胡 ……………… 89	33、防　已 ……………… 220
13、貝　母 ……………… 96	34、沢　瀉 ……………… 230
14、細　辛 ……………… 100	35、薏苡仁 ……………… 236
15、当　帰 ……………… 105	36、香　豉（淡豆豉）…… 243
16、川　芎 ……………… 113	37、薤　白 ……………… 248
17、芍　薬 ……………… 119	38、乾　姜 ……………… 252
18、牡丹皮 ……………… 129	39、杏　仁 ……………… 264
19、艾　葉 ……………… 134	40、大　棗 ……………… 273
20、茵蔯蒿 ……………… 138	41、橘　皮 ……………… 280
21、麻　黄 ……………… 142	42、呉茱萸 ……………… 286

43、瓜蒂 …… 289	49、茯苓 …… 339
44、桂枝 …… 292	50、猪苓 …… 348
45、厚朴 …… 308	51、水蛭 …… 356
46、枳実 …… 316	52、竜骨 …… 360
47、山梔子 …… 326	53、牡蠣 …… 368
48、酸棗仁 …… 335	

引用文献 …… 375
引用URL …… 376
索 引 …… 378
あとがき …… 380

1、石膏

まずは石膏であります。「薬徴」のトップに出てきます。吉益東洞が最も得意としたのが石膏であるといわれています。

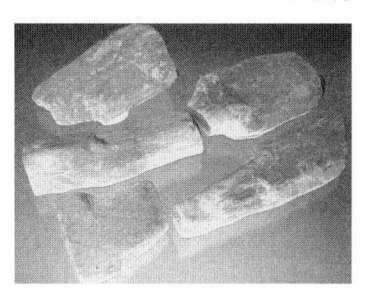

基原：天然の含水硫酸カルシウムで、組成はほぼ$CaSO_4・2H_2O$（日本薬局方）日本薬局方に医薬品名「石膏」として記載されている天然の二水石膏は、天然物であるから純粋の硫酸カルシウム・2水和物ではなくケイ素、アルミニウム、鉄などの化合物が少量含まれます。

李時珍は、石膏には硬石膏と軟石膏の二種があるといっています。
  硬石膏：硫酸カルシウム $CaSO_4$
  軟石膏：繊維状含水硫酸カルシウム $CaSO_4・2H_2O$

軟石膏には繊維石膏と雪花石膏があります。薬用には主に繊維石膏が用いられています。雪花石膏は彫刻剤として用いられます。硬石膏は無水硫酸カルシウムの結晶のことでありますが、正倉院薬物にある石膏は硬石膏であり、古代にはこの硬石膏を石膏として使用していたと考えられます。実用上はそれほど差異のないものと思われると書かれています。石膏は110〜120度くらいで数時間焼くと結晶水が半減して白い粉末になりますが、これを焼石膏といいます。この加熱には湿式と乾式があり、焼石膏はそれぞれα半水石膏とβ半水石膏に区別されます。いずれも水を加えると固まる性質があり、β半水石膏は整形外科で固定するギプスに、α半水石膏は歯科などで用いられます。さらに200度で加熱しすぎると結晶水が全部なくなり、無水石膏となります。この粉末を押し固めたものがチョークであります。

産地：中国（甘粛・湖北・湖南・山東・四川省には巨大な石膏の鉱床あり）、日本にも多少産するが、市場性はありません。

成分：$CaSO_4・2H_2O$
　石膏の水に対する溶解度は極めて小さく、水100mLで0.22gといわれています。熱湯でも溶解度は増しません。ですから主成分のカルシウムが水に溶け出す量は少ないと考えられます。しかし臨床上の経験では、一日分の石膏の量の4ｇと8ｇと16ｇとでは効能に違いがでると思われます。溶け出さない成分でいかに薬効を発揮するかについては、いろいろな見解があります。
1、東邦大学薬学部の大本太一教授は、昭和薬科大学田代教授による「竜骨・牡蠣による湯液

中の特殊成分吸着除去説」が石膏にもあてはまるのではないかと言われています。竜骨や牡蠣というのは特定成分の吸着除去に関与するのではないかという説です。例えば、生化学領域では、蛋白などを精製する際にカルシウム剤を吸着剤として利用しています。このような作用が当然竜骨や牡蠣にもあるのではなかろうかと。煎液の中から何か特定の成分を、この竜骨・牡蠣が吸着し、結果的に、捨てる側に回すことによって、そのアンタゴニスティックな作用、つまりひっついたものの逆の作用を増強させる。竜骨や牡蠣にいわば中枢興奮作用をもった成分が吸着除去され、結果的には興奮作用を抑制することによって安神作用をだしているのではないか。研究が進むにつれ、竜骨・牡蠣に非常に特異的に吸着されている成分が存在することがわかってきた。その成分が本当にどのような薬効をもっているかはこれから検討してみたいと考えるが、いずれにしても、このように捨てる側にも特定の成分が移行するようである。従って、従来のように、一つの生薬を加えた時、何らかの薬効成分が溶け出してきて、それが薬理作用を示すのであるという考え方に対して、一方、別な生薬からでてきた成分を吸着除去するために配合する生薬があることも考えられる。石膏のその一つだということです。（詳細は52、竜骨の項参照）

2、石膏の周りに着いている石膏の微粉末が、煎じ液の中で沈澱し切れないで飲み込まれて、胃や腸内でpHの違う条件で溶解して、体内に取り込まれて作用するのではないかという説。それならば、煎じる石膏のグラム数と胃に入る石膏の微粉末の量は、ある程度比例すると思います。この考えのヒントになったのは、昔の中国の名医の治験例で、熱病の治療に石膏の量をどんどん増やして、ついに煎じる方に一斤＝240グラム。それとは別に細かく砕いた石膏の粉末を内服させて効かせていました。つまり、胃に取り込まれた分が効果を発揮するのではないか、と考えられるわけです。傷寒論などにある石膏を煎じる時の注意で、「石膏三両　綿に包む」とあるのは大量の微粉末が煎液中に入るのを抑えて、石膏の清熱作用を暴走させないためではないかとも考えられます。

3、カルシウム分の溶解度、消化管での吸収度もきわめて小さいことから、作用成分は$CaSO_4$ではなく、天然石膏に微量に含まれる雑質ではないかと考えられる。
　　天然石膏の化学成分には　Al_2O_3　Fe_2O_3　CaO　MgO　SO_3　SiO_2等が含まれます。

4、これも大本教授の研究ですが、石膏と併用生薬との比率の違いによってエキス中のカルシウム量の比較の研究があります。それによりますと、石膏は知母を3：1で組み合わせたときに一番カルシウム含有量が多い、すなわち石膏の溶解性を知母が増大させるという結果がでております。この3：1という組み合わせは白虎湯中の石膏と知母の組み合わせの比率であるとのことです。白虎湯（石膏30ｇ　知母9ｇ　甘草3ｇ　粳米9ｇ）

1、石膏

　以上、いずれにしても推測の域を出ないことなので、石膏の効き目がどのようにして現れるのかは、実験的な薬理学の研究を待たなければなりません。

薬理作用：
- 解熱作用：石膏の煎じ液を実験的発熱家兎、ラットに内服または注射により投与すると解熱作用がある。
- 止渇作用：煎じ液はラットの口渇状態を軽減させる。
- 利尿作用：石膏上清液をマウスに投与すると、尿量の増加が認められた。

性味：辛　　微寒（神農本草経）
　　　甘　　大寒（名医別録）
　　　辛　甘　大寒（中薬学）

　石膏は最初に著された神農本草経では性質は微寒となっているのですが、その後の3世紀から4世紀にかけて陶弘景の名医別録では大寒です。この説に後世の一部の医家が影響され、さらに張仲景による白虎湯適応の四大証大熱・大渇・大汗・脈洪大であることに惑わされ、石膏を大寒の品だと誤解し、ついにはその風潮が定着し、石膏を恐れるようになったというのは重校薬徴の中にも書かれていることです。

　「名医別録では石膏の性質は大寒であるとある。それで医者はこれを恐れて使わなくなった。仲景氏によれば白虎湯證を挙げて大熱なし、と言っている。越婢湯證も同じだ。この二方は石膏が主に用いられ仲景氏の用薬に則っている。その性質の寒熱で用いられるのではない。注目すべきである」

　その後、李時珍の本草綱目（1578）では微寒にもどっているのですが、現代中薬学の教科書ではまた大寒ということであります。それに関しまして、
　张锡纯先生（1860－1933）（石膏を組み合わせた処方を数多く創製し、多数の医案を医学衷中参西録と言う本に載せている）は石膏に対する人々の不安感や疑念を払拭するために、石膏を「易馴」馴らしやすい性質であると説明しています。石膏は大寒ではなく、その効能は純粋であり、黄連や黄柏などの清熱薬のように大寒の性質によって中気を損傷するという弊害もないと説明しています。そして、他薬の退熱作用は、寒の性質によって熱を打ち負かすのだが、石膏の退熱作用は熱を外に追い出すことによって発揮されると述べています。
　現代中医学におきましても、大寒と記されてはいますが、石膏は最近ではSARSの治療薬の配合剤として注目され、その性質について議論されました。薛崇成先生は、「石膏は、その性質は一般に大寒といわれているため、験がなければその使用には慎重になる。実際に、1日3回にわけて30gから200gの石膏を450mLの水で35分間煎じて毎日服用してみた。親友たちは

胃気を損傷する可能があるから、そうした服用法はしない方がよいと勧めてくれたが、結果的には血圧も食欲も大小便もすべて異常はなかった。ただし100g以上を服用すると口が乾燥したように感じた。そのまま1カ月あまり毎日石膏を服用したが、私自身の体には大きな変化は見られなかった」と、大寒に否定的な見解が多いようです。

　いずれにしましても、微寒か大寒かということで、使われる量にも幅が出てきているのだと思います。いかがなものでしょう？

帰経：肺　胃

薬能：
● 神農本草経（中品）
中風の寒熱、心火の逆気、驚喘、口乾舌焦し、息する能わざるもの、腹中の堅痛を主り、邪、鬼を除く
（陽明経の鬱熱、肺気・胃気の循環が裏熱に阻まれて逆上し喘息のようになったり吐気になったりすること、あまりの口や咽の乾きのために息もできないという状態、腹中の堅痛を主り、邪鬼を除く）

神農本草経について

　後漢の時代（紀元1～2世紀）に、中国最古の薬物学の書「神農本草経」がまとめられた。この「神農本草経」では1年の日数と同じ数の365種類の動植物・鉱物を原料とした薬が収載されており、上品・中品・下品薬に分類されている。

　上品：120種類。生命を養う薬で毒性がない。そのため長期間服用すべきである。身体を軽くし、元気を益し、不老長寿の作用がある。

　中品：120種類。体力を養う薬で使い方次第で無毒にも有毒にもなる。そのため服用には注意が必要。病気を予防し、虚弱な身体を強壮にする作用がある。

　下品：125種類。病気の治療薬で、有毒。長期間服用してはいけない。

1、石膏

● 重校薬徴

煩渇[1]を主治し、譫語、煩燥[2]、身熱[3]、頭痛、喘を兼治す。

考 徴

白虎湯の証に、譫語（うわ言）、遺尿という。
白虎加人参湯の証に言う。大煩渇（大いに煩えるほどの渇き）という。
白虎加桂枝湯の証に言う。身に寒なく但だ熱すという。
麻杏甘石湯の証に汗出でて喘し、大熱なしという。
越婢湯の証に、渇せず、自汗がでて大熱はなしという。
越婢加半夏湯の証に上気し其の人喘し、目脱状の如しという。
越婢加朮湯の証は具らず。
大青龍湯の証に、煩燥という。
木防已湯の証に、喘満という。
文蛤湯の証に渇して水を得んと欲すといい、又頭痛という。

　　こうして諸方を並べてみると、石膏の主治は煩渇であることは明白である。煩えさわぐ、身熱、うわ言、ないし発狂、歯痛、頭痛、咽痛などは皆煩えるほどの渇きの證である。石膏を得てその効果を調べよ。

● 張仲景薬証論

大量の石膏は「身熱汗出でて煩渇、脈滑数あるいは浮大・洪大なるもの」に対して用いる。
少量の石膏は、「汗出て喘、あるいは無汗にして煩燥、あるいは汗出て一身尽く腫」を治す。

---

[1] 煩悶感を伴う強い口渇。
[2] 煩も躁も、悶（もだ）え苦しむ状態をいったものであるが、煩は自覚症状で、躁は手足をしきりに動かして苦しむさま。
[3] 潮熱に似て、全身に熱があるが、潮熱のように一定の時を定めて出ることはなく、また発汗を伴うことはない。大表の熱のことで、今言われる高い高熱とほぼ同じ。この熱は少陽病や陽明病の時にみられる。身熱悪風は少陽病の時にみられるが、陽明病では悪風を伴わない。

張仲景薬証論について：

　南京中医薬大学の黄煌先生による「張仲景50味薬証論」という本に書かれてある理論があります。黄煌先生は雑誌「中医臨床」などでも有名な中医師であります。先生は、中医弁証論治には懐疑的で、弁証論治は実践的でない理論に惑わされ臨床的中身が希薄な傾向に陥ってしまっているとしています。故に「傷寒論」「金匱要略」、とくに張仲景の薬証を重要視し、治療効果を得るためには薬証相応が必須であるとする理論です。その基礎となっているのは東洞の「薬徴」であるといわれていますので、「薬徴」・「重校薬徴」を理解する上でも役立つのではないかと思います。

　先生は薬証を考える原則に「最大量原則」と「最簡方原則」というものを主に用いています。「最大量原則」とは「傷寒論」「金匱要略」中でその薬物を最大量用いている処方の指標は、その該当する薬物の薬証であるとすることができるというものです。たとえば石膏は傷寒論にはのべ7方（114方中）に、金匱要略には13方（205方中）に使用されていますが、それら方剤の中で石膏を最も大量に用いている方剤は、白虎湯・白虎加人参湯・白虎加桂枝湯・竹葉石膏湯であります。それらが最大量方となり、その処方の指標が石膏の薬証ということになります。

　次に「最簡方原則」ですが、これは配合が最も簡単な処方で、その処方の該当する指標はその薬の薬証であるとすることができるというものです。石膏の最簡方は、石膏・知母・粳米・甘草と4味で構成されている白虎湯であります。白虎湯が最も構成薬物が少ないのでその方剤の指標をみれば薬証が考察できるということです。

　すなわち白虎湯は最大量方であり最簡方でもあります。その条文からは「脈滑にして厥、自汗」これが、張仲景が白虎湯を使用する際の主要な徴候であることがうかがえます。白虎加人参湯におきましては、「身熱、自汗、大渇、水数升飲まんと欲す、口乾、心煩、脈浮洪大なるものを治す」となり、それらを考え合わせまして、石膏という薬物の薬能を考察することができるというわけであります。

● 中薬学

清熱瀉火　除煩止渇（清熱瀉火薬）

中医学的臨床応用：

1、清熱瀉火

1、石膏

石膏は気分の実熱、肺熱、胃熱に対する要薬であります。

①温熱病の気分証、すなわち発熱性疾患で全身性炎症が激しい時期に見られる高熱・口渇・煩燥・譫語・多飲・発汗・舌質が紅・脈が洪大などの症候に知母などと用いる。

知母との組み合わせで清熱と発散・滋潤が組み合わされるのでよく配合されます。中医学におきましては、薬対という薬物同士の組み合わせを重視します。薬物は配合されることによりお互いに依存・制約し合いながらそれぞれの単味とは異なる独特の治療効果を生み出すという考え方です。しかし、東洞はこの考え方を取り入れませんでした。薬物は配合しても何の役にも立たないとさえ言っています。

　　代表方剤：白虎湯（石膏・知母・甘草・粳米）
　　　　　　　白虎加人参湯

②肺熱の咳嗽・咽痛・粘稠あるいは黄色の痰・呼吸促伯・舌苔が黄などの症候に麻黄・杏仁・桑白皮などと用いる。

　　代表方剤：麻杏甘石湯・五虎湯（麻杏甘石湯＋桑白皮）

石膏と麻黄との組み合わせの使い方です。麻黄と配合することによって、石膏は、清熱の効能を示すと同時に、麻黄の発汗作用を抑制し宣肺降逆の効能を十分に発揮させます。

③胃熱の口渇・多飲・飢餓感・胃部の灼熱痛・歯痛・口臭・便秘・舌質が紅・舌苔が黄などの症候に生地黄・知母・牛膝・麦門冬と用いる。

　　代表方剤：玉女煎（石膏・熟地黄・麦門冬・知母・牛膝）

2、除煩止渇

温熱病の後期でやや炎症症状が残って脱水があり、るい痩・皮膚の乾燥・口渇・悪心・舌質が紅で乾燥・舌苔少などの症候に竹葉・人参・麦門冬などと用いる。

石膏には水を捌くというのとは反対に、除煩止渇といういわゆる津液を補うという効能もあります。これは滞った熱と水を捌くと、単にそこが冷やされるだけでなく、そこに陰気・陽気の循環が回復し、それにつれて新しい津液が巡って来て、その場所が潤されます。口渇・舌焦などはその目標の一つです。石膏の気味をみると、甘味は津液を補い組織を潤す作用に重点をおいた見方です。

　　代表方剤：竹葉石膏湯（竹葉・石膏・半夏・麦門冬・人参・炙甘草・粳米）

3、その他
①風水、すなわち炎症性・アレルギー性の突発的な浮腫（顔面から上半身）で、軽度の悪寒・発熱・口渇・尿量減少などの症候に麻黄・桂枝などと用いる。

　　　代表方剤：越婢湯（麻黄・石膏・生姜・甘草・大棗）
　　　　　　　　越婢加朮湯（麻黄・石膏・生姜・甘草・大棗・蒼朮）
　　　　　　　　大青竜湯（麻黄・桂枝・甘草・杏仁・生姜・大棗・石膏）
　　　　　　　　木防已湯（防已・石膏・桂枝・人参）

軽度の利尿作用、炎症性の血管透過性亢進を抑制して浮腫などを消退させる作用があります。これは利水作用です。神農本草経・重校薬徴の石膏の効能で、抜けているものが有るとしたら、それは水滞＝痰飲・水気・湿病などといわれる病態に対する効果です。麻黄＋石膏の処方は、溢飲という皮下の水滞か、痰飲・支飲という肺の中の水滞に働きます。防已＋石膏の木防已湯も膈間支飲という肺中に滞った水をさばきます。この水は陽気が発散できなくて滞ったために、汗や小便として捌けなくなった津液が停滞したものです。当然熱性の水滞です。

重校薬徴におきましてもこの項にある方剤については「越婢湯の証に、渇せず、自汗がでて大熱はなしという。大青龍湯の証に、煩燥という。木防已湯の証に、喘満という」というように利水作用についての記述はありません。石膏と麻黄の組み合わせによります。石膏は辛寒で重いので下降、麻黄は辛温、上昇の性質を持ち、両薬を配合すると温・寒、昇・降の作用がお互いに制御すると同時に助け合って効果を高めあい、利水作用を発揮します。1の清熱作用の②における麻杏甘石湯と同じ、石膏と麻黄の組み合わせですが、麻杏甘石湯は麻黄が石膏の5分の1から10分の1の量を用います。越婢湯の場合は、麻黄が3分の1くらいの量であります。すなわち、麻黄と石膏の用いる比率の違いにより効能が変わってきます。麻黄の発汗作用を発揮させるには、石膏を減量するか、あるいは桂枝を付加して発汗力を増強させるかいずれかの方法を用いて石膏による麻黄への制約作用を減弱させる必要があります。大青竜湯がこの例です。

②外用で用いますと熱傷の疼痛を止め、湿疹の滲出を抑制し、皮膚潰瘍の修復を促進する。煅石膏粉を外用すると、火傷に清熱収斂の効能がある。単独で用いるか、あるいは青黛、黄柏などを配合する。

　用量：9〜60g。最大では120〜240g
　用量についても議論が耐えません。白虎湯・白虎加人参湯・白虎加桂枝湯　一斤（240g）
　中医方剤学の教科書におきましては、これらは30gとなっています。麻杏甘石湯・越婢湯

1、石膏

半斤、中医では18g、大青竜湯・木防已湯　鶏卵大。鶏卵大とは半斤、中医では12g。張仲景が白虎湯の中で用いた石膏の量は500g程度と考えられています。現在の書物の多くは60ｇと記載してあります。張仲景が大青竜湯で用いた石膏の量は鶏の卵に相当する大きさで、木防已湯においては鶏の卵2つ分とあります。実際にこの大きさの石膏の重さを測定してみると、100gから200gに相当します。

　昭和漢方復興の祖、湯本求真先生は石膏を大量処方するので知られています。湯本先生の「皇漢医学」を見ると、白虎湯・白虎加人参湯・麻杏甘石湯・大青竜湯といった処方における石膏の量が、いずれも20〜100gとなっています。実際の臨床では、200gを使用することもあったといいます。

使用上の注意：
1、砕いて先に煎じる。
2、実熱以外には使用しない。

選品：光沢のある白色の層をなる塊で、縦に束鍼（そくしん）状の紋理のある、砕けやすいものを良品とする。硬いものは劣品。時に黒褐色の岩石が層をなしていることがあるが、取り除いてから砕いて用いる。

　漢産を良となす。硬軟の2種あり、軟き者。上品なり。石薬を採るに下底なる者を佳と為す。下底は宝浄なること水精の如し。（重校薬徴）

炮製：
1、生石膏：内服
2、煅石膏：石膏を鍋で火煅したもの。外用で用いる。湿疹に外用すると分泌液が減少する。

2、滑石

[基原]：本品は鉱物であり、主として含水ケイ酸アルミニウム及び二酸化ケイ素からなる。（日本薬局方）現在市場には軟滑石と硬滑石の2種の滑石があります。

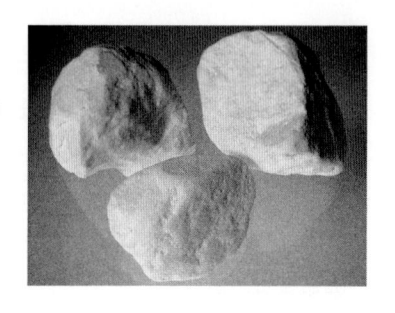

軟滑石は、天然の含水ケイ酸アルミニウムからなる粘土鉱物、加水ハロサイトのこと。（$Al_2O_3・2SiO_3・2H_2O$）

硬滑石は、鉱物学上のタルクのことで、天然の含水ケイ酸マグネシウムのことです。（$3MgO・4SiO_2・H_2O$）

中国では、主として硬滑石を正条品として用いています。日本ではほとんどが軟滑石であります。正倉院に保管されていた滑石も軟滑石でありました。

[産地]：軟滑石：華東・四川
　　　　硬滑石：華北・華東

[成分]：硬滑石と軟滑石の成分の違いですが、アルミニウムかマグネシウムの違いであります。これが薬理学的に微妙な問題となります。富山医科薬科大の木村教授は滑石の利尿作用を考える時、利尿機能に大切な働きをしている腎糸球体細胞は平滑筋細胞に属しており、平滑筋の収縮・緩解作用を基本的薬理作用として持つのはマグネシウムである。したがって、滑石の作用としてはマグネシウムの方が、すなわち硬滑石の方が、効果的に作用するのではないかと考えられると言っています。

[薬理作用]：
- 吸着・収斂作用：硬滑石には吸着および収斂作用があり、腸管を保護し、止瀉作用がある。
- 発癌抑制作用：ラットを用いた膀胱発癌プロモーターによる発癌を強く抑制した。含水ケイ酸マグネシウムが膀胱癌発癌を抑制したという結果がでている。

[性味]：甘　淡　寒

[帰経]：胃　膀胱

2、滑石

> 効能：

● 神農本草経
　身熱・泄避[4]、女子の乳難[5]、癃閉[6]を主り、小便を利し、胃中の積聚[7]、寒熱を蕩い、精気を益す。

● 重校薬徴
　小便不利[8]を主治し、渇を兼治す。

　　　　考　徴
猪苓湯の証に渇して水を飲まんと欲し、小便不利すという。
滑石白魚[9]散の証に小便不利という。
蒲灰散の証に小便不利という。

　重校薬徴中にはこの滑石白魚散・蒲灰散の２つの方剤は試していないのでこれをもって徴をあげずと書かれています。

● 張仲景薬証論
　小便不利にして赤きものを主治する。

　滑石の最大量方が滑石代赭湯であります。滑石・百合・代赭石の３味の方剤で、滑石を３両と書かれています。滑石白魚散・蒲灰散が２味で最簡方であります。これらから、小便不利にして赤きものを主治するという薬証が定義されます。

● 中薬学
　利水通淋　清解暑熱（利水滲湿薬）

　利水通淋とは、淋証、いわゆる排尿痛をはじめとする、頻尿、残尿感、排尿困難などの排尿障害を治すことです。清解暑熱、暑熱は暑邪による病態です。いわゆる暑熱の環境によっ

---

[4] 下痢
[5] 難産
[6] 尿閉・排尿困難
[7] 腹部腫瘤。「金匱要略」には「積は非移動性だが、聚は出たり消えたりして痛む場所も移動する」とある。
[8] 排尿がすっきりせず、量が少ない、渋るような痛みがある、尿の色は黄色、あるいは濃い黄色であること。
[9] シミ科の昆虫、セイヨウシミの全虫。

て生じる、熱中症などの「中暑」。もうひとつは暑い時期にみられる外感病です。それらを清解する作用です。

中医学的臨床応用：

1、利水通淋　滑石は清熱するとともに利水通淋する。

膀胱湿熱の排尿痛・排尿困難・残尿感・尿の混濁・血尿・尿路結石などの症候に木通・車前子・沢瀉・茯苓・金銭草・夏枯草などと用いる。

代表方剤：猪苓湯（猪苓・茯苓・沢瀉・阿膠・滑石）
八正散（車前子・瞿麦・萹蓄・滑石・山梔子・甘草・木通・大黄）
泌尿系結石基本方（鼈甲・夏枯草・薏苡仁・白芷・金銭草・海金沙・滑石・蒼朮）

利尿作用、腠理（結合組織）に湿がある場合、浮腫をとる作用の相乗作用が期待できるとのことで、車前子との組み合わせで用いられます。熱のために小便不利になったものに対しては滑石が最も重用になるといわれています。

2、清解暑熱　利尿によって湿をとり、熱を冷ますので、湿気の多い、夏の発熱性疾患などに用いる。

暑熱の高熱・熱感・口渇・発汗・下痢・尿量少などの症候に甘草と用います。この組み合わせは六一散と呼ばれる処方で、これは滑石末と甘草末を6：1の割合で混合した処方です。暑熱の基本方剤で、単独で用いることは少ないですが多くの処方に配合されます。

3、その他　湿疹や滲出物の多い炎症に外用する。

単品で、もしくは石膏・炉甘石（亜鉛鉱石）などとあるいは黄柏末などと使用する。

用量：9～15g、尿路結石には24～30gまで用いる。

猪苓湯　1両（重校薬徴）、1両が何gかということについてもいろいろな説があります。1.3g、1.4g、あるいは6から8gというのもあります。1両を6g前後に換算すれば薬物が多すぎることも少なすぎることもなく煎じることが可能になります。中医方剤学によりますと、猪苓湯は各9gとなっています。最大量方の滑石代赭湯は3両です。

使用上の注意：

1、寒証・脾胃気虚には用いない。
2、熱病によって津液が傷められているものには用いない。

2、滑石

|選品|：質はきれいに整って均一でなめらかで砕けやすく、無臭で色は白色にやや青みがかり、つるつるし、ほかの鉱物など異物のないものが良品とされる。

軟滑にして白きものは薬に入るるに効あり。(重校薬徴)

3、芒硝

基原 ：天然の含水硫酸ナトリウム $Na_2SO_4・10H_2O$ または $Na_2SO_4・2H_2O$ であります。芒硝はたくさんの別名があったりして、その基原に関しても古くから混乱の多い生薬です。

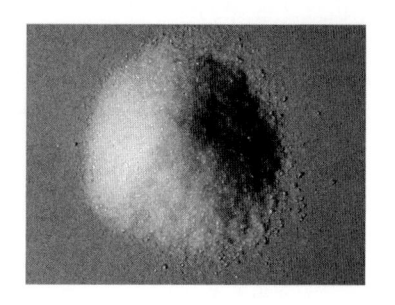

処方用名としましては、
　天然の芒硝は内陸の塩湖に形成されます。現在では天然の含水硫酸ナトリウム $Na_2SO_4・10H_2O$ または $Na_2SO_4・2H_2O$。鉱物である芒硝を再結晶精製したものを用いるわけですが、天然の鉱物を加熱水解したのち泥砂・雑質を除いた濾液を冷やして析出した結晶を「皮硝」といい、この皮硝を熱湯で溶解し、濾過した後に冷して上層にできる結晶を「芒硝」といいます。
　「朴硝」は皮硝のうち底部にある塊状のものをいいます。すなわち朴硝は雑質が多く不純物がやや多く含まれているだけで、成分はほとんど芒硝と同じであります。

　「玄明粉」とは芒硝を大根と同煎し不溶物を除去して冷却したのち、析出した結晶を風化させ脱水して白色にしたもので最も純粋な結晶です。瀉下作用は芒硝より穏やか、効果はほぼ同じ。多くの場合、熱が比較的軽く、体がやや弱いものに用いられます。
　「風化硝」は芒硝を風化脱水したもの。
　「風化朴硝」は朴硝を風化したものです。

　また、ナトリウム塩であるとかマグネシウム塩であるなど諸説があり混乱が生じています。もともと古来の芒硝は硫酸ナトリウムといわれていましたが、正倉院の遺品和漢薬の「芒硝」を検証すると、そうではなく、硫酸マグネシウムであったことがわかっています。つぼの中の芒硝は結晶体で発見されました。硫酸ナトリウムの結晶は簡単に脱水風化してしまいます。1200年以上も結晶体を保つことはできません。分析の結果、含水硫酸マグネシウムであることが確認されました。基原をまとめますと、朴消≒芒硝を硫酸ナトリウムとし、結晶硫酸マグネシウム $MgSO_4・7H_2O$ は古来の芒硝、その他に金匱要略などにでてくる消石というものがあります。これは精成した硫酸マグネシウム（＝古来の芒硝）のことを指しているようであります。また硝石は現代では硝酸カリウムとして別の薬剤として分類されています。

　この硝酸カリウムであるところの硝石ですが、これは別の分類の鉱物として薬効が述べられています。散寒薬の分類で、
　　［基原］：硝酸カリウム KNO_3

3、芒硝

［性味］：辛　苦　鹹　大温
［帰経］：胃　大腸　三焦
［効能］：散寒　利水通淋　破堅積　散毒消腫

　すなわち、芒硝、朴硝、硝石と古人が呼んだものは、現在我々が考える単一の結晶体ではなく、不純物を含んだ塩類下剤の混合体であり、その精製の過程の中で多少の混合比率の異なるものを古人は経験的に上手に使い分けたのであると考えられます。

　現在日本では硫酸ナトリウムは添加剤としては存在しますが、医療用としては流通しておりません。従って、硫酸マグネシウム、及び酸化マグネシウムを用いています。

産 地：中国　河北・山東・河南・四川・江蘇・山西省などアルカリの地に産す。

成 分：含水硫酸ナトリウム96～98％を含み、微量の塩化ナトリウム、塩化マグネシウム、硫酸マグネシウム、硫酸カルシウムなどの無機塩を含む。

薬理作用：
- 瀉下作用：硫酸ナトリウムは水には溶解し、マグネシウム塩同様、腸管からの吸収はほとんどなく、腸管内に水分が貯留し、そのため腸壁が刺激され、蠕動運動が亢進して瀉下をまねく。
　　硫酸マグネシウムも硫酸ナトリウムも現代薬学におきまして、塩類下剤で一括されますが、硫酸マグネシウムの作用のほうが強いとされています。「一般に塩類下剤を使う場合、菜食民族は野菜からマグネシウムをとっているのでナトリウム塩を使い、肉食民族はマグネシウム塩が不足しがちなのでマグネシウム塩を使うのが原則です。日本人はもともと肉食ではありませんが、最近は肉を多食し、野菜不足ですので、マグネシウム塩が適しているといえます」〔平成薬証論　渡辺武先生〕
- 血液凝固抑制作用：煎液は、フィブリン平板を用いたウロキナーゼによる線溶活性を軽度亢進させる。ヒト血漿では、活性化部分トロンボプラスチン時間を延長させ、凝固抑制作用が認められる。

性 味：鹹　苦　寒

帰 経：胃　大腸

薬能：
- 神農本草経
  寒熱邪気を除き、六府の積聚を逐い、結固、留癖を治す。

- 重校薬徴
  耎堅[10]を主る。故に結胸、心下石鞕、鞕満、燥屎、大便鞕、宿食、腹満、小便急結、堅痛、腫痞等諸般の解し難きの毒を治し、潮熱、譫語、瘀血、黄疸、小便不利を兼治す。

　「硬くなっているものを軟かくする。したがって、みぞおちのあたりが硬く痞えたり、石のように硬くなったもの、左下腹部に顕著な圧痛のあるもの、みぞおちのあたりが膨満して痛みのあるもの、乾燥して固くなった宿便のあるもの、大便の硬いものを治す。また、飲食物が胃腸内に停滞するもの、腹部の膨満、小便不利、下腹部が腫脹してつかえるものなど、諸種の停滞して除去しにくい病毒をも治す。兼ねて潮熱（陽明病の時にみられる熱型で、悪寒を伴うことなく、潮が満ちてくるように時を切って熱が高くなり、その時は全身にくまなく汗が出る）、譫語、瘀血、黄疸、小便不利を治す」

考徴

大陥胸湯の証に結胸熱実、心下痛み之を按じて石鞕といい、また心下満して鞕痛といい、また心下より小腹に至り鞕満して痛むという。

大陥胸丸の証に結胸、項もまた強るという。

調胃承気湯の証に、腹脹満といい、大便通ぜずといい、吐せず、下せず、心煩といい、蒸蒸として発熱といい、譫語といい、悪寒せずしてただ熱すという。

柴胡加芒硝湯の証に潮熱微利という。

大承気湯の証に燥屎といい、大便鞕といい、腹満といい、宿食といい、潮熱といい、譫語といい、小腹堅痛という。

大黄牡丹皮湯の証に腸癰、少腹腫痞（下腹部の一部が腫れてつかえている）、その痛み淋のごとしという。

木防已去石膏加茯苓芒硝湯の証に心下痞堅云々という。

大黄消石湯の証に黄疸、腹満、小便不利という。

消礬散の証に黄家少腹満といい、又腹脹という。

桃核承気湯の証に少腹急結（下腹部に抵抗・痛みあり）という。

橘皮大黄朴消湯の証に鯖食の心胸間にありて化せず、吐するも復た出でずという。

---

[10] 耎とは軟らかい意味で、邪熱が深くこびりついて通じない状態を突き砕き軟らかにし、下泄せしめて熱を除くことであります。主として硬くなっているものを軟らかくする。

3、芒硝

● 張仲景薬証論

「便秘、舌面乾燥して譫語するものを主治する」

（舌面乾燥し・・・大陥胸湯　譫語するもの・・・大承気湯・調胃承気湯）

　大黄・甘遂・芒硝の３味、芒硝の用量１升で最簡方であり、最大量方が大陥胸湯でありますので芒硝の薬能をまさにあらわしているのかなと思われます。大陥胸湯の条文を見ますと、「大便せざること５、６日」「心下硬満して痛」「舌面乾燥して渇」、調胃承気湯が大黄・芒硝・甘草３味ということで芒硝の最簡方であります。この条文からは、「譫語、発汗後発熱、心下満痛して大便難なるもの」を主治する。

● 中薬学

瀉下　軟堅　清熱（瀉下薬）

中医学的臨床応用：

１、瀉下　軟堅

①熱結便秘、すなわち胃腸の炎症がはげしいために、痞（上腹部が硬く脹って痞える）・満（腹部膨満）・燥（糞便がかわいて硬い）・実（熱積の便秘）などの症候があるときには大黄・枳実・厚朴などと用いる。大黄との組み合わせで瀉下軟堅作用がより強くなる。

　　代表方剤：大承気湯（大黄・芒硝・枳実・厚朴）
　　　　　　　調胃承気湯（芒硝・大黄・甘草）

芒硝・大黄・厚朴・枳実４味で大承気湯、熱証と便秘の程度が軽いときには芒硝・大黄・甘草の３味の調胃承気湯を用います。胃腸の弱い人、あるいは子供の便秘などにも用います。いずれも芒硝は大黄とともに用いていますが、大黄証と芒硝証の違いについて、張仲景薬証論では、「大黄証は腹痛・煩躁がある。芒硝証は腹中に燥があり、これを按じると卵型の石のようなものを触知し、且つ舌苔が厚く乾燥している」とあります。すなわち、芒硝で軟らげて大黄で下す。大黄との組み合わせで瀉下軟堅作用がより強くなることがわかります。

　木防已去石膏加茯苓芒硝湯だけは大黄を含みません。重校薬徴（互考）には、「隔間に支飲あり、その人喘満し心下痞堅云々・・・」この証は大いに泄下すべき証でなく、芒硝だけの場合は堅を軟らげ熱を除くに利尿作用をその治癒機転としているところに注目してください。

②少陽病に熱結を伴う時には柴胡・黄芩などと用いる。

代表方剤：柴胡加芒硝湯（小柴胡湯＋芒硝）

柴胡加芒硝湯の証に潮熱微利という。互考の項に「傷寒13日解せず、胸脇満して嘔し、日晡所潮熱を発し、にして微利云々、柴胡加芒硝湯これをつかさどる」少陽病の極地で、陽明病期に達する時期の潮熱大柴胡湯に芒硝を加え、潮熱を解する方剤です。

③胸苦しい・みぞおちがかたく張って苦しく圧痛がつよい・脇痛・口渇・便秘などの結胸症に用いる。　　　　　　　　　　　　　　　　　結胸

代表方剤：大陥胸湯（大黄・芒硝・甘遂）

④軟堅破血にも働き、血瘀に対し大黄の効能をつよめる目的で配合される。

代表方剤：桃核承気湯（桃仁・大黄、桂枝・甘草・芒硝）
　　　　　大黄牡丹皮湯（大黄・牡丹皮・桃仁・冬瓜子・芒硝）

2、清熱

咽痛・口内炎などに外用薬として用いる。竜脳（フタバガキ科竜脳の樹脂）・硼砂（ほうしゃ）ホウ酸ナトリウムなどと用いる。

代表方剤：氷硼散　粉末を毎日5～6回患部に噴霧します。

用量：3～9g

	重校薬徴	中医方剤学
大陥胸湯	1升→5両	10g
調胃承気湯	半升→2両	12g
柴胡加芒硝湯	6両	
大承気湯・大黄牡丹皮湯	3合	9g
桃核承気湯	2両	6g

大陥胸湯　中医方剤学では芒硝10g、大黄10g、甘遂1g

（1両＝6gと考えよ）

使用上の注意：

1、妊婦には禁忌
2、実熱以外には使用しない。

3、芒硝

3、煎じずに他薬の煎じ液に溶かすか、別に湯に溶いて後で服用する。芒硝は100％水に溶解。

選品：無色透明、塊状の結晶のものがよい。現在は無水芒硝が多く用いられている。

4、甘草

　神農本草経の上品に収載されています。名医別録には別名を「国老」としています。陶弘景は「甘草は多くの薬物中主たるものだ。処方中入れない処方の方が少ないくらいだ。国老というのは帝王の師の意味である・・・他の薬物とよく調和し、諸毒を解する」と言っています。確かに、傷寒論ではのべ70処方に、金匱要略ではのべ88処方において使用されています。西洋におきましてもヒポクラテスの「全集」やテオフラクトスの「植物誌」にも記述が見られます。

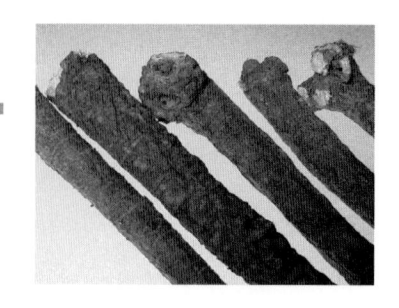

基原：日本薬局方では、マメ科（Leguminosae）の *Glycyrrhiza uralensis*, licorice、および *Glycyrrhiza glabra* Linneの根及びストロン（走茎）で、ときには周皮を除いたものでグリチルリチン酸を2.5％以上含むと規定されています。

産地：東北甘草（ウラルカンゾウ）が、*Glycyrrhiza uralensis*、西北甘草（スペインカンゾウ）が、*Glycyrrhiza glabra*。その他に新疆甘草、ロシア甘草などがありますが、漢方処方に用いる甘草は主として東北甘草であります。西北甘草の劣品および新疆甘草はグリチルリチン抽出用であります。ロシア甘草は近年あまり輸入されていません。東北甘草は外皮が明るい茶色でなかが黄色、西北甘草は外皮が黒く、中が白っぽい黄色で区別がつきます。

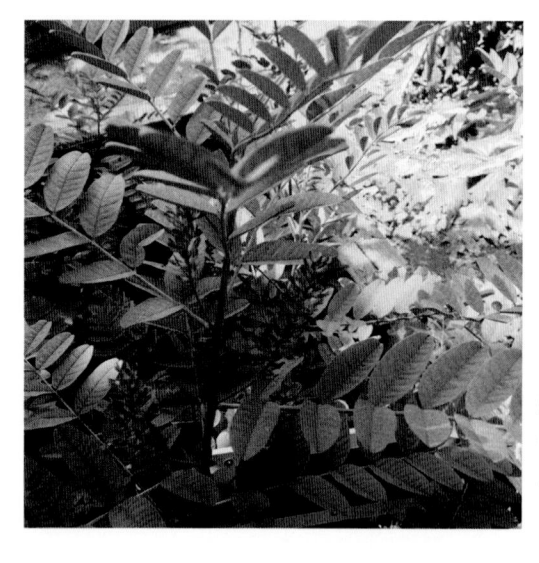

スペインカンゾウ　*Glyoyrrhiza glabra*
2014.5.18
長崎大学大学院　医歯薬学総合研究科附属薬用植物園
Photo by Fuchino takahiro

4、甘草

含有処方も最大ですが、輸入量も最大で年間8000トンといわれています。しかしこれらは薬用とするよりむしろ醤油・タバコの甘味料として使用、その他食品味噌・漬物・各種飲料等の矯味料もしくは甘味料としての使用が多いです。漢方薬用としては500トンにすぎません。「中国の急速な経済発展とも相まって甘草の需要が大幅に上昇したため、大量に採取されるに至りました。甘草は長い根茎を持っていますので、1本掘るたびに大きな穴が出来ます。これが放置され半砂漠地帯へと移行したと言われています。麻黄も甘草と同様です。このため中国政府は2000年から甘草、麻黄の輸出を厳しく制限するようになりました。このため当初は関連領域に衝撃が走りましたが、在庫が十分あるということで、現在は危機感が薄れているように感じられます。しかし世界的に甘草含有製剤の消費が増え続ける限り、危機と隣り合わせにいることになります」〔九州大学大学院薬学研究院院長　正山征洋先生〕中国の甘草輸出総量は約5500トンでその内約60％が日本になっています。日本での甘草総輸入量の約80％が中国となっています。長い根茎を持っており地下水位の低い乾燥地帯に生育しております。従って、日本のように湿気が高く水分の多い地帯では生育できません。また、価格コントロールを甘受せざるを得ない時期が早晩やってくるでしょう。そのための方策として甘草を、しかも優良な品種の栽培が必須です。因みに日本の薬局方にはグリチルリチンの量が2.5％以上と規定されていますので、グリチルリチン含量をクリアする品種が要求され、現在研究中であります。スペイン甘草で栽培有望とのことです。

漢方「甘草」を国内生産　三菱樹脂が着手　中国の輸出規制、価格高騰に対応
(2010年12月6日　読売新聞)

漢方薬の原料である「甘草」について、新たに国内で生産する体制が整うことが5日、わかった。最大の産出国である中国が、甘草を貴重な資源として輸出を規制しており、このままでは、中国が生産量で世界のほとんどを占めるレアアース（希土類）のように、十分な量の輸入が難しくなる懸念が広がっていた。甘草は、国内で販売される漢方薬の約7割の品種に欠かせない生薬だ。年間輸入量1600トンのほとんどを中国から調達している。国内で本格的な甘草の商業生産に初めて乗り出すのは、化学大手の三菱樹脂だ。すでに試験栽培を行い、中国産同様の薬効を確認している。来年から商業販売を前提とした栽培を始め、数年後には国内需要の全量を賄う規模まで拡大し、中国への輸出も検討する。中国政府は、生物資源の乱獲を防ぐとして、2000年頃から甘草の採取や輸出を規制している。甘草の輸入価格は、最近5年間で4倍近くまで上昇した。

　一方、漢方薬の需要は伸びており、原料である甘草の安定確保が課題となっていた。

成分：トリテルペノイド配糖体（サポニン）：glycyrrhizin、これは蔗糖の約150倍の甘みを

持つ。活性本体はグリチルレチン酸。glabric acid などその他に、フラボノイド：liquiritin、licoricone、licoflavone、licoricidin、formononetin など。その他：putrescin、glycyrol、isoglycyrol、glycyrin、glcycoumarin、deoxoglycyrrhetol など。

|薬理作用|：
抗炎症作用、抗アレルギー作用、免疫系に対する作用、ステロイドホルモン様作用、鎮静・鎮痙作用鎮咳作用、抗消化性潰瘍作用、慢性肝炎に対する作用、抗菌作用など。

|炮 製|：
- 炙甘草：蜜を加熱熔化・起泡させ、これに甘草片を入れて攪拌、炒して蜜を吸尽させ、深黄色としたもの。
- 生甘草：生用

　一般に「甘草」とあるときには炙甘草を用います。中国では必ず蜜炙したものを用い、火であぶっただけのものはあまり使用されていません。日本ではこれらを区別しておらず、大半が生甘草として用いられているのではないでしょうか。

|性 味|：
- 炙甘草：甘　微温
- 生甘草：甘　平（涼）

|帰 経|：十二経（心　肺　脾　胃）

|薬 能|：
- 神農本草経

　五臓六腑の寒熱邪気を主り、筋骨を堅じ、肌肉を長じ、力を倍す。金瘡、腫（しょう）、毒を解く。
　十二経絡　　　　　　　　　　　補中益気　　　　　　　　　　　解毒

- 重校薬徴

　急迫[11]を主治す。故に厥冷、煩躁、吐逆、驚狂、心煩、衝逆等の諸般の急迫の証を治し、裏急、攣急[12]、骨節疼痛、腹痛、咽痛、下痢を兼治す。

---

[11] 急性の痛みや痙攣に伴う筋肉のひきつり、痙攣の症状を治す作用があるという意味、腹部の拘攣、疼痛などの急迫症状。
[12] 腹痛。けれどもこれは必ずしも痛みだけではなく、ただ急引逼迫するという意味であろうかと思われる。

4、甘草

考 徴

芍薬甘草湯の証に脚攣急という。

生姜甘草湯の証に咽燥ぎて渇すという。

甘草乾姜湯の証に厥して咽中乾燥、吐逆という。

桂枝人参湯の証に利下止まず心下痞鞕して満し乾嘔、心煩して安んずることを得ずといい、又、臥起安からずという。

甘草瀉心湯の証に心下痞鞕して満し乾嘔、心煩して安んずることを得ずといい、また、臥起安からずという。

芍薬甘草附子湯の証具らず。

甘草小麦大棗湯の証に蔵燥し喜く悲傷し哭せんと欲すという。

桂枝甘草湯の証に叉手して自ら心を冒い、心下悸して按ずることを得んと欲すという。

甘草附子湯の証に骨節疼煩し制痛し屈伸すべからずという。

四逆湯の証に四肢拘急、手足厥冷すといい、又内拘急、下利厥逆すという。

通脈四逆湯の証に手足厥冷といい、又腹痛といい、又咽痛という。

甘草湯の証に咽痛という。

桔梗湯の証は具らず。

半夏散の証に咽中痛むという。

甘草粉蜜湯の証に蚘虫の病たる人をして涎を吐せしめ心痛発作時あり毒薬止まずという。

桂枝甘草竜骨牡蠣湯の証に煩燥という。

苓桂甘棗湯の証に臍下悸して奔豚を作さんと欲すという。

苓桂五味甘草湯の証に手足厥冷、気少腹より胸咽に上衝すという。

人参湯の証に胸下より心に逆搶すといい、又身疼痛すという。

小青竜湯の証に咳逆倚息という。

文蛤湯の証具らず。

半夏瀉心湯の証に心下痞という。

生姜瀉心湯の証に心下痞鞕すという。

旋覆花代赭石湯の証に心下痞鞕という。

黄連湯の証に腹中痛むという。

小柴胡湯の証に心煩といい、又胸中煩といい、又腹中痛むという。

小建中湯の証に裏急し、悸して衂し、腹中痛み、また心中悸して煩し咽渇き口燥すという。

烏頭湯の証に歴節疼痛して屈伸すべからずといい、又拘急し転側することを得ずという。

厚朴七物湯の証は具らず。

排膿湯の証は闕く。

白頭翁加甘草阿膠湯の証は具らず。

梔子甘草豉湯の証に少気という。

白虎加人参湯の証に心煩という。
白虎加桂枝湯の証に骨節疼煩という。
柴胡姜桂湯の証に心煩という。
大黄甘草湯、食し已ればすなわち吐する者という。
調胃承気湯の証に吐せず下せず心煩といい、又胸中痛むといい、又鬱々として微煩すという。
桃核承気湯に証に其の人狂の如くといい、又少腹急結という。
桂枝去芍薬加蜀漆竜骨牡蠣湯の証に驚狂し臥起安からずという。
桂枝湯の証に其の気上衝といい、又身疼痛という。
桂枝加桂枝湯の証に奔豚は気少腹より心に上衝すという。
葛根湯の証に気胸に上衝し口噤し語ることを得ずという。
苓桂朮甘湯の証に心下逆満し気胸に上衝すという。

●張仲景薬証論
　①単味の甘草は「咽痛」を主治する。→甘草湯は甘草のみの方剤ですので、最簡方であります。桔梗湯の証に甘草湯で治らない化膿したものに用いる。傷寒論、金匱要略の中で咽痛を治す方剤は8方ありますが、そのうち7方は甘草を含んでいます。すなわち、単味の甘草は咽痛を主治する。

　②復方は「気液不足の諸証」を主治する。→傷寒論では、大汗・大下・大吐・大病後に出現する様々な病症の治療方剤の大部分に甘草が配してある。

　③「雑病の躁・急・痛・逆」といった諸証を主治する。→躁：情緒不安定・煩燥
　　　　　　　　　　　　　　　　　　　　　　　　　　　急：急迫・攣急
　　　　　　　　　　　　　　　　　　　　　　　　　　　痛：攣急性・狭窄性・緊張性疼痛
　　　　　　　　　　　　　　　　　　　　　　　　　　　逆：吐逆・衝逆・気逆

●中薬学　炙用と生用で効能も異なります。

　　★炙甘草：補中益気　生津　緩急止痛　調和薬性
　　★生甘草：清熱解毒　利咽止痛　潤肺止咳　調和薬性

4、甘草

中医学的臨床応用：

★炙甘草

1、補中益気生津

　　炙甘草は、脾胃の正薬で、脾胃を補って食欲を増し元気をつける（補中益気）ので、気虚に用いられる。大量では腹部膨満の副作用があり、また生津に働いて体内に水分をとどめ、はなはだしければ浮腫をきたすので、補気の主薬としては用いられず補助薬として配合される。

①脾胃気虚の食欲不振・元気がない・疲れやすい・泥状便・舌質が淡・脈が軟弱などの症候に、人参・白朮・茯苓などの補助として用いる。

　　代表方剤：四君子湯（人参・白朮・茯苓・炙甘草）
　　　　　　　甘草瀉心湯（半夏・黄連・黄芩・乾姜・人参・大棗・炙甘草）

甘草瀉心湯は、半夏瀉心湯の黄連を1両減じ、甘草を1両増量した方剤ですが、ずいぶん胃腸の働きも虚している状態であることがわかります。

②気津両傷の口渇・元気がない・疲労感などの症候に、人参・麦門冬などの補助として用いる。

　　代表方剤：生脈散（人参・麦門冬・五味子）
　　　　　　　甘草乾姜湯（乾姜・炙甘草）

③補気するとともに、生津に働き、動悸・脈の結代（不整脈）などを改善するので、心気陰両虚の脈結代・動悸・息切れなどの症候に通心陽の桂枝や補気の人参などを配合して用いる。

　　代表方剤：炙甘草湯（炙甘草・生姜・人参・生地黄・桂枝・阿膠・麦門冬・麻子仁・大棗）
　　　　　　　治期外収縮Ⅰ方（炙甘草・人参・茯苓・桂枝・生姜・阿膠・麻子仁・生地黄・麦門冬・五味子・酸棗仁）

炙甘草湯は、別名「復脈湯」と呼ばれ、脈結代、心動悸を治療する主方であります。臨床では気血不足による動悸を主症状とする不整脈に用います。重校薬徴中にはでてきていません。類聚方広義では拾遺方の項に記載があります。

治期外収縮Ⅰ方は「内科弁証学」の処方で、炙甘草湯と生脈散を加減したものです。さら

に当帰・川芎・菖蒲を加えた治期外収縮Ⅱ方もあります。

2、緩急止痛

炙甘草は、筋肉のけいれんを緩和する「緩急」の効能を持ち、骨格筋、平滑筋のけいれんによる疼痛によく用いられる。胃腸の平滑筋の痙攣を緩解して、腹痛をとめる。単味でも有効であるが、一般には白芍とともに使用する。

代表方剤：芍薬甘草湯（白芍・炙甘草）
　　　　　桂枝加芍薬湯（白芍・桂枝・炙甘草・生姜・大棗）
　　　　　小建中湯（飴糖・白芍・桂枝・炙甘草・生姜・大棗）

発汗過多の後、邪気が内に迫って筋肉の拘急、腰脚の攣急などが出たときに攣急や疼痛を緩解させる目的で頓服として用いる。この効能がいわゆる急迫の証であると思います。

3、調和薬性

炙甘草は、さまざまな方剤に配合され、薬物の猛烈な作用と刺激性をおさえる。附子・乾姜など熱薬に配合すると熱性をおだやかにし傷陰を防ぎ、石膏・知母など寒薬に配合すると寒性をおだやかにして、胃を傷つけない。また、大黄・芒硝と配合して瀉下作用を緩和し、党参・白朮・熟地黄・当帰など補薬と配合して、作用を緩慢に持続させる。半夏・乾姜・黄連・黄芩など熱薬と寒薬を同時に用いるときに配合してそれらを調和させる。また、甘草を半夏、細辛と一緒に使用すると、辛くてしびれるような味を中和する。また、石膏、竜骨剤は100％の方剤に甘草が配合されていることから、鉱物中の有効成分の吸収作用に何らかの効果を持つのではないかとも考えられています。

★生甘草

1、清熱解毒　利咽止痛

①甘草は、清熱解毒に働き、咽痛をとめる。また、瘡瘍腫毒（化膿性、炎症性病変）に、清熱解毒薬の補助として広く用いる。

代表方剤：甘草湯・桔梗湯（＝甘草桔梗湯）

②他薬物の毒性を減少させたり、薬毒・食物中毒症状の解毒に使用される。グリチルリチンの作用として認められている。細菌性トキシン（ジフテリアトキシン・破傷風トキシン）薬物（ストリキニーネ・コデイン・抱水クロラール）蛇毒・フグ毒・食中毒などに対する解毒。

2、潤肺止咳

　潤肺作用があり、止咳平喘の効用を有するので咳嗽や喘息に補助的に用いる。風寒犯肺の喘咳には麻黄・杏仁と用いる。肺熱の喘咳には石膏を配合する。

　　代表方剤：<u>三拗湯</u>・<u>麻杏甘石湯</u>（麻黄・杏仁・甘草）

　まとめますと・・・
　中薬学的には炙甘草は脾胃に働き、補中益気と調和作用、そして生甘草は解毒が主な作用になります。

　五行論をとらない東洞には、急迫を治すということがすべてであり、脾胃を補うといった基本的な考えが欠落していることがわかります。脾胃を補うのは炙甘草になりますが、重校薬徴には炙甘草については書かれていませんし、弁誤の最後に「李杲は生を用うる時は則ち気平にして脾胃の不足を補い大いに心火を瀉し之を炙ぶる時は則ち気温にして三焦の元気を補って表寒を散ずと日う。是れ仲景氏の言わざる所にして疾医の論んに非ず、従うべからず」とありまして、これは「薬に寒熱なし」といった東洞の見解をあらわしているのかなと思われますが、炙甘草についてはどうなのか疑問が残ります。

　甘草には甘草湯という1味の方剤がありますので、甘草湯をみればまさに甘草の薬能が分かるのではないかと思います。すなわち、単味の生甘草は「咽痛」を主治することになります。
　張仲景薬証論に単味と復方では効能が異なるとありますように、基本的に甘草は補助薬として、配合する相手をかえることによってその主治を変化させ、それぞれの主薬とともに用いられているといえます。心下痞鞕には桂枝・人参、足の痙攣には芍薬、吐逆煩躁には乾姜、脈結代には桂枝・地黄・阿膠、喘息など上部の水邪には麻黄、便秘による嘔吐・腹満を通じさせるには大黄などと組み合わせて効能を発揮すると考えられます。

　組み合わせをみますと石膏・竜骨剤は100％、麻黄は93％の方剤に甘草が配合されています。

> 使用上の注意：

1、生津の効能があるので、湿盛、水腫、湿熱などには用いない。単独で用いたり、長期間使用すると、浮腫を来すことがある（偽アルドステロン症と言われる）ので注意が必要である。甘草成分中のグリチルリチンの加水分解物であるグリチルレチン酸およびその誘導体のカルベノキソロンは、腎尿細管細胞内の酵素反応を阻害し、その結果、細胞内に入ったコルチゾールはコルチゾンへの変換を阻害され、Na貯留、カリウム排泄促進を起こし、アルドステロン症様症状を呈すると考えられている。原発性のアルドステロン症に似た症状があらわれ

る。低カリウム血症と高血圧を主徴とする。低カリウム血性ミオパチー（筋肉の病変）にも注意が必要。

　　甘草成分またはグリチルリチンは、多くの一般用医薬品に含有されており、医薬部外品ののど飴などにも配合されています。また、仁丹の服用やチューインガムによる偽アルドステロン症の発症の報告もあります。

　　基本的に主要症状たとえば疼痛が緩解したとか、胃なら胃痛がとれてきたとか全体として有効に作用していればそのまま続けていれば浮腫は消失してしまうものであります。量を減らすとか五苓散を用いたりすることもあります。炙甘草、炒って用いれば胃にもたれず、味もまろやかで浮腫もこないともいわれています。

エキス剤には禁忌として、
　①アルドステロン症の患者
　②ミオパシーのある患者
　③低カリウム血症のある患者
で甘草を1日2.5g以上含有する方剤に記載されています。

2、攻瀉の方剤で速効を求めるときには配合しない。大半の処方には甘草が配合されているわけですが、甘草を配合しない処方もあります。1つが、利尿をはかるときに用いる方剤です。五苓散・猪苓湯などです。そして黄連解毒湯・三黄瀉心湯など熱証の強い実証の人に用いる処方の場合は基本的に脾胃を補う必要がないばかりか、かえって甘草が邪魔になります。

3、満中（腹満感）を来す副作用があるので、理気薬を配合するのがよい。

4、甘遂（かんすい）（トウダイグサ科、甘遂の根）・大戟（たいげき）（トウダイグサ科、タカトウダイの塊根）・芫花（げんか）（ジンチョウゲ科、フジモゲ科、フジモドキの蕾）いずれも峻下逐水薬と相反するので配合禁忌である。

4、甘草

|用量|：2～6g　主薬とするときは9～30g

	重校薬徴	中医方剤学
橘皮竹筎湯（大）	（5両）	6g
芍薬甘草湯	4両	
生姜甘草湯	4両	
甘草乾姜湯	4両	
桂枝人参湯	4両	9g
甘草瀉心湯	4両	9g
炙甘草湯	4両	12g
芍薬甘草附子湯	3両	
甘草小麦大棗湯	3両	9g
半夏瀉心湯	3両	6g
四逆湯	2両	6g
甘草湯	2両	

　橘皮竹筎湯が最大量方になります。量におきましては現在の中医方剤学では炙甘草湯が最大量方のようであります。治期外収縮Ⅰ方、Ⅱ方も12gから15g用いています。

|選品|：棒状で太く、質が堅く充実し、粉性で甘味が強く、苦味が少なく、外皮がしっかりと付いており、赤みがあり、内部が鮮黄色のものを良品とする。また産地により、東北甘草と西北甘の区別がある。東北甘草の多くは内蒙古産で、爪などで皮がむきやすく脆く、グリチルリチン酸含量も多い。西北甘草は、陝西省・河北省・山西省周辺に産する。表皮がむけにくく、色が赤く、硬くしまっており、グリチルリチン酸含量は東北甘草に比較して、やや劣る。刻み向けには西北甘草が多く用いられている。甘草の等級には甲・乙・丙・丁（太さで区別）・等外（折れたもの・切り落とし）があり、刻み向けには甲・乙・丙級が用いられる。外皮を除いた皮去甘草と称するものがあるが、粉末にして用いるので煎薬の原料としては使用されない。

5、黄耆

　神農本草経の上品に収載されています。中国では人参に勝るとも劣らない重要な薬物で、黄耆も特製の箱に収められてショーウインドウの中心に飾られたりしています。中国では黄耆を妊産婦への贈り物にしたりする風習もあるそうです。後で述べます黄耆の薬能を考えてみますとこうした取り扱われ方も納得できるかと思います。現代の中医師330名に「最もうまく臨床で応用できる薬物は何か」というアンケートをとりましたところ、黄耆が第1位となったとのことであります。多くの慢性病、老年病などで身体を強化し、病を退けるとして盛んに利用されています。黄耆の耆という字には諸薬の長・おさ・かしらといった意味があり名づけたといわれています。現在最もよく使われる生薬といえるでしょう。傷寒論には登場しませんが、金匱要略には8方に用いられています。

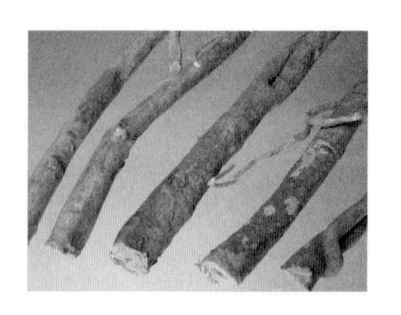

　基原：マメ科（Leguminosae）のキバナオウギ*Astragalus membranaceus*又はナイモウオウギ*A. mongholicus*の根。（日本薬局方）
　「晋耆」または「紅耆」と称されるものはマメ科のタジョガンオウギ　*Hedysarum polybotrys*の根で、これは、日本薬局方オウギからは除外されています。晋耆が局方から除外されるのは純度試験の項目に繊維束の外側にシュウ酸カルシウムを含む結晶細胞列を認めないという項目にひっかかるからであります。しかし、中国では重用され、かつ高価であります。一応局方外生薬「束耆」として輸入が認められています。（シンギは17局より局方収載）

　産地：キバナオウギは中国（東北・河北省）、韓国・北朝鮮、ナイモウオウギは中国（山西・内蒙古など）わが国には大部分が韓国・北朝鮮から、そして少量ですが中国からも輸入されています。年間約25トンに達します。

　成分：イソフラボノイド：formononetin、（ホルモノネチン）3'-hydroxyformononetin、2'、4'-dihydroxy-5、6'-dimethoxyisoflavoneおよびその配糖体など。糖：D-glucose、D-fluctose、sucroseなど。トリテルペンサポニン：astragaloside（アストラガロサイド）I〜VIII、soyasaponin Iなど。その他：linoleic acid、linolenic acid、β-sitosterol、choline、（コリン）γ-aminobutyric acidなど。

　薬理作用：
● 免疫賦活作用
● 血圧降下作用：水製エキス、エタノールエキスは、ウサギ、イヌ、ネコで血圧を下降させた。

5、黄耆

メタノールエキス及び水性エキスなどには馬尿酸を定量する方法又はジペプチド定量法においてアンジオテンシン変換酵素の阻害活性が認められた。ACE阻害活性成分としてnicotianaminが確認された。また、ウレタン麻酔ラットでの降圧作用試験での活性本体は、γ-aminobutyric acidであることが判明した。
- 利尿作用：黄耆煎液は、ラット、イヌ、ヒトで利尿作用が認められた。

性味：甘　微温

帰経：脾　肺

薬能：
- 神農本草経
  癰疽[13]、久敗瘡、排膿[14]、止痛、大風癩疾[15]、五痔[16]、鼠瘻[17]を主る。

- 重校薬徴
  肌表の水を主治す。故に皮水、黄汗、盗汗、身体腫、不仁を治し、疼痛、小便不利を兼治す。

「主として体表の水のうっ滞（発汗異常や浮腫）を治す。したがって皮膚の表面の水、黄汗（黄疸などの病黄色をおびた汗のこと。関節炎のときや全身の浮腫のときみられる）、盗汗、押えると指が入りこんでしまうような浮腫や知覚麻痺も治し、疼痛、小便不利を兼治する」

考徴

黄耆桂枝苦酒湯の証に身体腫れ、発熱汗出でて渇すといい、又汗衣を沾し色は正黄蘗汁如しという。
防已黄耆湯の証に身重く汗出で悪風し、腰以下腫れ陰に及び以て屈伸し難しという。
防已茯苓湯の証に皮水四肢腫れ、水気皮膚の中にありという。
黄耆桂枝五物湯の証に身体不仁すという。
烏頭湯の証に脚気疼痛し屈伸すべからずという。
桂枝加黄耆湯の証に身常に暮に盗汗出ずといい、また腰より上必ず汗出て下汗なく弛痛しもの

---

[13] おでき
[14] 慢性化した化膿症、肌肉を生じ、潰膿しては排膿させること。
[15] らい菌によって起こる慢性の伝染病。顔面や手足の末端が麻痺したり、顔面に出来た結節が崩れたりする。
[16] 腸痔（ちょうじ）、血痔（けつじ）、脈痔（みゃくじ）、牡痔（おすじ）、牝痔（めすじ）を五痔と呼ぶ。
[17] リンパ節腫

あり皮中にあるの状の如しといい、また身疼重し小便不利という。
黄耆建中湯の証は具らず。

● 張仲景薬証論
汗出て腫する者を主治する。

　黄耆芍薬桂枝苦酒湯（苦酒は酢のこと、昔は酒または酒粕を原料とした）の証に治身体腫れ、発熱汗出でて渇すといい、汗衣を沾し、色は正黄にして蘗汁の如しという。本方は黄耆の最大量方であるばかりか４味からなり、配合における最簡方でもあることから、黄耆証を分析していく上で比較的信頼性が高いといえます。第一の証であります、「身体腫」、全身性の浮腫。第二の証である「汗出」については発汗量が多いために衣服が身体に張り付いてしまったり、その汗は黄色であったりする。これらのことより黄耆は汗出て腫する者を主治することがうかがえます。

● 中薬学
補気升陽　固表止汗　利水消腫　托毒排膿（補気薬）

中医学的臨床応用：
1、補気升陽　補気して元気をつけるとともに、下陥した気を引き上げる効果があります。
　①脾肺気虚、あるいは中気下陥の食欲がない・疲れやすい・軟便・息切れがする・内臓下垂・脱肛などの症候に人参・白朮・当帰・柴胡・升麻などを配合して用いる。黄耆の升陽作用（脳の興奮性や筋緊張の増大などの作用）を利用する。まず黄耆の薬効として「補」「昇」の作用であります。

　　代表方剤：補中益気湯（黄耆・人参・白朮・炙甘草・当帰・陳皮・升麻・柴胡）

　人参は元気を補い、黄耆は気を膨張させ、全身に満たす作用といわれています。２薬の併用で補気作用が強化されます。

　②気虚による便血・崩漏などに人参・竜眼肉・酸棗仁などと用いる。気を固めることによって止血作用に働きます。

　　代表方剤：帰脾湯（黄耆・竜眼肉・人参・当帰・酸棗仁・白朮・茯苓・遠志・木香・炙甘草）

2、固表止汗
　衛気虚・肺気虚の自汗・疲れやすい・風邪を引きやすく治りにくいなどの症候に牡蠣・麻

黄根、白朮・防風などと用いる。黄耆は益気固表し、固表（体表循環をつよめて汗腺を調節し、免疫能を高めて感染を防御する）の主薬である。「固」の働きがあるということ。

　　代表方剤：<u>牡蠣散</u>（黄耆・麻黄根・牡蠣）
　　　　　　　<u>玉屏風散</u>（黄耆・白朮・防風）
　　　　　　　<u>桂枝加黄耆湯</u>
　　　　　　　<u>黄耆建中湯</u>

　牡蠣散は、自汗・盗汗に用います。玉屏風散は呼んで字のごとく屏風を立てて風をよけるというように益気固表の代表方剤であります。かぜをひきやすい状態を改善する状態に良く用いられています。子どもに多く見られることから、中医小児科において多用されています。玉屏風散に陳皮・山薬・牡蠣を加え、１日おきに服用します。

3、利水消腫　全身の機能や代謝を高め、利尿作用によって浮腫を軽減するとともにタンパク尿を改善する作用もあります。
　　気虚の浮腫・腹水・関節水腫などで尿量が少ない・疲れやすい・元気がない・舌質が淡白で胖大などの症候が見られるときに防已・白朮などと用いる。

　　代表方剤：<u>防已黄耆湯</u>（防已・黄耆・炙甘草・白朮）
　　　　　　　<u>防已茯苓湯</u>（防已・黄耆・桂枝・茯苓・炙甘草）

4、托毒排膿
　「久敗（きゅうはい）」の化膿症に使用する。すなわち、抵抗力減退のために、慢性の化膿症などが自潰したが傷口がなかなか癒合しないものや、排膿しないものを、黄耆の托毒排膿（体の抵抗力・回復力・免疫能などを高め、血行促進、肉芽形成促進し、膿の生成・排出を強める効能）を利用する。当帰、人参、肉桂、皂角刺（マメ科トウサイカチの枝の棘、化膿を消散し、自潰させる）・金銀花などを配合する。

　　代表方剤：<u>十全大補湯</u>（人参・桂枝・川芎・熟地黄・茯苓・白朮・炙甘草・黄耆・当帰・芍薬・生姜・大棗）
　　　　　　　<u>托裏消毒飲</u>（人参・黄耆・金銀花・白芷・皂角刺・川芎・白芍・白朮・桔梗・当帰・茯苓・甘草）

　黄耆は熱薬でありますので、炎症が盛んな化膿症の初期には使えません。
　托裏消毒飲は、化膿が長引いた場合、また口が開いていない時に用います。黄耆と皂角刺の組み合わせで托毒排膿作用が強まります。手術後の癒合不良には没薬・乳香を配合します。十全大補湯はさらに遷延化している場合、専ら抵抗力を補う場合に用います。華岡青洲の創製した皮膚炎・中耳炎など慢性の化膿症に用いる帰耆建中湯があります。

5、その他

①痺証に使用する。末梢神経麻痺、脳卒中後遺症の半身不随、慢性関節リウマチ、肩関節周囲炎などである。これらは気血両虚のため循環が障害されて生じた疼痛やしびれ（血痺）である。「気めぐれば血めぐる、血を治すにはまず気を治す」という観点から、黄耆を用いて補気する。これを黄耆の「散」の効果、すなわち黄耆には気（元気）を全身筋肉・腠理・経絡・臓腑に散布する薬効があるとしています。関節炎、肩関節周囲炎などで疼痛が顕著なときには、桂枝、麻黄などを配合して鎮痛作用を強めます。運動麻痺には、桃仁・紅花・川芎・地竜などの活血祛風薬を配合する必要があります。

　　代表方剤：<u>黄耆桂枝五物湯</u>（黄耆・白芍・桂枝・生姜・大棗）
　　　　　　<u>補陽還五湯</u>（黄耆・当芍・赤芍・地黄・川芎・桃仁・紅花）

黄耆桂枝五物湯の証に身体不仁すという。知覚麻痺これは、肌表の水が原因であると書かれています。水を捌くことにより不仁たちどころに治すと。烏頭湯の証に脚気疼痛し屈伸すべからずという。黄耆と麻黄の組み合わせで関節の疼痛を治療することがうかがわれます。ほかに金匱要略の中に千金三黄湯（麻黄・独活・黄芩・細辛・黄耆）という処方があります。補陽還五湯は、脳血管障害後遺症による麻痺などに用いられています。黄耆を60〜120gと大量に用います。

②消渇（糖尿病など）に用いる。山薬、生地黄、天花粉、麦門冬などの滋潤薬を配合して使用する。黄耆と山薬、あるいは生地黄との組み合わせが尿糖を下げるといわれています。

[使用上の注意]：

1、動物実験では血圧降下作用があるが、臨床的に高血圧症に使用することは少ない。黄耆には升提作用があって、肝陽上亢や上部の血熱（頭面部の炎症、充血など）の症状があるときに使用すると、頭痛、顔面紅潮、歯痛など（頭面部の血管拡張によって引き起こされる）が生じることが多い。それゆえ高血圧症や顔面部の感染症などには使用しない方がよい。「昇」の作用があるため。
2、消化不良、上腹部が脹って苦しいなどの症状があっても、実証や熱証であれば使用すべきではない。
3、人参（党参）との比較→黄耆は肌表を補うので、表虚に適用する。人参（党参）は五臓の気を補うので、裏虚に適用する。人参、黄耆を同時に使用すると、補益力が増強してより全面的になる。あるいは、人参は元気を補い、黄耆は気を膨張させ、全身に満たす作用といわれています。2薬の併用で補気作用が強化されます。

まとめますと、

5、黄耆

★中薬学的薬能のキーワードは「補」「昇」「散（行）」「固」〔林賢濱：黄耆の配合と類方、中医臨床89号 38～44、2002〕

黄耆に補の作用を期待する場合は補益薬を、昇の作用を期待する場合は昇提薬を、散には発散薬、行は祛瘀祛邪薬、固には固渋薬を配合することが重要です。

★重校薬徴では「肌表の水を主治す」、これは「散」の作用にあたります。東洞は弁誤の項に書いてありますように、薬は皆偏性の毒物であると言っています。毒物に何故補う作用があろうか、ということですので補の効能というものは出てこないものと思われます。

★張仲景薬証論では発汗・浮腫で「固」と「散」にあたるかと思います。

中薬学の教科書や資料をみますと、黄耆の薬能を語る際、利水消腫の扱いはだいたい最後の4番目に書かれているものが多いです。あるいはいろいろと効能を述べた最後に「黄耆には利水作用もある」とチョコット書かれているものもあるぐらいです。これが利水消腫という作用がすべてである重校薬徴とあまりにも違うのが面白いところです。私の資料では効能の3番目に入れさせていただきました。

|用量|：一般的には9～15g、腎炎や重症の痺証には30～60gまで使用する必要がある。1両＝6gと考えると適量か？

	重校薬徴	中医方剤学
黄耆芍薬桂枝苦酒湯（大）	5両	
防已黄耆湯	5両	12g
防已茯苓湯	3両	9g
黄耆桂枝五物湯	3両	12g
烏頭湯	3両	
桂枝加黄耆湯	2両	
黄耆建中湯		9g
補陽還五湯		120g

|炮製|：
1、生黄耆：生で用いる。固表、托毒、利水などの効能が強い。
2、炙黄耆：蜜炙したもので、補気の効能が強い。

|選品|：よく乾燥し、太く（小指大程度が良い）、皮に皺紋が少なく、質は緻密で柔軟、弾力性があり、容易に折れにくく、甘みを感じ、断面に空心（空になった部分）や黒心（黒くなった部分）のないものを良品とする。日本産・韓国産はキバナオウギで、やや甘味があり充実し

ている。中国産はナイモウオウギでやや繊維質で甘味はない。

6、人参

　神農本草経の上品に収載され、古くから不老長寿、万能薬として、非常に珍重されてきました。もともとは「人浸」と書きました。重校薬徴にもそのように書かれています。浸は漸の意味で、この草が長い年月をかけて大きくなり、根が人の形をして神が宿るので人浸とよばれるようになったといいます。朝鮮人参とか、高麗人参、薬用人参などともいわれて、漢方処方のほか、ドリンク剤や健康食品などにもしばしば配合され、誰もが知るところの最も親しまれている生薬ではないかと思います。

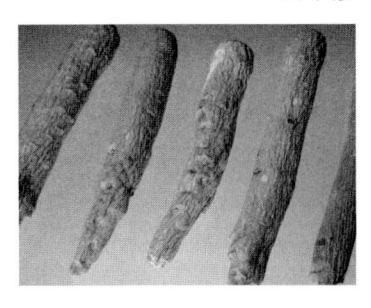

基原：ウコギ科（Araliaceae）オタネニンジン *Panax ginseng* C.A.Mey.の細根を除いた根、またはこれを軽く湯通しして乾燥したもの。（日本薬局方）学名のパナクスは全知、すなわち万能薬という意味であります。

　人参は、その調整法により白参と紅参に大別できます。局方には紅参も別に規定されています。紅参は、オタネニンジンの根を蒸したものとなっています。その名のとおり、加熱により、デンプンが糊状になった結果、透明感のある赤い色をしています。一般的に、4から5年目の根は、白参と呼ばれる人参に、6年間育成されたものが紅参に加工されています。正官庄と呼ばれる韓国専売庁の人参はすべて紅参であります。中国では主に紅参を好んで用いています。私が以前おりました漢方薬局では、人参はすべて紅参を使っておりました。人参を蒸すということは、すなわち炮製、修治するということでありますが、紅参の場合においては、白参に比べて虫がつきにくいことや、蒸すことによって澱粉が糊化するために、エキスとしての収益率が高まるともいわれています。また蒸すことによりやや温性に傾きますので冷えのあるものに用います。白参と紅参は、成分組成的にも若干異なることが報告されております。

　中国では、人参がとても高価であるということから、党参（キキョウ科ヒカゲツルニンジンの根）を人参の代用として用いています。またもう1つ、太子参、これはナデシコ科のワダソウという植物であります。私は扱ったことはないのですが、以前、北京中医院での研修の際、中医師は太子参を専ら人参の代わりに用いておりました。

　東洞は人参よりも竹節人参の使用を奨励しました。薬徴におきましては、「人参は苦くなければ心下痞鞕痰飲嘔吐等の症を治することができない。朝鮮人参と称するものは味が甘く真の性質をもっていない。苦味が人参の真性である」として、本邦諸国に産する直根人参、竹節人参を大いに賞賛しています。

竹節人参（チクセツニンジン）　　Panacls Japonici Rhizoma

　山地の林内などに生え、高さが50～80センチ。花茎の先端の球状散形花序に、直径3ミリほどの淡緑色の花を多数つける。茎頂に長柄のある葉を3～5個輪生する。葉は5小葉からなる掌状複葉。果実は直径6ミリほどで、赤く熟す。葉がトチノキの葉に似ることからこの名がある。根茎が竹の節に似ているためチクセツニンジンともいう。

○基 原
　ウコギ科（*Araliaceae*）のトチバニンジン *Panax japonicus* C.A.Meyerの根を乾燥したもの

○主要成分
　サポニン：oleanolic acidをaglyconとするchiku-setsusaponin Ib、IVa、IV、V、20(S)-protopanaxadiolをaglyconとするchikusetsusaponin I（＝ginsenoside-Rg$_2$）など
　その他：glycoside-P$_1$、（β-sitosterol、campesterol、stigmasterol glucosideのpalmitate）など

○中医学
　●性味：甘、微苦、温
　●薬能：止血・祛瘀・消腫・止痛

　また幼年期の根は直根のため直根人参と称されています。（苦味がはなはだしい）鹿児島県から北海道まで沖縄を除いた各都道府県、杉山の北斜面の麓に小川が流れているところなどに群生しています。某製薬会社が養毛剤（カロヤンアポジカ）に入れたものですから、乱獲され野生が少なくなりました。最近、希少植物に指定され好転したようです。

　御種人参と竹節人参は同じ人参でありながらその性に大きな差があります。御種人参は香りがやさしく、味は甘く、その性は温和であります。一方、竹節人参はその性堅く、苦く、野性味たっぷりであり、直根人参にあってはその極みで、その苦味たるや猪胆と似た苦味であります。しかし黄連・黄柏のベルベリンの苦味とは異なり、どこか心地よい苦味であります。

　一般的には、御種人参が新陳代謝機能を盛んにして強精、強壮、病後の回復に用い、竹節人参は胃のつかえ、消化不良、食欲不振、気管支炎に応用するといわれています。
　ということで、重校薬徴中の人参は竹節人参のことについて書かれていると考えてよろしいかと思います。

　産地：御種人参：福島県会津地方で、13年現在約60ha栽培されており、長野県佐久地方、島根県大根島と並び主要産地の一つとなっています。
　直射日光に弱いため、寒冷紗などの日覆を設置して栽培します。人参の地上部は、秋に枯れて根だけで越冬し、翌春、新しい茎を出します。種を播いてから収穫まで4～6年を要します。
　日本産のものは、ほとんどが紅参に加工されて輸出されており、国内で使用するものは8割

6、人参

がた輸入ものであります。韓国、北朝鮮、中国、ロシアのウラル地方には野生の人参があるらしいですが、これはとても珍しく非常に高価であるとのことであります。

成分：精油、人参サポニンとしてジンセノサイドなどが報告されています。人参と紅参の成分についてですが、大阪大学の北川教授の研究では、紅参の中には、オタネニンジンの新鮮な根の中に含まれている成分が分解して生成する、ジンセノサイドRh2などのほかに、白参にも含まれているパナキシノールなどの成分、そして、新鮮な根の中の成分であるグリセロ脂肪質、ステロール配糖体脂肪酸エステルなども、そのまま保持されているということがわかってきています。そういうことからも、紅参が、質的にも最良のものかなと思われます。

　人参の主な成分はジンセノサイドRoからRhに至る28種のサポニンです。これらのサポニンは一風変わったサポニンで、他のサポニンに見られるような鎮咳去痰の作用とか、赤血球を破壊する溶血作用などは見られません。サポニンの混合物は動物実験で中枢興奮、抗ストレス、抗潰瘍、抗疲労など、ジンセノサイドRb1、Rb2、Rcはむしろ中枢抑制、精神安定の作用を示し、Rg群は中枢興奮の作用を示しています。その他それぞれ作用は多少異なりますが、生化学的な方面から見た薬理でも「五臓を補す」方向で様々な作用が説明されています。

　Rb2、Rcに実験的高脂血または、高血糖の改善が知られますが、同時に含まれる多糖類パナキサン類に血糖降下が認められ、精油中のポリアセチレン化合物であるパナキシノールには抗炎症、抗腫瘍など、神農本草経に記載のない作用も見つかっています。記載がないと言えば、人参の最も重要な使い方と考えられる脾胃の気虚を補う作用、補気薬としての薬効も明確に記載されているとは思えません。〔小太郎漢方製薬株式会社：生薬アラカルト
http://www.kotaro.co.jp/kampo/syouyaku/syouyaku.ninjin.html〕

　収穫後、直ちに水蒸気で透き通るまで蒸して乾燥したものが紅参で、後世方で多く使われています。加工による成分の変化が認められ、マロン酸の結合したサポニン4種が消失し、7種の新しいサポニンが出現。この成分の変化が薬効にどのように影響するかは、まだ明らかにされていません。

薬理作用：
- 中枢興奮作用：エタノールエキスは、コリン作動性に働き、大脳皮質を刺激し、呼吸促拍、インスリン作用増強、消化管運動亢進、赤血球数増加、ストレスに対する副腎皮質機能増強作用などが認められている。
- 中枢抑制作用：ginsenoside Rb1、Rb2、Rcなどは、マウス、ラット、モルモットの実験において中枢抑制作用、鎮痛、鎮静作用がみられる。
- 抗ストレス・抗疲労作用：人参サポニンには、マウス、ラット、モルモットなどの強制運動

に対し、疲労防止、疲労回復促進作用が認められている。ヒトにおいても注意力や思考力の改善がみられた。
- 強壮作用：高麗人参は、各種消耗性疾患患者で自覚症状を著明に改善する。これは二重盲検法により確認されている。
- 男性ホルモン増強作用：水性エキスは、ラット経口投与で、前立腺、精のう腺の重量を増加させた。
- 脳血流量増加作用：健常人に対し紅参粉末を経口投与したところ超音波血流検査法で内頚および外頚動脈、椎骨動脈の血流量の増加が認められた。
- 抗炎症作用：ginsenoside Roは、compound 48/80誘発およびcarrageenin誘発急性炎症と酢酸誘発毛細血管透過性亢進を抑制した。
- 心循環改善作用：紅参エキスは、末梢血管を拡張し、心臓に対し、後負荷を減少させるとともに静脈還流量を増やして、前負荷を軽度増大させ、1回拍出量、心拍出量を増加させた。
- 血糖降下作用：水製エキスは、アロキサン糖尿病マウスに対し血糖降下及びケトン体を減少し、脾臓からのインスリン分泌を促進した。
- 脂質代謝改善作用：人参末、ginsenoside類は、高脂血症ラットに対し、血中コレステロール、TG、LDL－コレステロールなどの低下、HDL－コレステロールの上昇などの脂質代謝の改善が認められた。
- 血液凝固抑制作用：panaxynolおよびginsenoside Ro、Rb2、Rc、Rg1、Rg2はトロンボキサンの代謝を阻害した。
- コルチコステロン分泌促進作用：ラットでin vivoにおいても人参のサポニンは、下垂体-副腎皮質系に働いてACTH分泌の促進により内因性コルチコステロン分泌を高める。この作用は、in vitroの系ではginsenoside Rb1に認められた。
- 抗腫瘍作用：各種のヒト可移植腫瘍に対してin vitroで増殖抑制を示した。マウス移植したsarcoma 180に対し、ginsenoside Rc、Rb2、Rd、Rfは、腹腔内投与で腫瘍増殖抑制効果を示した。

性味：甘　微苦　微温

帰経：脾　肺

薬能：
- 神農本草経

　　五臓を補するを主り、精神を安んじ、魂魄を定め、驚悸を止め、邪気を除き、目を明らかにし、心を開き、智を益す。

6、人参

● 重校薬徴

　東洞の理論では、陰陽・五行・虚実などは妄説です。人参が精気を補うなどというのは、妄説の最たるものです。病気は身体の中の「毒」に因ります。その「毒」を除くのが薬の働きである、というのです。つまり邪気を除くという、瀉法の立場だけから見た漢方の薬理を打ち立てたのです。重校薬徴では、人参の作用は

<u>心下痞鞕</u>[18]<u>支結</u>[19]を主治し、心胸停飲、嘔吐、<u>不食</u>[20]、<u>唾沫</u>[21]、心痛、腹痛、煩悸を兼治す。

　この心下（みぞおち）に支えている「毒」は、腹診によって知られるもので、この「毒」を除くのが、人参の主な作用だ、というわけです。それはともかく、ざっと見て、心下の支え、嘔吐、不食、腹痛など、要するに人参は胃の症状に使うものなのです。臨床的に是非押さえないといけないのは、不食＝食べられない、という症状です。人参を主薬とした、人参湯・六君子湯などの処方では、食が進むということは決してあり得ません。

考　徴

木防已湯の証に支飲、喘満、心下痞堅という。
木防已去石膏加茯苓芒硝湯の証は同上。
人参湯の証に心中痞といい、又喜唾久しく了了たらずという。
桂枝人参湯の証に心下痞鞕という。
桂枝加芍薬生姜人参湯の証は具らず。
白虎加人参湯の証は具らず。
六物黄芩湯の証に乾嘔という。
大半夏湯の証に嘔して心下痞鞕という。
半夏瀉心湯の証に嘔して腸鳴り心下痞という。
生姜瀉心湯の証に心下痞鞕し乾噫食臭という。
甘草瀉心湯の証に心下痞鞕して満し乾嘔心煩という。又飲食を欲せず食臭を聞くを悪むという。
小柴胡湯の証に黙々として飲食を欲せず心煩喜嘔といい、胸中煩すといい、腹中痛むといい、
　又心下悸すといい、又脇下痞鞕という。
生姜甘草湯の証に咳唾涎沫止まずという。
呉茱萸湯の証に穀を食して嘔せんと欲すといい、又乾嘔し、涎沫を吐すという。

---

[18] 自覚的に心下部に痞（つか）える感じがして、他覚的には上腹部、特に心下部の腹筋が緊張して硬く、指先で圧迫すると抵抗感のあるもの。
[19] 腹直筋が上腹部で表面に浅く現れて、心下を支えているようにみえる場合。
[20] 食べられない
[21] つばをはく

乾姜黄連黄芩人参湯の証に食口に入れば則ち吐すという。
茯苓飲の証に心胸中に停痰宿水ありといい、又気満ちて食すること能わずという。
大建中湯の証に胸中大寒痛し嘔して飲食すること能わずという。
四逆加人参湯の証は具らず。
柴胡加桂枝湯の証に微しく嘔し心下支結という。
乾姜人参半夏丸の証に嘔吐止まずという。
附子湯の証は具らず。
黄連湯の証に腹中痛み嘔吐せんと欲すという。
施覆花代赭石湯の証に心下痞鞕し噫気除かずという。

●張仲景薬証論
　「気液不足」を主治する。多くは汗・吐・下の後に出現する以下の4種の状況の者に対して用いる。
　①心下痞鞕、嘔吐が止まらず、飲食したがらない者。→甘草・半夏・乾姜を配する。
　②身体疼痛、脈沈遅なる者。→桂枝・芍薬・甘草を配する。
　③煩渇、舌面が乾燥している者。→石膏・知母・甘草を配する。
　④悪寒、脈微なる者。→附子・乾姜・甘草を配する。

●中薬学
　　大補元気　健脾益気　生津止渇　安神（補気薬）

中医学的臨床応用：
1、大補元気、疲労や衰弱、体力の低下を大いに補うという作用であります。
　①大量の出血、大量に吐いた後などのショックで、顔面蒼白・呼吸微弱・脈が微細などを呈するときに用いる。

　　代表方剤：独参湯

　これは人参単独の処方であります。中国では、人参の注射液があり、危篤状態の患者で、呼吸不全のあるときに点滴静注されます。ある医師のお話で、身内の方が危篤になった時に、家族の同意を得て、独参湯（人参単味8ｇ）を胃に注入してみると、血圧・脈拍・呼吸数などが、ぐっと持ち直すのだそうです。これを、人参に「補気挽脱」の効あり、とするのでしょう。

　②チアノーゼ、四肢の冷えなど亡陽を呈したときには附子などと用いる。

　　代表方剤：附子人参湯（附子・人参・白朮・乾姜・甘草）

③力が衰え、疲労しやすいときや、慢性の虚弱体質、気虚下陥の内臓下垂・起立性失調などのアトニー症状には、黄耆・白朮などと用いる。

　　代表方剤：補中益気湯（黄耆・人参・炙甘草・白朮・当帰・陳皮・升麻・柴胡）

2、補脾益肺
①脾胃気虚の食欲不振・腹部膨満感・痞え・嘔吐・下痢・倦怠無力感などの症候に白朮・茯苓・炙甘草などと用いる。

　　代表方剤：四君子湯（人参・白朮・茯苓・甘草）
　　　　　　 六君子湯（四君子湯＋半夏・陳皮）

②脾陽虚で冷え・寒がるなど虚寒をともなうときには乾姜・附子などを配合して用いる。

　　代表方剤：人参湯（人参・乾姜・白朮・甘草）
　　　　　　 附子人参湯

③気虚の息切れ、動くと呼吸困難、慢性の咳嗽、自汗などの症候に、胡桃（クルミ）、蛤蚧（ヤモリ、どちらも肺と腎を補う）などと用いる。

　　代表方剤：人参胡桃湯（人参・胡桃）
　　　　　　 人参蛤蚧散（蛤蚧・杏仁・甘草・人参・茯苓・貝母・桑白皮・知母）

3、生津止渇
①気津両傷で元気がない・全身倦怠感・口渇・脈が無力などの症候に麦門冬・五味子と用いる。

　　代表方剤：生脈散（人参・麦門冬・五味子）

②熱病気陰両傷で、高熱・多汗・口渇・多飲などを呈するときに、例えば糖尿病や熱病による脱水症状には、石膏・知母などと用いる。

　　代表方剤：白虎加人参湯（石膏・知母・甘草・粳米・人参）

4、安神
　心気虚の脈結代、頻脈・動悸・寝つきが悪い・多夢などの症候に、竜眼肉・当帰・酸棗仁などと用いる。

　　代表方剤：炙甘草湯（炙甘草・人参・阿膠・生姜・桂枝・麦門冬・麻子仁・地黄・大棗）
　　　　　　 帰脾湯（人参・白朮・黄耆・茯苓・竜眼肉・当帰・遠志・酸棗仁・木香・

炙甘草)

5、その他

①血虚に補血薬の補助として用いる。補気は補血を通じて行うといわれています。すなわち、消化吸収機能を促進することが、飲食物から血を生成する上で重要であるということであります。

　　代表方剤：十全大補湯（人参・白朮・茯苓・甘草・地黄・当帰・川芎・白芍・黄耆・肉桂）

　　　　　　　人参養栄湯（芍薬・当帰・陳皮・黄耆・桂枝・人参・白朮・甘草・熟地黄・五味子・茯苓・遠志・生姜・大棗）

②陽萎、性機能衰弱いわゆるEDですが、巴戟天・肉蓯蓉などの補陽薬と用いる。

　　代表方剤：陽萎湯（人参・巴戟天・肉蓯蓉・枸杞子）

用量：1～10gですが、独参湯は、人参18～30gとなっています。

	重校薬徴	中医方剤学	御種か竹節か
木防已湯（大）	4両		御種
人参湯	3両	6g	御種
桂枝人参湯	3両	6g	
白虎加人参湯	3両	6g	御種
大半夏湯（簡）	3両		
半夏瀉心湯	3両	6g	
小柴胡湯	3両	6g	竹節
呉茱萸湯	3両	6g	竹節
大建中湯	2両	6g	御種
柴胡桂枝湯	1両半		御種
乾姜人参半夏丸（簡）	1両		
黄連湯	2両	3g	竹節
施覆花代赭石湯	2両		竹節

支飲、喘満、心下痞堅の木防已湯が最大量方です。

最簡方は大半夏湯、嘔して心下痞鞕という。乾姜人参半夏丸、嘔吐やまず。

[使用上の注意]：

1、肝陽上亢、湿熱など実熱には用いない。また、乳児、小児は、心肝の陽気が過剰になる傾向を特徴とするので注意するといわれています。子どもには太子参を用いるとよいとのことであります。
2、長期間服用すると頭痛・不眠・動悸・血圧上昇・浮腫などをきたすことがある。
3、高価であるから一般にはショック・虚脱に使用する以外は党参で代用する。

[選 品]：類白色で太く、潤いがあり、重質で、味甘く後わずかに苦いものを良品としている。

（日本薬局方）

[参考資料]：

◆党 参

キキョウ科ヒカゲツルニンジンの根であり、性味は、甘 平、帰経は、脾 肺で、薬理作用は、補中益気 生津養血となり、効能は人参とほぼ同様でありますが、効力は人参より弱いので、量を2～3倍用いれば人参の代用となります。中国では汎用され、人参よりも一般的です。ただし、亡陽の重篤な症状には人参を使用すべきであります。用量は9～30gになります。

◆太子参

ナデシコ科ワダソウの塊根、効能等は党参と同じと考えて良いと思います。補益力は人参よりはるかに弱いが、太子参は滋潤性があるので、陰虚や血熱に使用する。一般的な補益剤には太子参を人参の代わりに用いてもよい。血圧が高くて人参を使用しない方がよいときは、太子参を用いる。あるいは子どもに用います。

以上のことをふまえると、人参もPanax＝万能薬というよりも、それぞれの用途によって使い分けるのがよいのかなと思います。

田畑隆一郎先生は「二味の薬徴」の中で、オタネ、チクセツの区別について述べています。運用の目標としては、健胃・解熱・去痰には苦味の強い竹節人参を用い、諸虚不足、つまり新陳代謝賦活には御種人参を用います。また脾胃に関わる生姜・大棗、生姜・半夏、半夏・乾姜、黄連・黄芩、と組む人参は竹節が適し、茯苓・朮と組むのは両者があり、石膏には御種が適し、甘草・乾姜と組む人参は御種が適しているとのこと。すなわち、考徴の方剤中、御種人参が適

している方剤は、木防已湯、人参湯、白虎加人参湯、大建中湯、四逆加人参湯、附子湯ということになりますが、これらも臨床的実験はこれからの課題であり、諸先生方のご批判を待つところが大であるとのことであります。党参・太子参をも含めた使い分けの構築が今後の課題となるのではないでしょうか。

7、桔梗

　神農本草経の下品に収載され、万葉時代にはアサガオと呼ばれておりました。秋の七草における、「萩の花、尾花、葛花、撫子の花、おみなえし、また藤袴、アサガオの花」（山上憶良）というアサガオは桔梗のこととされています。

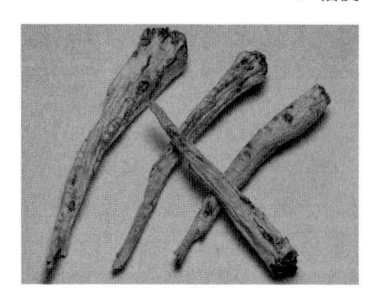

|基原|：キキョウ科（Campanulaceae）のキキョウ Platycodon grandiflorum A. De Candolle の根

（日本薬局方）

　李時珍は「この草は根が結実して梗直だから名づけたのだ」と言っています。夏から秋にかけて青紫または白色の広い鐘状の花を開きます。春・秋の2季に採取が可能ですが、秋季採取品を良品としています。傷寒論では2方に、金匱要略では7方に使用されています。

|産地|：中国（浙江・湖南・安徽・広東・広西省など）・朝鮮半島・日本（北海道・宮城・岩手・長野県に主産）。市場品のほとんどは中国・朝鮮半島産です。韓国では桔梗のことを「トラジ」といっており桔梗の根を塩漬けにして食べる習慣があるということです。ゆでて水にさらせば食べられるということなので日本でもかつては食べていたということであります。

|成分|：サポニン：platycodin A、C、D、D_2、polygalacin D、D_2 などサポニン（saponin）は、シャボン玉のシャボンと語源は同じであることから明らかなように、水と混ぜて振ると泡立つ性質（起泡性）がある。ステロール：α-spinasterol、α-spinasteryl-β-D-glucoside など。トリテルペン：betulin など。
　その他：inulin、この成分が、外部形態の良く似ている人参と鑑別する方法です。platycodonin、vitamin A、arginine など。

|薬理作用|：
　桔梗の煎液は確かな祛痰作用がある。桔梗サポニンには中枢抑制作用があり、鎮静・鎮痛・解熱作用がある。また抗炎症作用がある。さらに、鎮咳・祛痰作用があり、血管に対してこれを拡張する作用があり、血圧を降下させ、抗コリン作用が証明されている。桔梗サポニンは皮の部分に多く存在するため、皮付が賞用されますが、皮付のままでは乾燥が難しいので市場品のほとんどが皮去りであります。

|性味|：苦　辛　平、神農本草経におきましての薬性は辛で微温、平成薬証論の渡辺武先生は「祛痰・排膿という薬能から辛　微温では痰や膿を散らしたりするためには不徹底であるの

で桔梗は辛で温である」と規定しています。

帰経：肺

薬能：
● 神農本草経
　　胸脇が刀で刺す如く痛み、腹満して腸鳴幽幽し（腸がグルグルと音のするもの）、驚恐悸気（恐怖や驚きによる心悸亢進）を主る。

● 重校薬徴
　　濁唾腫膿を主治す。

「主として膿の混じった喀痰や化膿性の腫れものを治す」

考 徴

排膿湯の証は闕く。
桔梗湯の証に咽痛する者は甘草湯を与え差ざる者は桔梗湯を与う。
桔梗白散の証に時に濁唾腥臭を出し久久吐膿すという。
排膿散の証は闕く。

　　薬徴では、「主として膿の混じった喀痰や化膿性の腫れものを治す。また、咽喉の痛みも治す」と咽痛についてふれています。重校薬徴では痛みについて削除されていることから榕堂は痛みについて重要視していなかったことがわかります。

● 張仲景薬証論
　　最大量方は排膿湯です。これには主治は書かれていませんので、最簡方である桔梗湯の条文から、咽痛・咽乾あるいは咳するものを主治する。と、咽の痛みに重点をおいています。その咽痛は乾燥して痛むものが多く、声がかすれて出なくなったりすることもある。咳には喘は伴わず、膿のような濁痰がでることが多い。

● 中薬学
　　宣肺袪痰　止咳　利咽　排膿　提気（化痰薬）

中医学的臨床応用：
1、宣肺袪痰　止咳

7、桔梗

　桔梗は、辛開苦泄で気道の分泌を促進して祛痰し、気道の通過をよくして肺を開き、これが宣肺作用。そして鎮咳に働きます。ただし、刺激性のある悪心性祛痰薬であるから、慢性疾患にはあまり用いない。また、少痰・乾咳・粘痰には適さず、急性の外感病で痰が多いときによく用いる。喘息発作などには使用しない方がよい。

①外感風寒による頭痛悪寒・咳嗽・白痰・無汗など寒証の感冒咳嗽には荊芥・防風・紫蘇葉など辛温解表薬・止咳化痰薬と併用する。

　　代表方剤：<u>止嗽散</u>（桔梗・荊芥・紫苑・百部・白前・陳皮・甘草）
　　　　　　　<u>杏蘇散</u>（紫蘇・半夏・前胡・桔梗・杏仁・茯苓・枳殻・陳皮・甘草・生姜・大棗）
　　　　　　　<u>参蘇飲</u>（紫蘇・葛根・半夏・茯苓・人参・前胡・木香・陳皮・桔梗・枳殻・生姜・大棗・甘草）

②発熱無汗・頭痛・口渇・咳嗽・痰多など風温・温病の初期には菊花・桑葉・牛蒡子など辛涼解表薬・清熱解毒薬などと配合する。

　　代表方剤：<u>桑菊飲</u>（桑葉・菊花・杏仁・連翹・桔梗・薄荷・芦根・甘草）
　　　　　　　<u>銀翹散</u>（金銀花・連翹・薄荷・淡豆豉・荊芥・竹葉・牛蒡子・芦根・桔梗・甘草）

③肺熱の咳嗽・咽痛・黄痰・胸痛・舌質が紅・脈が数などの症候に、柴胡・黄芩・黄連・石膏などの清熱薬と用いる

　　代表方剤：<u>小柴胡湯加桔梗石膏</u>（柴胡・半夏・黄芩・大棗・人参・甘草・生姜・桔梗・石膏）
　　　　　　　<u>竹筎温胆湯</u>（竹筎・半夏・枳実・麦門冬・桔梗・陳皮・柴胡・黄連・人参・香附子・茯苓・生姜・甘草）
　　　　　　　<u>清肺湯</u>（当帰・麦門冬・茯苓・黄芩・桔梗・甘草・生姜・五味子）

2、利咽

　熱証の咽痛・失声、すなわち咽喉部の炎症で声がでないような時に、生甘草・石膏・薄荷・連翹などに配合して用いる。

　　代表方剤：<u>桔梗湯</u>（桔梗・甘草）
　　　　　　　（簡）
　　　　　　　<u>桔梗石膏</u>
　　　　　　　<u>清咽利膈湯</u>（連翹・黄芩・甘草・桔梗・荊芥・防風・山梔子・薄荷・金銀花・黄連・牛蒡子・玄参・大黄・芒硝）

3、排膿

①癰疽疔癤（皮膚化膿症）に、清熱薬とともに用い排膿を促進する。

  代表方剤：排膿散（枳実・芍薬・桔梗）
      排膿湯（甘草・桔梗・生姜・大棗）
       （大）
      排膿散及湯
      十味敗毒湯（防風・荊芥・独活・柴胡・桜皮・桔梗・川芎・茯苓・生姜・甘草）
      清上防風湯（防風・荊芥・連翹・山梔子・黄連・黄芩・薄荷・川芎・白芷・桔梗・甘草・枳殻）

「類聚方広義」には「東洞先生、排膿湯排膿散を合して排膿散及湯と名づく」とあります。他方、「東洞先生投剤証録」に「排膿散及湯合方」の症例があることから、東洞が排膿散と排膿湯の合方を排膿散及湯と略しました。

②肺癰（肺膿瘍）で胸痛・膿血を吐く・痰が黄色で臭いなどの症候に用いる。魚腥草・薏苡仁・冬瓜子などと配合する。

  代表方剤：桔梗白散
      葦茎湯（芦根・薏苡仁・冬瓜仁・桃仁）、重校薬徴中には肺癰には桔梗散これを主ると書かれてあるが、桔梗白散の証であると書かれています。

4、提気（引経薬）

桔梗は経験的に「上昇」の効能を持つとされ、「船楫の剤」（他薬を船に乗せて上部に運ぶような効果をもつ）として使用されてきた。これを引経薬という。

  代表方剤：参苓白朮散（人参・白朮・茯苓・白扁豆・山薬・薏苡仁・蓮子・陳皮・縮砂・桔梗・甘草）

脾胃気虚による下痢に用いる方剤です。気の下降を上部に向かわせるために桔梗を配合しています。清上防風湯は熱証に用いる清熱薬の薬効を上部に引き上げる目的で桔梗を配合しています。血瘀の代表方剤の血府逐瘀湯、また、天王補心丹にもその目的で配合されています。張瓏英先生の中医学概論によりますと「桔梗は他の薬剤の薬力を上に引き上げ肺に入る作用をする。また同時に落ち込んだ肺気を昇提する作用をもつ。中気下陥の補中益気湯に桔梗を加えるとその昇提作用は増強される」とあります。

7、桔梗

上向―下降の組み合わせ

桔梗―牛膝　　桔梗―枳殻　　桔梗―杏仁

5、その他

　　開提肺気、肺と表裏の大腸に対し疏通腸胃の効を示し、熱結便秘・気血不足の正虚邪実証、あるいは下痢裏急後重などに用いる。

　　　代表方剤：<u>黄竜湯</u>（大承気湯＋桔梗・人参・当帰・甘草・生姜・大棗）

用量：3～9g

	重校薬徴	中医方剤学
排膿湯	3両	6g
桔梗湯	3両	3g
桔梗白散	3分	
排膿散	2分	
止嗽散		9g

使用上の注意：

1、提気の効能があるため、陰虚火旺には使用しないほうがよい。
2、胃腸粘膜に対し刺激性を持つため、胃炎・胃潰瘍・吐血などを呈するものには使用しない。

選品：乾燥はよく、太く、長さが均一で、色が白く、質が堅硬で、味が苦く、えぐみの強いものを良品とし、痩せて小さく枝分かれし、質がもろく、色が黄色っぽく苦味のないものは次品である。晒桔梗よりも外皮のついた生干桔梗の方がよい。

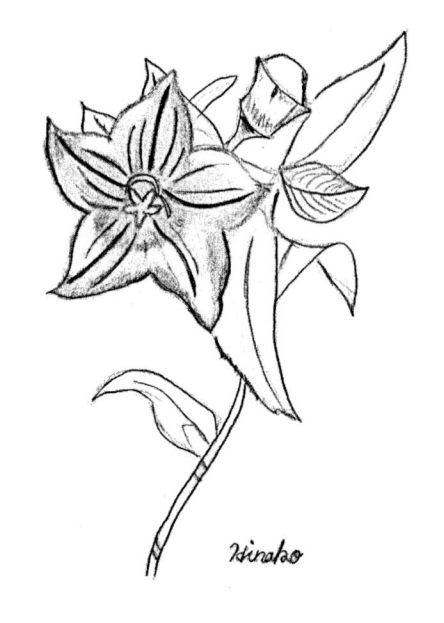

8、朮

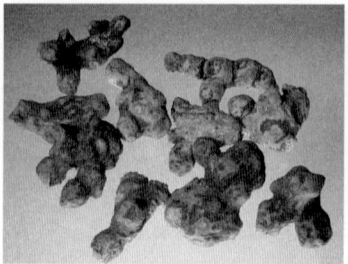

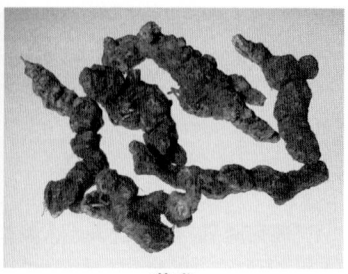

白朮　　　　　　蒼朮

　朮の記載はまず神農本草経の上品に最初にみることができます。以後各時代の本草書におきましても必ず紹介されている薬草でありますが、ご存知のとおり現在では朮は「白朮」と「蒼朮」に区別しています。この区別を最初に述べたのは陶弘景であります。神農本草経集注（483～496年）に「朮には白、赤の二種類あり、白朮は葉が大きく、毛を有し、分枝する。根は甘く少し油脂を持ち、丸・散に用いる。赤朮（蒼朮のこと）の葉は細く、枝分かれはしない。根は小さく、油脂を多く有し、煎じて用いる」と、2種類あることを論じています。

　隋、唐の薬方を多く収載した「千金方」（唐代七世紀中葉に孫思邈が編纂）や「外台秘要方」などには白朮の名が多く見られます。

　宋の時代（960～1279）には蒼朮と白朮の区別をはっきりし、十分識別を要するといっています。

　明代（1368～1644）になると「本草綱目」には蒼朮と白朮を別項目としています。

　現代中医学では白朮が補気薬、蒼朮が芳香化湿薬と効能も異なるので使い分けられています。

　さて、傷寒論や金匱要略には「朮」の名称しか記載されておらず、優良産地として「茅山のものを良しとする」と書かれています。この「茅山」というのは江蘇省の地名です。江蘇省に主に産するのは蒼朮であるというところから、傷寒金匱の時代には朮として蒼朮が使用されていたと推定されます。

　重校薬徴中には「朮」と記載されています。東洞は品考を見ていただければわかりますように、「それ水を利するや蒼は白に勝る。故に今蒼朮を用いる」ということで、蒼朮を用いていたことがわかります。東洞は、京都という湿気の多い日本の中でも特に湿気の多い地方で開業していましたため、呼吸器病やしびれ、神経痛を起こす人が多く、東洞は朮だけが配合されている方剤に茯苓を加味することで薬の効き目が評判になり、門前市をなしたということです。

日本におけるエキス剤においてはどちらを用いているかと言うことになりますと、これが各社様々であります。オースギ社では後からお話し致します中医学的臨床応用の項に記載してありますとおりの朮が用いられています。若干異なっていますのは、真武湯・五苓散は蒼朮を用いている点です。しかしジュンコウ社の五苓散は白朮です。またツムラ社のエキス剤においてはほとんど蒼朮が用いられています。白朮を用いているのが、半夏白朮天麻湯・防風通聖散・帰脾湯・滋陰至宝湯・人参養栄湯・苓姜朮甘湯です。（苓桂朮甘湯は蒼朮）これは昭和50年に刊行されています「一般用漢方処方の手引き」（厚生省薬務局監修）を基にしているからであるということです。手引きに白朮で収載されているのは防風通聖散と帰脾湯のみであります。「朮」の記載は真武湯・人参湯・大防風湯であります。

そのようなところなども含めまして、両者の薬効などを比較しながら考察していき、どちらを用いた方がよいのかご参考になればと思います。

基原：白朮はキク科（compositae）のオケラ*Atractylodes japonica*これが日本および韓国産で和白朮といわれます。又はオオバナオケラ*Atractylodes ovata*（macrocephala）これは中国産で唐白朮といわれ、日本には自生しておりません。その根茎であります。現在の日本市場にはオケラの白朮が主に流通しています。（オオバナオケラはオケラよりも精油の含有量が少なく局方の規定からはずれることがある）

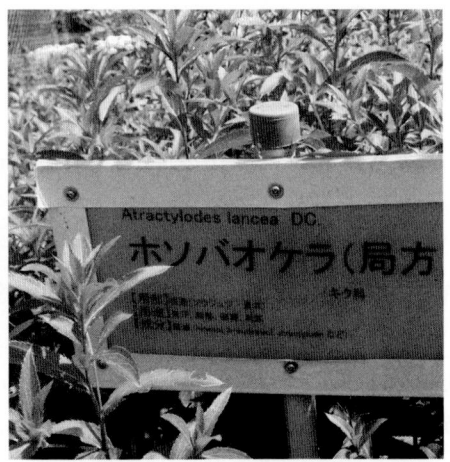

蒼朮はキク科のホソバオケラ*Atractylodes lancea*又はシナオケラ*Atractylodes chinensis*の根茎

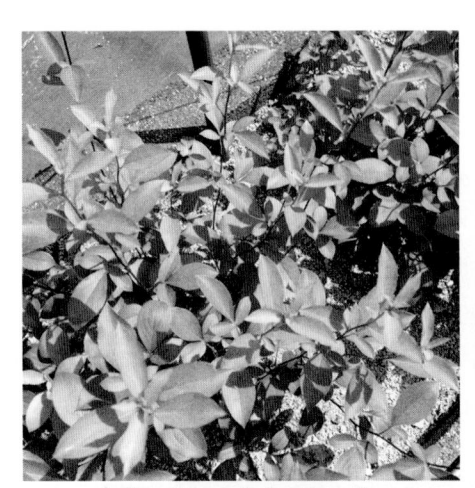

白朮　*Atractylodes japonica*　　　　蒼朮　*Atractylodes lancea*

2014.5.18
長崎大学大学院　医歯薬学総合研究科附属薬用植物園
Photo by Fuchino takahiro

になっています。2種とも中国産であり、ホソバオケラ基原の蒼朮を南蒼朮、シナオケラ基原の蒼朮を北蒼朮として区別しています。一般に南蒼朮のほうが油分が多い傾向にあります。蒼朮も産地によってアトラクチロールの含量に随分と差があり、良質品を入手するのに苦労しています。蒼朮はわが国では一時佐渡で中国から移入されたものが栽培されていましたが、今では市場性はなく、保存目的に栽培されている程度です。白い可憐な花が8から10月ころ咲きます。オケラによく似ていますが、ホソバオケラといわれますように葉が細いことが分かると思います。

産地：*Atractylodes ovata*は浙江・安徽・湖南・江西省などに産する。*Atractylodes japonica*は中国東北地方・朝鮮半島・日本に産する。

*Atractylodes lancea*は湖北・江西・江蘇省に、*Atractylodes chinensis*は河北・河南・山西省に産する。江蘇省に図経本草に出てくる茅山があります。

成分：*Atractylodes japonica*はatractylon、3β-hydroxyatractylon、などのセスキテルペノイド及びacetaldehyde、2-furaldehydeを含む。

アトラクチロン

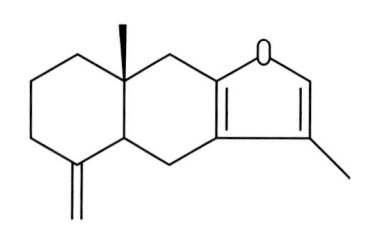

*Atractylodes ovata*は*Atractylodes japonica*のセスキテルペノイド以外にγ-cadinene、γ-patchoulene、butenolideA、scopoletinを含む。

蒼朮は精油3.5%〜7%β-eudesmol、hinesolを主成分として、(−)-α-bisabolol、β-selineneなどのセスキテルペノイドを含む。生薬を切断して放置するとき、その断面からカビ状の白色結晶を析出することがある。この結晶はatractylolと呼ばれたが、主にβ-eudesmolとhinesolの混合物である。という油成分はしばらく保存された蒼朮の表面にまるでカビが生えたように析出してきますので、消費者の方から苦情とともに返品されてくることもしばしばです。

白朮の精油に多量に含まれるatractylon類を含むものがあるが、その含量は少ない。その他にポリアセチレン化合物として、atractylodin、atractylodinol、acetylatractylodinolを含有する。植物中には水溶性成分として、セスキテルペン配糖体atractyloside A、B、C、D、E、F、G、H、

Iを含む。

　日本薬局方におきましても白朮・蒼朮の区別に対しまして、アトラクチロンを主成分としてアトラクチロジンを含まないものを白朮。アトラクチロジンを多く含んでアトラクチロンをほとんど含まないものを蒼朮と規定しています。

薬理作用：
　その他の研究では、オケラの根茎には芳香がありますが、この芳香は精油によるものです。精油のおもな成分はアトラクチロンで、白朮は嗅覚を刺激して反射的に胃液の分泌を促進する。蒼朮の胃排出能低下モデルに対する作用で、六君子湯においてアトラクチロジンの方が、すなわち蒼朮の方が有効であったとの報告、癌転移抑制作用において十全大補湯において蒼朮が有効であったなどの報告もあります。

性味・帰経：

白朮	蒼朮
苦　甘　温	辛　苦　温
脾　胃	脾　胃

薬能：
● 神農本草経、上品に収載されています。
　　風寒湿痺・死肌（知覚全麻痺のこと）・痙（身体が強直すること）・疸（上皮が硬く、光沢がなく黒っぽい）を主る。汗を止め、熱を除き、食を消し、煎じて餌と作す。久しく服すれば身を軽くし、年を延べ、飢えず。

● 重校薬徴
　　利水を主る。故に小便不利、自利、浮腫、支飲冒眩、失精下利を治し、沈重疼痛、骨節疼痛、嘔渇、喜唾を兼治す。

　「主として水分の代謝異常を治す。したがって、頻尿・多尿あるいは小便の出にくいもの、浮腫、帽子をかぶっているように頭が重くめまいがするもの、遺精・夢精、下痢を治す。また、身体の煩しい疼痛、骨・節々の痛み、嘔吐・口渇、唾をたびたび吐く、ダラダラと流すものなどを治す」

考 徴

天雄散の証は闕く。天雄散は朮8両ということで、最大量方ということになります。天雄散は天雄・朮・桂枝・竜骨からなる処方で、失精家にして小便不利し、臍下に動あり。あるいは悪寒し、あるいは衝逆あるものを主る。

桂枝附子去桂枝加朮湯の証に小便不利

越婢加朮湯の証に裏水、一身面目黄腫、小便不利

麻黄加朮湯の証に身煩疼

附子湯の証に身体痛

　以上朮4両

桂枝去桂加苓朮湯の証に心下満微痛、小便不利

人参湯の証に身疼痛、また喜唾

桂枝人参湯の証に利下止まず

茯苓沢瀉湯の証に吐して渇す

茯苓飲の証に心胸中停痰宿水あり、自ら水を吐出す

防已黄耆湯の証に身重

　以上朮3両

苓姜朮甘湯の証に身体重く、小便自利、腰以下冷痛、腰重く5千銭を帯ぶるが如し

真武湯の証に小便不利、四肢沈重、疼痛自下利

甘草附子湯の証に骨節疼痛、小便不利、身微腫

茯苓戎塩(じゅうえん)湯の証に小便不利

苓桂朮甘湯の証に心下に痰飲あり、胸脇支満、目眩

沢瀉湯の証に心下に支飲あり、その人冒眩に苦しむ

枳朮湯の証に心下堅、大いなること盤の如く辺覆杯の如し。水飲の作すところなり。

　この2方が最簡方であります。以上朮2両

五苓散の証に小便不利、身疼痛、涎沫を吐し、癲眩(めまい)す。また渇して水を飲まんと欲し、水入ればすなわち吐す。朮3両

猪苓散（猪苓・茯苓・朮）の証に嘔吐

● 張仲景薬証論（白朮）

　　口渇して小便不利を主治し、眩暈・四肢の沈重疼痛・心下逆満・浮腫・下痢あるいは便秘を兼治する。

8、朮

● 中薬学

白朮	蒼朮
補気健脾　燥湿利水　止汗安胎	燥湿健脾　祛風湿
補気薬	芳香化湿薬

中医学的臨床応用：

★白 朮

1、補気健脾

①脾胃気虚により、食欲不振・軟便・腹満・疲れやすいなどの症候が見られるときに人参・茯苓・炙甘草と用いる。

　　代表方剤：四君子湯（人参・白朮・茯苓・炙甘草）
　　　　　　　六君子湯（人参・白朮・茯苓・炙甘草・半夏・陳皮・大棗・生姜）

②脾胃虚寒による冷痛、水様便などの症候には、人参・乾姜・附子などと用いる。

　　代表方剤：理中湯（人参・乾姜・白朮・炙甘草）
　　　　　　　附子理中湯（人参・乾姜・白朮・炙甘草・附子）

③脾虚食滞による食欲不振・上腹部の脹りなどに枳実とともに用いる。

　　代表方剤：枳朮丸（白朮・枳実）
　　　　　　　（簡）

2、燥湿利水

①脾気虚・脾陽虚による泥状〜水様便、食欲不振などの症候には、党参・茯苓・山薬などと用いる。

　　代表方剤：参苓白朮散（人参・白朮・茯苓・白扁豆・山薬・薏苡仁・蓮子・陳皮・縮砂・桔梗・炙甘草）
　　　　　　　啓脾湯（人参・白朮・茯苓・蓮子・山薬・山楂子・陳皮・沢瀉・生姜・大棗・炙甘草）
　　　　　　　真武湯（附子・茯苓・白朮・芍薬・生姜）

②脾虚による水湿の停留で、胃の振水音・腸のグル音・めまい・悪心・乗り物酔いなどの症候に、桂枝や茯苓などと用いる。悪心・嘔吐がつよければ半夏・生姜などを配合する。

代表方剤：苓桂朮甘湯（茯苓、桂枝・白朮・甘草）
　　　　　半夏白朮天麻湯（半夏・天麻・白朮・人参・黄耆・茯苓・沢瀉・白朮・陳皮・神曲・麦芽・黄柏・乾姜）

③気虚の水腫、すなわち、浮腫・関節水腫などには、黄耆・茯苓などと用いる。

代表方剤：防已黄耆湯（防已・黄耆・白朮・生姜・大棗・甘草）
　　　　　苓桂朮甘湯
　　　　　苓姜朮甘湯（茯苓・白朮・甘草・乾姜）

④湿困脾胃などの外湿による急性の下痢には茯苓・猪苓・沢瀉などの利水薬と用いる。

代表方剤：五苓散（茯苓・猪苓・沢瀉・白朮・桂枝）

3、止汗安胎

①衛気虚（表虚）による自汗、かぜをひきやすく治りにくい、疲れやすいなどの症候に、黄耆などと用いる。

代表方剤：玉屏風散（黄耆・防風・白朮・生姜）

②流産防止の効能があるとされ、同じく安胎の効能を持つ黄芩などと用いる。

代表方剤：当帰芍薬散（当帰・白芍・川芎・白朮・茯苓・沢瀉）

[用量]：3〜12g

[使用上の注意]：温燥の性質であるので、陰虚や熱証には用いない。

[選品]：切面が淡灰黄白色で繊維性に富み、においがつよく充実したものが良品。

★蒼朮

1、燥湿健脾

湿困脾胃、すなわち湿気の多い環境や、水分摂取過多などにより、消化機能が障害され、腹満・食欲不振・悪心・嘔吐・泥状〜水様便・倦怠無力・舌苔が膩などの症候が現れた時に厚朴・陳皮などと用いる。

代表方剤：平胃散（蒼朮・厚朴・陳皮・炙甘草・生姜・大棗）

　　　　胃苓湯（蒼朮・厚朴・陳皮・甘草・白朮・茯苓・桂枝・猪苓・沢瀉・生姜・大棗）

2、祛風湿　燥湿と止痛の効能を持つため、痺証すなわちリウマチ性の関節痛には最もよく用いられる。
　①風寒湿痺のしびれ痛み・関節の運動障害・むくみ・冷えなどの症候に羌活・防風・桂枝・附子などと用いる。

　　代表方剤：二朮湯（蒼朮・白朮・茯苓・羌活・天南星・威霊仙・半夏・黄芩・陳皮・香附子・生姜・甘草）
　　　　　　　疎経活血湯（当帰・白芍・熟地黄・川芎・蒼朮・茯苓・桃仁・牛膝・防已・威霊仙・羌活・防風・白芷・竜胆・陳皮・甘草・生姜）
　　　　　　　桂枝加朮附湯（桂枝・白芍・甘草・生姜・大棗・蒼朮・附子）

　「傷寒論」「金匱要略」には、多くの桂枝湯加減方がある。桂枝加朮附湯も方名のように蒼朮・附子を加えた処方なので、桂枝湯加減には違いない。しかし張仲景の処方ではない。日本で独自の発展をみた東洞が臨床経験から創方し、のち日本で広く用いられてきた処方である。

　②熱痺の発赤・腫脹・疼痛・熱感が見られるときには石膏・知母などと用いる。

　　代表方剤：白虎加蒼朮湯（石膏・知母・甘草・粳米・蒼朮）
　　　　　　　越婢加朮湯（麻黄・石膏・生姜・甘草・大棗・蒼朮）

　③湿熱下注、（湿熱の邪による下肢の経絡の障害）の下肢の無力感・疼痛・熱感などの症候には黄柏・牛膝などと用いる。

　　代表方剤：二妙散（黄柏・蒼朮）
　　　　　　　三妙散（黄柏・蒼朮・牛膝）
　　　　　　　四妙散（黄柏・蒼朮・牛膝・薏苡仁）

3、その他
　①夜盲症や角膜軟化症に用いられる。単独で服用するか木賊を配合して用いる。現代の研究においてビタミンAを多く含むことがわかっている。
　②SARSに関する処方について。
　　北京市衛生局が北京市民に薦めたSARSを予防する処方：
　　蒼朮12ｇ　藿香12g　金銀花20g　貫衆12g　黄耆15g　砂参15g　防風10g　白朮15g

朝、晩に煎じたものを分けて服用する。これを3～7日続ける。

専門家曰く、中医から見て、SARSは高熱の症状が著しく、多くの患者は夾湿で、呼吸器官と体液のバランスがくずれている。清熱解毒、芳香化湿、補気生津を主とする処方を作るのが一番よい予防策である。

そのほか部屋の消毒として酢を使った燻蒸法や生薬「蒼朮」を部屋の中で燃焼させる方法も紹介されている。約10平方メートルの面積で30gの蒼朮を燃やすと効果的であるが、喘息患者がいる場合は行わないよう注意している。〔東洋学術出版社：中国最新情報
http://www.chuui.co.jp/cnews/oo1014.php〕

日本でも、かつて、梅雨どきの湿気払いやかび防止に、乾燥させた根茎を燃やして使うなどしていたそうです。

③血糖降下作用が認められていますので玄参との組み合わせで糖尿病に用いられます。玄参も単品で血糖降下作用が明らかにされており、弁証が的確であれば蒼朮と玄参の配合だけで潜在性の糖尿病に満足な血糖降下作用が得られるとのことです。

[使用上の注意]：燥性と発散の効能を持つので、湿証に適し、陰虚には用いない。

[用量]：3～9g

[選品]：結節棒状で質が充実、繊維が少なく、蒼朮特有のにおいと味を有し、綿状結晶を析出するものが良品。

用量：

	重校薬徴	中医方剤学
天雄散	8両	
越婢加朮湯	4両	
麻黄加朮湯	4両	
附子湯	4両	
人参湯	3両	6g
桂枝人参湯	3両	6g
茯苓沢瀉湯	3両	
茯苓飲	3両	12g
防已黄耆湯	3両	9g
苓姜朮甘湯	2両	9g

真武湯	2両	9g
甘草附子湯	2両	
枳朮湯	2両	
五苓散	18銖（3両）	9g

★白朮と蒼朮　まとめ

　薬効的には、ともに健脾、燥湿薬としての効能を持っていますが、健脾の力は白朮が優り、また燥湿の力は蒼朮が優るとされ、それぞれ病態によって臨機応変に使い分ける、あるいは併用すると良いのかもしれません。

　脾虚がもとで内湿を生じる脾虚生湿には白朮を、飲食や外湿がもとで脾虚を来す湿困脾胃には蒼朮を用いるといわれています。

9、白頭翁

　陶弘景は「根に近い部分に白茸があって、その状が白頭の老翁のようだから名づけられたのだ」蘇敬は「実に一寸あまりの白毛があってそれが一揃いに下った様子はまさに白頭の老翁に似ているからだ」と言っています。その形状からみてどちらももっともな所があります。別名翁草の名前のとおり、花が終わるとまるで老人の髪のような立派な白髪頭になります。白髪は雌しべです。

基原：キンポウゲ科（*Ranunculaceae*）白頭翁（ヒロハオキナグサ）*Pulsatilla chinensis*の根を乾燥したもの。白頭翁と次の黄連は、同じキンポウゲ科の植物で、白頭翁湯にはその両者が配合されていますように関連する作用も多いようです。

産地：中国（河北・遼寧・安徽・江蘇・河南・内蒙古など）

成分：アネモニン・プロトアネモニンは刺激性があり、皮膚につくと水疱を生じます。サポニンのヘデラゲニンなどを含む。有毒植物でありますので注意が必要です。

薬理作用：
- 強心：アネモニンは強力な心臓毒で、少量で心臓の拍動の振幅を縮小し、大量では心臓を停止さす。
- 抗アメーバ原虫：白頭翁の煎じ液はアメーバ原虫の生長を抑制する。
- 抗トリコモナス：粉末は試験管内で膣トリコモナスを殺す。
- 抗真菌・抗菌：in vitroで真菌・緑膿菌・黄色ブドウ球菌を抑制する。

性味：苦　寒

帰経：大腸

薬能：
- 神農本草経は下品に収載されています。
　治温瘧、狂易、寒熱、癥瘕、積聚、癭気、逐血止痛、療金創（金属による傷）。

- 重校薬徴
　熱利下重を主治す。

9、白頭翁

「身熱して排便時に差し迫った腹痛が起こり、待つことができず、頻繁に便意を催すが、排便は少なく、肛門部の急迫性の痛みに苦しむことを主治する」

考徴

白頭翁湯の証に熱利下重といい、また下利し、水を飲まんと欲す。
白頭翁加甘草阿膠湯の証に下利という。

　この使い分けについて、東洞は、「熱利下重して心中煩悸する者は白頭翁湯これをつかさどる。もし裏急腹痛、便膿血などの証あるものは白頭翁加甘草阿膠湯これをつかさどる。学者よろしくこれを試すべし」としています。

● 中薬学
　清熱　解毒　涼血（清熱解毒薬）

[中医学的臨床応用]：
1、清熱　解毒　涼血
　①大腸湿熱による下痢・膿血便・発熱・腹痛・肛門部灼熱感・裏急後重などの症候に黄連・黄柏・秦皮などと用いる。

　　代表方剤：白頭翁湯（白頭翁・黄連・黄柏・秦皮）・白頭翁加甘草阿膠湯

　この2方剤の使いわけにつきましては前述の東洞の見解もありましたが、血虚を伴う下痢、産後の下痢には白頭翁加甘草阿膠湯を用いると書かれています。また温瘧（マラリアの一種）に柴胡・黄芩・檳榔子などと配合して用いる方法もあります。

　②慢性潰瘍性大腸炎には、馬歯莧（スベリヒユ。中国では食用、薬用に繁用されているが、日本ではあまり利用されていないようで、生薬として入手するのに苦労することが多い）黄柏を加えた処方が有効。

　その他涼血作用として、名医別録には「鼻衂を主治する」とあります。故に血分にはいって清熱・涼血の作用を有していると考えられます。

　民間薬的には、タムシやシラクモなどに外用で用います。欧米では同属のセイヨウオキナグサが生理痛・頭痛・神経痛などの治療薬として知られています。

|用量|：6～15g

	重校薬徴	中医方剤学
白頭翁湯	3両	15g
白頭翁加甘草阿膠湯	3両	15g

|使用上の注意|：湿熱の下痢に用いるが、長期間続き、消化機能が悪くなり衰弱したときには使用しない。使用する必要があるときには白頭翁湯を基礎にして党参・白朮を加える。

10、黄連

　李時珍は「その根が数珠を連ねたように短く節くれ、折ると断面が濃い黄色だから名づけた」といっています。苦寒の代表的な薬剤で、中国では、その味は早くから一般の人に知られていました。例えば、清代の「児女英雄伝」という書物の一説に「この濃いお茶を口にふくむと、黄連より苦い」という一説があります。「夜泊掘石港」には、「俗世の冷たさは黄連に勝る」という詩の一説があります。

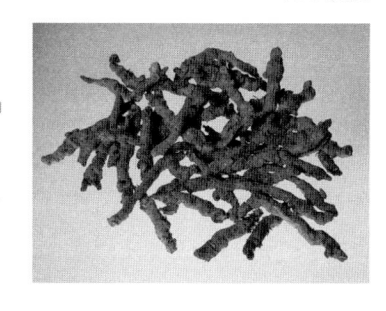

　基原：日本産はキンポウゲ科（*Ranunculaceae*）のオウレン *Coptis japonica* Makino, *Catis chinensis* Franchet, *Coptis deltoidea* C. Y. Cheng et Hsiao 又は *Coptis teeta* Wallichの根をほとんど除いた根茎。これが日本薬局方オウレンで、葉っぱの形の違いによりキクバオウレン（佐渡）、セリバオウレン（丹波・越前・因州鳥取）、コセリバオウレン（日光）の3変種が薬用となります。広く栽培されているのがセリバオウレンです。これらの変種は複葉の形によって、1回3出複葉（一つの葉が、3つの小さな葉に分かれた形）はキクバオウレン、2回3出複葉はセリバオウレン、3回3出複葉はコセリバオウレンというように見分けることが出来ます。現在各地に栽培されるオウレンはタンバオウレン（丹波黄連）と呼ばれるセリバ型の種類で、丹波の国で育成された栽培種です。

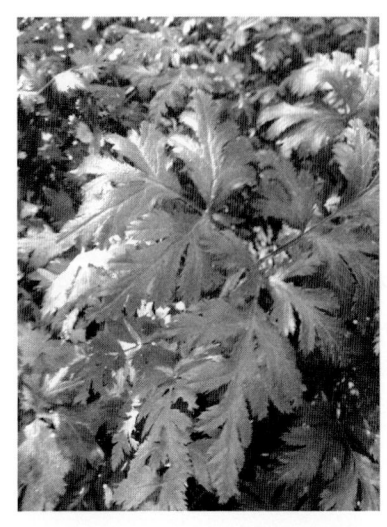

セリバオウレン　*Coptis japonica*
2014.5.18
長崎大学大学院 医歯薬学総合研究科附属薬用植物園
Photo by Fuchino takahiro

中国産には *Coptis chinensis* の根茎→川連
　　　　　Coptis teeta の根茎→雲連に分けられます。
とくに川連が尊ばれて用いられてきました。（味連・雅連に細分）

一般には中国産と日本産が流通していまして、日本薬局方13局追補より中国産黄連も含まれるようになりました。(*Coptis japonica*、*C chinensis*、*C deltoidea*、*C teeta*)

　日本薬局方におけるベルベリン含有量は4.2％以上と規定されています。中華人民共和国薬典でもベルベリンは3.6％以上と規定していますので基本的に一致しています。日本産の方が黄色く、中国産は日本産に比べて黒っぽい黄色です。近年、日本産は生産農家が減少し、わずかに流通するのみで中国産が大半を占めます。中でも味連が主流で雅連、雲連はほとんど流通していません。

産地：日本（兵庫・福井・島根・広島・新潟・石川・岐阜・岩手県など、丹波・越前・因州鳥取・佐渡・日光黄連と呼ばれている。）中国（四川・雲南・湖北省など）

　山中の木陰に自生しています。地下茎は横に伸びて多数のひげ根を出します。生長に年月がかかる（種をまいて収穫するまでに少なくとも5～6年を要する）ので苦寒剤の中では高価です。杉の木の下によく生えており、杉の産地と黄連の産地は関連があります。春先、新葉の展開に先立って花茎を伸ばし、直径10mm程度の白い花を数個つけます。先日、熊本県高森町の薬用植物観察会に行ってきました。杉林の中を通ったので黄連について質問してみると、熊本県小国の杉林に黄連を植樹したことがあったが、非常に手間もかかりうまくいかず失敗に終ったと、地元の薬剤師の先生が答えてくれました。

成分：アルカロイド：berberine、coptisine、worenine、jateorrhizine、palmatine、magnoflorineなど。

　その他：ferulic acid、chlorogenic acidなど。

薬理作用：

　黄連中のベルベリン含有量は、圧倒的に多いものですから、薬理学的な面でもベルベリンを主体としたものが多くなります。
- 抗菌作用：50％エタノールエキスはグラム陽性菌、および陰性菌のある種のものに対して低濃度で制菌作用がある。ベルベリンの抗菌作用は腸内細菌群に対し、サルファ剤と同程度の増殖阻止濃度が認められ、その作用機構もある程度あきらかにされている。その他ヘリコバクタピロリ菌に対する抗菌性、あるいはニキビのプロピオニバクテリウム　アクネスに優れた感受性を示すことが認められています。
- 胃粘膜保護作用、胃液分泌作用
- 止瀉作用
- 摘出小腸に対し鎮痙作用、摘出腸管および子宮に対して緊張作用、胆汁および膵液分泌促進作用、動脈硬化に対する予防効果、抗炎症作用など。
- 鎮静作用

●血糖降下作用：黄連に煎じ液およびベルベリンにマウスの血糖値を下げることが証明されています。インスリン抵抗性にも効果がありということで、中国では、その際最もよく使われています。インスリン抵抗性は中医学的な考え方としては、脾胃の機能が失調することにより、インスリン抵抗性の基礎が作られ、肝が疏泄できなくなることが要因となり、その結果、痰濁、瘀血が発生して、インスリン抵抗性を生じるとしています。湿阻証型の患者に多く見られます。

|性味|：苦　寒　黄連の苦さは格別で、一種異様な、独特で強烈な苦味です。大河の轟きのようで稲妻のような凄みをもつといわれています。

|帰経|：心　肝　胃　大腸　田畑隆一郎先生は「このように強烈な苦味剤の黄連に耐えうる臓器は人間にとって最も強靭であらねばならない心臓で、心臓だけが黄連の多量の苦味を受け入れることができるのではなかろうか」と言っています。それゆえ重校薬徴では「心中煩悸」を主治するとまとめられています。

|薬能|：
●神農本草経は上品に収載されています。苦寒で作用が強い性味にも拘わらず、上品に分類されています。渡辺武先生によりますと、これは中国では肉食の時に香辛料、つまり辛温剤を同時にとる機会が多いので上薬として連用してもよかったわけです。日本の気候風土と香辛料の少ない食生活を考えると日本では黄連を上薬として常用するのはいかがなものかと思います。

　　熱気、目痛、眥（めじり）が傷み泣（なみだ）出づるもの、明目、腸澼（下痢・便血）腹痛、下痢、婦人の陰中腫痛を治し、久しく服すれば人をして忘れざらしむ。

　　眥が傷み泣出づるもの、明目と目に関する記載がありますが、宋代の眼病治療におきましても風熱のひきおこした目の充血に黄連と当帰などを組み合わせた煎じ液で目を洗ったとのことです。現在でもウイルス性角膜炎に黄連、サフランそれぞれ2gを200mLの蒸留水に24時間浸出した液を濾過・滅菌しpH7.4に調節して1日6〜8回点眼すると効果があると報告されています。

●重校薬徴
心中煩して悸するを主治し、心下痞、吐下、腹中痛を兼治す。

　　「主として胸苦しく、煩悶し、動悸がするものを治す。また、みぞおちのあたりの痞え、

嘔吐や下痢、腹部の疼痛も治す」

考徴

黄連阿膠湯の証に心中煩（煩燥不安・緊張・注意力散漫・身体の熱感・胸中の苦悶感・動悸）して臥せず。（不眠）

黄連湯の証に胸中熱あり（心中煩熱しおきていても寝ていても不安）といい、また腹中痛み嘔吐せんと欲す。

乾姜黄連黄芩人参湯の証に吐下す。

葛根黄連黄芩湯の証に利遂に止まず。

白頭翁湯の証に下利し水を飲まんと欲す

白頭翁加甘草阿膠湯の証に下利す

大黄黄連瀉心湯の証に心下痞しこれを按じて濡（手で圧してみると腹壁は硬くなく、柔軟なこと）

瀉心湯の証に心気不足（心気不定の誤り？心中煩燥して安寧を得られないこと）と言い、また心下痞

附子瀉心湯の証に心下痞

小陷胸湯の証に小結胸の病、まさに心下にあり、これを按ずれば即ち痛む（胃脘部に圧痛あり）

　　以上の諸方を歴試するに黄連は心中煩悸を主治するや明らかなり。故に心中煩悸して熱あるもの、吐するもの、利するもの、心下痞するもの、心下痛むもの、腹中痛むものは黄連を用いれば皆治す。

　　人参は心下痞鞕して悸する者を治し、黄連は心中煩して悸するものを治し、茯苓は小便不利して悸するものを治す。

● 張仲景薬証論
　　心中煩（煩燥不安・緊張・注意力散漫・身体の熱感・胸中の苦悶感・動悸・脈が数）して心下痞（胃脘部の不快感・痛み）を主治し、腹痛、嘔吐、下痢、脈促、血証を兼治する。ここで重要なことは、心中煩と心下痞、これがともにそろって初めて黄連証になるということであります。

● 中薬学
　　清熱燥湿　瀉火解毒　（清熱燥湿薬）

10、黄連

中医学的臨床応用 :

1、清熱燥湿ということで清熱作用がまず語られます。

　　黄連は「味苦性燥」でつよい清熱燥湿の効能をもつ。消炎・抗菌・解熱・鎮静するとともに、炎症性の滲出を抑制するので、湿熱によく使用する。とくに脾胃に適する。

①脾胃湿熱による悪心・嘔吐・下痢・腹満などの症候に白朮・茯苓・枳実・厚朴・木香などと用いる。

　　代表方剤：枳実導滞丸（大黄・枳実・神曲・茯苓・黄芩・黄連・白朮・沢瀉）
　　　　　　　木香檳榔丸（木香・檳榔・青皮・陳皮・莪朮・枳殻・黄連・黄柏・香附子・牽牛子）、脾胃湿熱・食滞に用います。

②大腸湿熱による下痢・腹痛などの症候に木香、あるいは白頭翁・葛根、黄芩などと用いる。

　　代表方剤：香連丸（萸黄連・木香）
　　　　　　　白頭翁湯（白頭翁・黄連・黄柏・秦皮）
　　　　　　　葛根黄連黄芩湯（葛根・黄連・黄芩・甘草）

　香連丸は、辛温の木香と苦寒の黄連の組み合わせの方剤で、昇降を調節し、寒熱を整えることによって調気行滞・止痢の効能をあらわします。下痢の治療では非常によく用いられる組み合わせです。

③全身性の湿熱に黄芩・黄柏・山梔子・大黄などと用いる。

　　代表方剤：三黄瀉心湯（大黄・黄連・黄芩）
　　　　　　　黄連解毒湯（黄連・黄芩・黄柏・山梔子）

　黄連—黄芩の組み合わせで清熱燥湿・瀉火解毒の効果が強まります。
　　　　　黄連：湿により生じた熱を清す
　　　　　黄芩：熱により生じた湿を清す

④肺の熱痰で、咳嗽・黄痰〜粘稠痰・胸痛・咽痛などの症候に栝楼仁・貝母・半夏などと用いる。

　　代表方剤：小陥胸湯（黄連・半夏・栝楼仁）

⑤痰熱上擾のめまい・悪心・嘔吐・不眠・胸苦しい・口が粘るなどの症候に竹筎・半夏・茯苓などと用いる。

　　代表方剤：竹筎温胆湯（半夏・柴胡・麦門冬・茯苓・竹筎・生姜・枳実・香附子・陳

— 77 —

　　　　　皮・桔梗・甘草・人参・黄連）

2、清熱瀉火

　　黄連の消炎・解熱・鎮静の効果を利用する。

　①心火の焦燥感・不眠・胸があつ苦しい・動悸・口内炎などの症候に肉桂、あるいは阿膠などと用いる。

　　　代表方剤：<u>交泰丸</u>（肉桂・黄連）温性で腎を補う肉桂と心火を瀉す黄連で、心腎不交を治療。
　　　　　　　<u>黄連阿膠湯</u>（黄連・黄芩・白芍を煎じ、それに阿膠を溶かし込み、鶏卵の黄身だけをかきまぜる）
　　　　　　　口内炎には黄連と乾姜同量を粉末にして患部に塗布することもあります。

　②肝火のいらいら・怒りっぽい・目の充血・頭痛・耳鳴・ふらつき・胸脇部が脹って痛い、口が苦い、嘔吐などの症候に呉茱萸と用いる。

　　　代表方剤：<u>左金丸</u>（丹渓心法）は、黄連と呉茱萸を6：1で配合したもので、両者の配合で辛開苦降の作用となります。黄連が上炎の火勢をしずめ、呉茱萸が熱を下方へ導くことで肝鬱を開く。

　③胃火の歯痛・歯齦の腫脹疼痛・口臭などの症候に升麻・生地黄などと用いる。

　　　代表方剤：清胃散（生地黄・当帰・牡丹皮・黄連・升麻）

3、清熱解毒

　　黄連の消炎・抗菌・解熱・化膿の抑制などの効果を利用する。
　　炎症性の高熱による煩躁・意識もうろう・譫語などの症状や皮膚化膿症の発赤・化膿・熱感・疼痛に黄芩・山梔子などと、あるいは連翹・牛蒡子などと用いる。

　　　代表方剤：<u>黄連解毒湯</u>
　　　　　　　<u>普済消毒飲</u>（黄芩・黄連・陳皮・甘草・玄参・連翹・板藍根・馬勃・牛蒡子・薄荷・升麻・柴胡・桔梗・白僵蚕）

4、涼血止血

　　黄連は、消炎、血管収縮に働いて、炎症性の血管透過性亢進による出血を止めるので、止血薬として用いる。血熱妄行による吐血・衄血・血尿・血便などに大黄・黄芩などと用いる。

　　　代表方剤：<u>三黄瀉心湯</u>

5、その他

脾胃不和の悪心・嘔吐・腹鳴・腹痛・下痢などの症候に黄連の清熱と消痞の効能を利用して、黄芩・乾姜・生姜・半夏・人参・甘草などと用いる。

代表方剤：<u>半夏瀉心湯</u>（半夏・黄連・黄芩・乾姜・人参・大棗・炙甘草）
<u>生姜瀉心湯</u>（生姜・半夏・黄芩・黄連・乾姜・人参・炙甘草・大棗）
<u>黄連湯</u>（黄連・半夏・乾姜・桂枝・人参・大棗・炙甘草）

最近の研究では心臓疾患に使用しています。ベルベリンに不整脈に効果があること、また難治性心室性期外収縮に良好な作用が報告されています。

使用上の注意：苦寒性が強いので、長期間服用すると胃腸をこわしやすい。また、燥性がつよいので陰液を消耗する恐れもある。

黄連の使用法としては、
1、長く使用しない
2、中薬の組み合わせを応用する

すなわち、臨床応用にでてきました方剤、香連丸・交泰丸・左金丸をみていただければお分かりのように、少量の熱薬との組み合わせにより方剤が成り立っています。寒と熱の組み合わせにより、陰陽の調和した有効で弊害のないものになっています。これを反佐といいます。また、その他の処方でも行気薬・温熱薬をうまく組み合わせて「寒であるが滞らない」ものとする。これが黄連をうまく用いる際の秘訣であります。

〔干　祖望：黄連・三黄・黄連解毒湯　中医臨床　87. 10 - 14. 2001.
鄭　金生：黄連の品種と炮製・効能　中医臨床　87. 15 - 19. 2001.〕

用量：1.5g～9g

	重校薬徴	中医方剤学
黄連阿膠湯	4両	3g
黄連湯	3両	6g
乾姜黄連黄芩人参湯	3両	
白頭翁湯	3両	6g
白頭翁加甘草阿膠湯	3両	6g
<u>大黄黄連瀉心湯</u>（筒）	1両	

瀉心湯	1両	
附子瀉心湯	1両	
小陷胸湯	1両	3 g

　1両から4両の使用です。1両のものはその苦味による下気の作用が中心となります。3〜4両のものは清熱、涼血作用を発揮します。

炮製：清熱解毒が目的であれば生用でよいですが、
1、炒黄連…とろ火で軽く炒したもので、寒性が弱められ、脾胃に対する障害を防ぐ。
2、姜黄連…姜汁に浸した後、炒したもので、寒性が弱まり、止嘔にも働く。
3、酒炒黄連…酒に浸したのち炒したもので、上行する酒の性質を利用して上焦の清熱に用いる。

選品：形の大小にかかわらず、質実して、黄色の深いものがよい。青色や、黒色をおびるものは下品である。

　黄色の濃いものほどベルベリン含量が多いようです。もうひとつ、水中に投じればまっすぐに黄色の糸をひき、水を染め、かつ沈んだ後浮いてくるものを良品としています。

　重校薬徴には「越中の産を上品となす。加賀黄連（セリバオウレン、キクバオウレン混在）がよい」と書かれています。

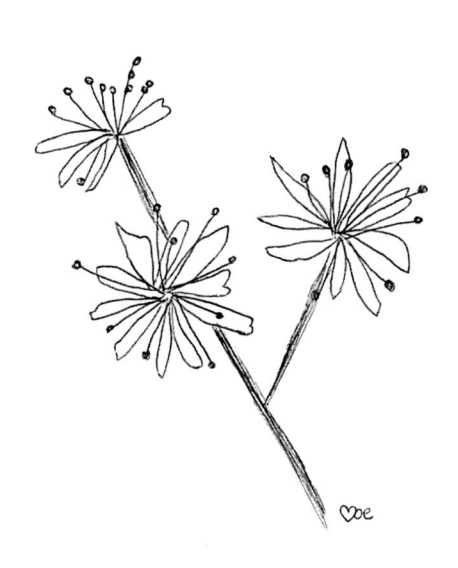

11、黄芩

|基原|：日本薬局方では「シソ科（*Labiatae*）のコガネバナ *Scutellaria baicalensis* Georgiの周皮を除いた根」ということでコガネバナだけに限定しています。中国ではコバネバナの近縁植物もいくつか用いられています。

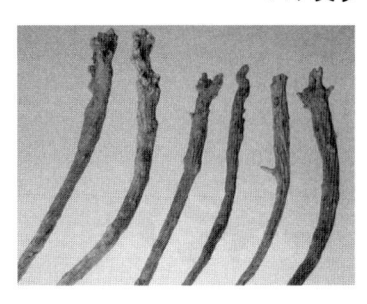

　7・8月ごろ茎の上部に唇形花（しんけいか）、唇型の長さ2〜2.5cmの紫色の花を多数つけます。紫の花なのにコガネバナというのはこの植物の根が美しい黄色だからであります。

|産地|：中国の河南・山西・山東・内蒙古・四川・甘粛省など、および朝鮮半島に産します。*Baicalensis*の学名からもわかりますが、シベリア方面、バイカル湖あたりまで分布しています。日本には野生のものはありません。栽培されています。シソ科の植物ですので旺盛な繁殖力をもち、栽培は比較的容易で、種を蒔いてから2年もたてば立派な根が取れます。秋に掘り取った根の周皮を竹べらで除き、速やかに乾燥したものを黄芩とよんでいます。コガネバナは、1726年、享保11年に幕府の薬草栽培苗圃である小石川御薬園において日本で初めて栽培されました。

　小石川御薬園での記録では、寛政3年（1791年）8月改めの中の「御薬草木書留」には「朝鮮の黄芩、享保11年（1726年）預かり」という記述があり、このときに朝鮮から種子を取り寄せて栽培したことがわかります。

　わが国の年間消費量は700〜800トンで、主に中国からの輸入であります。中国における栽培品であります。中国のブランド品であります山東省産の山東黄芩が良質なことで知られていますが周皮を除いていないので日本薬局方では不合格になってしまいます。

|成分|：フラボノイド：バイカリン、バイカレイン、オウゴニン、wogoninglucuronide、オロキシリン-A、skullcapflavone、chrysin、kaempferolなど。
　黄色の色素成分であるフラボノイドを中心に古くから研究されています。現在までに45、6種のフラボノイドが明らかになっています。この中で量的に最も多く、薬効の上でも大事な成分がバイカリンと呼ばれるものであります。これはバイカレインというフラボンにグルクロン酸が1個結合した配糖体であります。日本薬局方におきましても主成分バイカリンの定量を規定しており、10％以上含むものを局方適格品としています。その他に、ステロール：β-sitosterol、campesterolなど。糖類：sucrose、D-glucoseなど　その他：アミノ酸、精油など。

[薬理作用]：
- 解熱作用
- 利胆作用：急性肝炎のGPT値を低下させる。
- 抗菌・抗ウイルス・抗真菌作用
- 抗アレルギー作用・抗炎症作用、バイカリンはラットのカラゲニンによる足の浮腫法でアスピリンと同程度の抗炎症作用があることがわかっております。
- 鎮静作用
- 降圧作用

[性味]：苦 寒

[帰経]：心 肺 胆 大腸 小腸

[薬能]：
- 神農本草経では中品に収載されております。
  諸熱黄疸、腸澼泄利（下痢、血便）、逐水下血閉（無月経）。悪瘡、疽蝕（治りにくい皮膚疾患）、火瘍を治す。

- 重校薬徴
  心下痞を主治す。胸脇苦満、心煩、煩熱下痢を兼治す。

  「主としてみぞおちのあたりのつかえを治す。また、心窩部より季肋部にかけて膨満感のある場合、心煩、煩熱下痢を兼治す」

考徴
黄芩湯（黄芩・芍薬・大棗・甘草）の証に自下痢
黄芩加半夏生姜湯の証は同上
六物黄芩湯（黄芩・人参・乾姜・大棗・桂枝・半夏）の証に下痢
乾姜黄連黄芩人参湯の証に吐下
葛根黄連黄芩湯の証に利ついに止まず
半夏瀉心湯の証に心下痞
甘草瀉心湯の証に下痢心下痞鞕
生姜瀉心湯の証に心下痞鞕といい、また下痢
小柴胡湯の証に胸脇苦満、往来寒熱、心煩といい、また発熱、また煩熱という
柴胡加芒硝湯の証に胸脇満

大柴胡湯の証に心下痞鞕、下利、また鬱々微煩といい、往来寒熱という
柴胡乾姜桂枝湯の証に胸脇満微結、心煩
三物黄芩湯（黄芩・苦参・地黄）の証に煩熱
柴胡加桂枝湯の証に心下支結
瀉心湯（黄芩・大黄・黄連）の証に心下痞
附子瀉心湯の証に心下痞

　以上の諸方を歴試するに、黄芩は心下痞を主治す。ゆえに心下痞して心煩するもの、煩熱するもの、発熱するもの、胸満するもの、吐下するもの、吐血・衄血・下血するものは黄芩を用うればすなわち治す。

●張仲景薬証論
　煩熱して出血する者を主治し、心下痞、下痢、乾嘔、胸脇苦満を兼治する。止血作用については重校薬徴の薬能のところでは語られていませんが、考徴に「吐血・衄血・下血するものは黄芩を用いればすなわち治す」とあります。

　大黄黄連瀉心湯（大黄・黄連）は心下痞を治療します。これに黄芩が加わった瀉心湯は、吐血・衄血を治す、という効能からも黄芩に止血作用があるということがわかります。

●中薬学
　清熱燥湿　瀉火解毒　安胎　止血（清熱燥湿薬）

中医学的臨床応用 ：
1、清熱燥湿
　黄芩は「苦はよく湿を燥し、寒はよく熱を清す」で清熱燥湿の効能があり、湿熱全般に用いますが、帰経のとおり大腸・小腸・肺・胆に適する、胸部のいわゆる少陽の部位の熱ととります。経絡的に追跡していくと肺・大腸系に入ってくる傾向がつよく、肺・気管・呼吸器・大腸に熱のある状態を解消する薬剤です。すなわちダクトの炎症をとる、管であれば皆使えるといわれています。
①湿温の気分証で、発熱・胸苦しい・体が重だるい・頭痛・尿が濃い・下痢・舌苔黄膩などの症候に滑石・通草・白豆蔲などと用いる。

　　代表方剤：甘露消毒丹（滑石・茵蔯蒿・黄芩・石菖蒲・木通・貝母・射干・連翹・薄荷・白豆蔲・藿香）

②大腸湿熱の腹痛・悪臭のある下痢・テネスムス（腹痛を伴って頻回に便意を催すが、肛門

筋の痙攣によって排便が困難で少しずつか、全くでない状態をいう)・舌苔黄膩などの症候には葛根・白芍・木香・大黄などと用いる。

 代表方剤：<u>黄芩湯</u>（黄芩・芍薬・甘草・大棗）
     <u>葛根黄連黄芩湯</u>（黄芩・黄連・葛根・甘草）

③肝胆湿熱の胸脇部の脹った痛み・往来寒熱・口が苦い・いらいら・怒りっぽい・黄疸・舌苔黄膩・舌質紅などの症候に、柴胡・鬱金・山梔子・茵蔯蒿の補佐薬として用いる。

 代表方剤：<u>竜胆瀉肝湯</u>（竜胆・黄芩・山梔子・柴胡・当帰・地黄・木通・車前子・甘草）
     <u>清胆利湿湯</u>（柴胡・黄芩・半夏・木香・鬱金・車前子・木通・山梔子・大黄・茵蔯蒿）

④膀胱湿熱の排尿痛・頻尿・残尿感・尿の混濁などの症候に木通・沢瀉・車前子・猪苓・白芍などと用いる。

 代表方剤：<u>五淋散</u>（茯苓・沢瀉・車前子・滑石・木通・山梔子・黄芩・当帰・赤芍・甘草）
     <u>竜胆瀉肝湯</u>

2、清熱瀉火解毒
 黄芩は軽く、浮で上焦肺火をよく清するので、特に肺熱咳嗽に用いられます。
①上気道炎・急性気管支炎・肺炎などの肺熱による咳嗽に桑白皮・貝母・麦門冬などを配合して用いる。肺熱の鼻淵に辛夷・升麻などと用いる。

 代表方剤：<u>定喘湯</u>（銀杏・麻黄・杏仁・甘草・紫蘇子・桑白皮・黄芩・半夏・款冬花）
     <u>辛夷清肺湯</u>（辛夷・枇杷葉・黄芩・山梔子・知母・石膏・升麻・百合・麦門冬）

②熱毒による高熱・うわごと・意識障害・口渇や、皮膚化膿症の発赤・疼痛・化膿・熱感などに黄連・山梔子などと用いる。

 代表方剤：<u>黄連解毒湯</u>（黄連・黄芩・黄柏・山梔子）

③血熱妄行による吐血・衄血・便秘・口苦・舌苔黄・脈数、あるいは口内炎・咽喉腫痛・歯痛などの症候に大黄・黄連と用いる。

 代表方剤：<u>三黄瀉心湯</u>（大黄・黄連・黄芩）

3、安胎

　妊娠中の下腹部痛（切迫流産）で熱証をともなうときに、白朮・当帰を配合して用いる。清熱することにより流産を防止する。

　　代表方剤：<u>当帰散</u>（当帰・芍薬・黄芩・川芎・白朮）

　黄芩と白朮は安胎の聖薬であるといわれています。黄芩は白朮を補助して安胎の効能をあらわします。黄芩は清熱安胎、白朮は補脾統血の効能を持つ。胎熱昇動して胎動不安があるものに用いるとよいといわれています。習慣性流産には杜仲や続断を加えるとさらに効果がよくなるとのことです。

4、止血

　黄芩は清熱作用と止血作用の両方を持つ。黄芩炭の単用、あるいは生地黄・白茅根・田七などを配合する。千金翼方や聖恵方、本事方などにも黄芩単味で血証を治療しています。

5、その他

①黄芩は少陽胆経の清熱に働くことから、少陽病に用いられる。少陽病の往来寒熱・発熱・口が苦い・胸脇苦満・悪心などの症候に柴胡・半夏・生姜・人参などと用いる。

　　代表方剤：<u>小柴胡湯</u>（柴胡・黄芩・半夏・人参・生姜・甘草・大棗）
　　　　　　　<u>大柴胡湯</u>（柴胡・黄芩・半夏・枳実・白芍・大黄・生姜・大棗）

　柴胡―黄芩の組み合わせです。柴胡の最も親しいパートナーは黄芩であるといわれており、胸脇心下部に鬱積した気の集りや血の滞り、内にこもった湿熱を散ずるには柴胡単味では処理しきれず、心下痞を治す黄芩の力を借りてはじめて効果を最大限に発揮します。

②黄芩の清熱と消痞の効能を利用する。脾胃不和の悪心・嘔吐・上腹部の痞え・腹痛・腹鳴・下痢などの症候に黄連・乾姜・生姜・半夏・人参・甘草などと用いる。

　　代表方剤：<u>半夏瀉心湯</u>（半夏・黄芩・黄連・乾姜・人参・甘草・大棗）
　　　　　　　<u>甘草瀉心湯</u>
　　　　　　　<u>生姜瀉心湯</u>

　瀉心湯に共通する薬味は黄連―黄芩の芩連組といわれる組み合わせです。両者の組み合わせで、胸脇心下の鬱熱を瀉す。黄連が心中・胸中に働き、黄芩が心下に働きます。あるいは、黄連は湿により生じた熱を清し、黄芩は熱により生じた湿を解くので両者のを組み合わせると顕著な作用をあらわすともいわれています。

　また、半夏との組み合わせは半夏の辛散（降逆）、黄芩の苦寒（清熱）の作用により、寒

と温が同時に働き、いわゆる辛開苦降の作用をあらわして陰陽を調和します。清熱瀉火・和胃・止嘔・消痞散結の効果が強まります。

> 使用上の注意：

1、苦寒の性質であるので、脾胃虚寒で食欲がなく、便がゆるい者には使わない。
2、間質性肺炎・薬剤性肝障害・薬疹に注意。
　漢方薬の副作用についてですが、1976年に漢方エキス製剤が保険収載されて以来、漢方処方が臨床において広く使用されているわけでありますが、漢方薬の副作用の報告が次々とあがってまいりました。

　がん研有明病院の星野恵津夫先生がまとめられております文献があります。それによりますと、漢方薬の副作用は、3つに大別できるとのこと。ひとつは患者さんに証に合わない薬を処方することによって生じる副作用。以前は漢方薬の副作用については証が違ったからだ、証をキチンと診れなかったからだと言われていましたが、実はそれだけではなく、証に合っていても起こる「真の副作用」と呼ぶべき反応があるということです。これが2つ目。そしていわゆる瞑眩（めんげん）といわれるもの、以上の3つがあります。証が合っていても、合っていなくても起こる「真の副作用」には、甘草含有処方による偽アルドステロン症（手足のむくみ、血圧上昇、低カリウム血症などを呈する）があります。これは有名ですが、それ以外にも様々な副作用が報告されています。

　まず「間質性肺炎」です。構成生薬に黄芩を含む漢方薬では間質性肺炎の発現に注意する必要があるとされています。その初期症状は空咳・発熱・労作時の息切れであり、患者がこれらを自覚した場合は直ちに漢方薬の服用を中止し、担当医に報告するよう指導が必要になってきます。1990年代前半に小柴胡湯が投与された慢性肝炎患者の多くが間質性肺炎を発症し、そのうち20例が死亡されたと報告されました。そのため当時の厚生省はインターフェロン製剤を投与中の患者や血小板10万以下の患者に対して小柴胡湯の投与を禁忌としました。その後の漢方薬による間質性肺炎症例の報告を検討しますと、間質性肺炎は小柴胡湯だけではなく、その他さまざまな漢方薬でも発症しており、それらを分析するとその多くに黄芩を含むことが明らかとなりました。そして、間質性肺炎例を報告した築山らは、「小柴胡湯で行ったLST試験（薬剤によるリンパ球幼若化試験）では253％の陽性率を得たが，小柴胡湯に配合されている各生薬のLST試験を行い黄芩に1031％の強陽性率を認めている。小柴胡湯のほかにも黄芩が成分とされている柴朴湯、その他のものでも同様の間質性肺炎をきたしうるのかもしれない」としています。含有するバイカレインに対するアレルギー的機序が示唆されていますが、原因成分は明らかになっていません。

小柴胡湯による間質性肺炎は全例が高齢者であり、B型の慢性肝炎や肝硬変の患者さんではみられず、ほとんどがC型の慢性肝炎や肝硬変の患者さんであったということ。これはC型肝炎ウイルスに感染している患者さんは特有の免疫亢進状態を呈し、間質性肺炎準備状態にあるためと考えられます。また投与前より肺に間質性変化を有していた人に多いといわれています。このような方には注意を有します。黄芩を含む乙字湯を服用（摂取量不明）していた男性（53歳、日本）が間質性肺炎を発症し、誘発試験の結果から黄芩が原因であることが判明し、気管支肺胞洗浄によりCD8陽性T細胞優勢のリンパ球増加症、経気管支肺生検によりリンパ球増加性肺胞炎が認められたとの報告があります。

　続いて「薬剤性肝障害」の副作用。肝機能検査では肝細胞障害（トランスアミナーゼ増加）と胆管細胞障害（ALP, LDH, γGTPの増加）の混合型が多く、まれに劇症肝炎を発症することがあります。漢方薬の服薬開始後肝機能障害が出現するまでの期間は数か月の経過で徐々に発現してくる場合が多いが、数日で発現する場合もある。リンパ球刺激試験は必ずしも陽性にならないため、診断は臨床経過に基づいて行う。黄芩を含む漢方薬を服用している患者では数か月に一度は血液検査で肝機能のチェックを行い、全身倦怠感・発熱・悪心・嘔吐・食欲不振など非特異的な症状にも常に留意する必要があります。副作用の原因のひとつが黄芩であると言われるようになったのは、イギリスで黄芩と同属のスクルキャップという植物の副作用に肝障害が認められたためであるといわれています。これは北里研究所の矢船明史先生らの論文があります。

　そして「薬疹」に注意を要する薬剤にも黄芩が上がっています。構成生薬として桂皮や当帰を含む漢方薬による場合が多く、桂皮などは主成分のアルデヒド・ケトンがタンパク質に結合しやすくハプテン効果にてアレルギーを起こしやすいといわれていますが、（あと紫蘇葉など）身体内部の過敏反応を呈しやすいといわれる黄芩を含む漢方薬でもみられます。

　このように黄芩は、妊婦にも用いられる安全な薬というイメージであったので未だに意外な感じも致しますが、副作用の注意が必要な薬剤の筆頭にあげられています。漢方薬でみられる副作用というのはほとんどが想定可能な副作用であります。黄芩以外でも起こりえます。従ってこれらの副作用を常に念頭におき、早期発見を心がけ、発見した場合には速やかな対応を行わなければなりません。

[煎じ方のポイント]
- 有効成分のバイカリンを効率よく煎じるためには急激に加熱して短時間で沸騰点に達するようにしたほうが良い。

　黄芩にはバイカリンとともにこれを分解するβ-グルクロニダーゼが同時に存在する。水

を加えて放置すると1時間でバイカリンは50%加水分解され、3時間でほぼ100%バイカレインになる。腸管から吸収されるときにはバイカレインになるのだからよさそうだが、バイカレインは溶解性が低く、溶液移行率が20～30%と少ないので急激に加熱して酵素の失活をはかることが重要。

- 黄連との組み合わせの方剤、たとえば半夏瀉心湯などを煎じる場合、黄連中のベルベリンと黄芩中のバイカリンがイオン対を形成して時間とともに沈殿ができる。この沈殿は温度が下がればさらに増える。従って、瀉心湯類を煎じる時には熱いうちにガーゼなどで濾すのが妥当であり、冷えてからでは沈殿がろ過されてしまい、有効成分の利用率が低下してしまう。

用量：3～10g

	重校薬徴	中医方剤学
黄芩湯（簡）	3両	9g
黄芩加半夏生姜湯	3両	
六物黄芩湯	3両	
乾姜黄連黄芩人参湯	3両	
葛根黄連黄芩湯	3両	9g
半夏瀉心湯	3両	6g
甘草瀉心湯	3両	6g
生姜瀉心湯	3両	6g
小柴胡湯	3両	9g
柴胡加芒硝湯	3両	
大柴胡湯	3両	9g
柴胡乾姜桂枝湯	3両	9g
三物黄芩湯（簡）	2両	3g
柴胡加桂枝湯	2両	
瀉心湯（簡）	2両	
附子瀉心湯	2両	

炮製：清熱には生黄芩、安胎には炒黄芩、上焦の熱には酒炒黄芩、止血には炭黄芩を用いる。

選品：長く、根の先端の細い部分が少なく、色が黄色で質が堅く、中身が充実し、味の苦いものを良品とし、中身が充実せず空洞があるものは次品である。

12、柴胡

基原：日本の本州・四国・九州や朝鮮半島に分布するセリ科（Umbelliferae）の多年草、ミシマサイコ *Bupleurum falcatum* L.の根を用います。（日本薬局方）ミシマサイコという名前は、三島に集荷されていた伊豆地方の柴胡の品質が優れていたからそう呼ばれるようになりました。日本産のミシマサイコは和柴胡とも呼ばれ、柴胡の中で最も良品といわれています。かつては宮崎・鹿児島・静岡などで野生品が採集されていましたが、乱獲され、近年は市場にはありません。中国で使用されているのは同属植物のマンシュウミシマサイコ *B. chinense*（中国名：柴胡）に基づく「北柴胡」、ホソバミシマサイコ *B. scorzonerifolium* Willd.（同：狭葉柴胡）に基づく「紅柴胡（南柴胡）」の根または全草となっております。中薬学の教科書をみますと根だけでなく全草を用いるという記載になっております。が、実際地上部の流通品というのは見たことはありません。日本薬局方ではミシマサイコ *Bupleurum falcatum* L.の根限定ということで雑種をみとめていません。しかしながら北柴胡、マンシュウミシマサイコとホソバミシマサイコはミシマサイコと同一種（地域変異種）であるという説から、この２種は流通しています。中国産は外面の色が濃褐色であるのに対して、国内栽培品は淡褐色であるという違いがみられます。柴胡は、日あたりのよい山野に自生。葉は細長くて先はとがり、８月から黄色の小花を咲かせます。葉茎にはさわやかな香りがあります。小さい楕円形の果実をつけ、果実は熟すと褐色になります。もともと野草なので丈夫で、切花としてカスミソウのようにも利用されています。

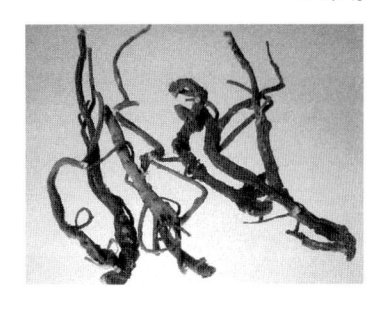

産地：日本各地・中国（湖北省・湖南省・四川省・河北省・甘粛省）・韓国

約30年前から栽培化され、10年ほど前には栽培品が国内の消費の大部分を占めていましたが、最近では中国からの輸入が急増しています。（国内栽培量400トン、輸入量800トン）

成分：トリテルペノイドサポニン：サイコサポニンa～fなど。

ステロール：α-スピナステロール、スティグマステロールなど。

脂肪酸：パルミチン酸、ステアリン酸、オレイン酸、linoleic acid、lignoceric acidなど。

その他：アドニトール、l-anomalin、arginineなどです。

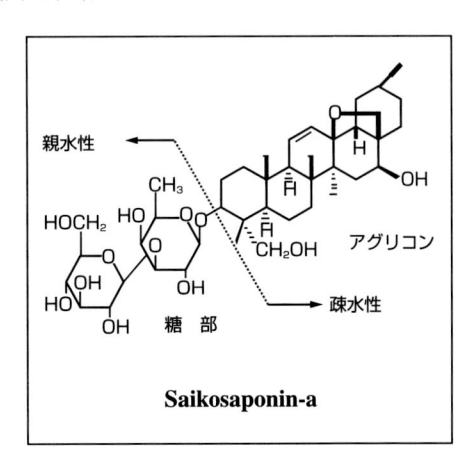

中薬学では柴胡全草を用いるとありましたが、地上部の成分を分析した結果がありました。それによると、地上部はsaikosaponin aとsaikosaponin dの誘導体であるsaikosaponin b2を多く含んでいることが判明したため、柴胡と同様の薬理作用を示す？と期待されます。

薬理作用：
- 解熱作用：柴胡煎薬あるいはアルコールエキスは人工発熱ウサギに対して解熱作用がある。臨床観察では解熱作用は穏やかではあるが確実である。
- 鎮静・鎮痛作用：サイコシドの経口投与はマウスに対する鎮静作用があり、かつメチルヘキサビタールの睡眠時間を延長する。また同時に良好な鎮痛作用と止咳作用を有するが、抗痙攣作用はなく横紋筋の張力を低下させないので、サイコシドは中枢抑制剤の一種と見る人もいる。
- 抗炎症作用：サイコシドの経口投与はラットのデキストラン、セロトニン性の浮腫を著しく低下させる。
- 抗病原体作用：北柴胡注射液はインフルエンザウイルスに対し強力な抑制作用を有する。in vitroで結核菌の成長を抑制する。
- 肝臓に対する影響：カビ米を与えて肝臓機能障害を起こしたマウスに対し、同時に北柴胡を与えたところ、GPT・GOTの上昇は柴胡を与えなかった対照群に比べてはるかに軽度であった。

性味：苦　微寒、あるいは平と書かれているものもあります。

帰経：心包　肝　三焦　胆

薬能：
- 神農本草経では上品に収載されています。
　　心腹を主り、腸胃中の結気、飲食積聚、寒熱邪気を去り、陳きを推し、新しきに致らしむ。久しく服すれば身を軽くし、目を明らかにし、精を益す。

- 重校薬徴
胸脇苦満を主治し、往来寒熱、腹中痛、黄疸を兼治す。
　　「肋骨の下あたりからみぞおちあたりまで脹っていて、圧迫すると抵抗があり、圧痛を訴える状態を主治し、寒がっていたのに熱がったり、熱がっていたのに寒がったり、一定のリズムで悪寒と熱感を繰り返す状態、腹痛、黄疸を兼治する」

考徴
小柴胡湯の証に胸脇苦満、往来寒熱といい、又腹中痛といい、又脇下鞕満といい、又脇下満痛といい、又発熱といい、又諸黄腹痛といい、又瘧状という。

柴胡加芒硝湯の証に<u>胸脇満</u>という。小柴胡湯の証にて苦満解け難きものを治す。
　　　「胸脇満解せず」、少陽病の極地

柴胡去半夏栝楼根湯の証は具らず。小柴胡湯の証にて渇して嘔せざるものを治す処方ですが、
　　互考中にもありますが、まさに胸脇苦満の証を脱するや明らかなり。と為則は按じています。
柴胡乾姜桂枝湯の証に<u>胸脇満して微結</u>しといい、また往来寒熱といい、又虐寒多く、微しく熱
　　ありという。　胸脇苦満は甚だしくない

小柴胡湯の証にて嘔せず痞せず、上衝して渇し、胸腹に動あるものを治す。

大柴胡湯の証に往来寒熱といい、又心満痛といい、又<u>心下急</u>し鬱々と微煩という。
　　　　　　　　　　　　　　　　　　胸脇苦満の一段進行した状態

小柴胡湯の証にて腹満拘攣し、嘔劇しき者を治す。

　　　　　　　　　　　　以上8両

柴胡加桂枝湯の証に発熱といい、又心腹卒中痛という。条文には<u>心下支結</u>があります。
　　　　　　　　　　　　　　　　　　　　胃部の停滞感と按圧に対する抵抗と不快感

柴胡加竜骨牡蠣湯の証に<u>胸満</u>という。
　　　「胸満煩驚」神経症状が加わった充塞状態

　　　　　　　　　　　　以上4両

　　以上の諸方を歴試するに、柴胡は胸脇苦満を主治す。その往来寒熱、煩熱、発熱、腹中痛、
瘧状黄疸は皆その兼治のみ。為則按ずるに仲景の論中、寒熱、腹痛、瘧状、黄疸などの証は
いまだ必ずしも柴胡を用いず、胸脇苦満にして前証を発するものは必ず柴胡を用う。

　　いずれも軽い、重いの差はあっても病邪が胸脇心下部に結ばれて、しかも上行発動の勢い
のある症状をあらわすもので、基本的に、胸脇苦満という症候に集約でき、胸脇苦満さえ除
けば、往来寒熱・煩熱その他の症状は和解されるのであります。

● 張仲景薬証論
　往来寒熱して胸脇苦満する者を主治する。
　・最大量方、8両が小柴胡湯・大柴胡湯・柴胡桂枝乾姜湯・柴胡去半夏加栝楼根湯
　・次大量方、4両が柴胡桂枝湯・柴胡加竜骨牡蠣湯
　　大量の柴胡は主に往来寒熱、それとともに嘔して胸脇苦満を伴うもの、少量の柴胡は胸脇
　　苦満といっています。
　・最簡方は4味の四逆散であります。四逆散は類聚方広義におきましては拾遺方の中に書か

れていまして重校薬徴にもでてきていません。「少陰病四逆、その人或いは咳し、或いは悸し、或いは小便不利、或いは腹中痛み、或いは泄利下重するものは四逆散これを主る。」四逆という四肢の冷感からは柴胡の薬能を論じるのは難しいようです。(心胸には煩熱不安を感じるところから一種の往来寒熱?)

そこで、小柴胡湯をもういちど考えて見ますと、小柴胡湯の薬味は全部で7味から構成されていますが、条下の加減法からみると、・・・

方中の黄芩・半夏・生姜・人参・大棗はすべて取り去ってかまわないものの、柴胡・甘草だけは取り去ることはできないということがわかります。故に小柴胡湯を最簡方と見なすことができると述べられています。

故に、柴胡の薬能は「往来寒熱して胸脇苦満する者を主治する」と結論付けられています。

● 中薬学

和解退熱　疏肝解鬱　升挙陽気（辛涼解表薬）

この3つの効能は中薬学的な薬能、組み合わせ、使用量によって変わってきます。

|中医学的臨床応用|：

1、和解退熱

柴胡は、清熱の効能を持ち消炎・解熱し、さらに疏肝理気の効能により自律神経系を調節し機能を円滑にするという特殊な働きがあるので、熱証によく用いられます。感染症の少陽病期で邪が半表半裏にある熱邪を清熱、透表によって除き、往来寒熱という悪寒と発熱を反復する状態を緩解するので、半表半裏証（少陽病）には必ず用いられます。外邪が侵入して半表半裏に至った邪気を表のほうに和解してしまう性質があります。このことを和解少陽といいます。和解とは、中和して解するのではなく、奥田謙蔵先生によれば、「病邪をひそかに消し黙して奪う方剤」であるとのことです。

①半表半裏（少陽病）の往来寒熱・胸脇部の張った痛み・発熱・食欲不振・胸苦しい・悪心・口が苦い・咽の乾燥感・目がくらむ・脈が弦などの症候に、柴胡・黄芩で清熱透表し、半夏・生姜で和中止嘔し、人参・大棗・炙甘草で正気を振奮するという配合を用いる。

　　　代表方剤：小柴胡湯（柴胡・黄芩・半夏・人参・生姜・大棗・甘草）

和解退熱の組み合わせ、それが柴胡―黄芩の組み合わせです。柴胡は少陽の邪を表に透出させる働きは顕著ですが、裏に入りかけた熱を清す力は不足するので少陽胆経の清熱作用に優れた黄芩を配すことで少陽半表半裏の邪熱を透出清熱する効能が完全なものになります。

②外感風寒により寒鬱化熱して、悪寒・頭痛・目痛・心煩不眠などの症候に葛根などの発表薬とともに用いられる。いわゆる感冒中期の微熱の治療などに用います。

　　代表方剤：<u>柴葛解肌湯</u>（柴胡・葛根・麻黄・桂枝・黄芩・芍薬・半夏・生姜・甘草・石膏）
　　　　　　　　　　　　　　　　　　　　　　　　　　　　　　　　　　（浅田家）

中田敬吾先生の「漢方治療指針」において強力なインフルエンザのファーストチョイスに用いられる処方と言われています。大正に流行したスペインカゼ（A型インフルエンザの新型ウイルスが出現すると、世界的なインフルエンザの大流行が起こります。1918年のスペインかぜでは、世界で2000万人以上が死亡し、日本でも1918年10月～1919年2月までのわずか4か月間で26万人が死亡しました）では、浅田宗伯による「柴葛解肌湯」の加減が有効でした。エキスでは葛根湯と小柴胡湯加桔梗石膏の合方が近いと思います。

柴葛解肌湯　柴胡　葛根　甘草　芍薬　黄芩　知母　生地黄　牡丹皮　貝母（医学心悟）
柴葛解肌湯　柴胡　葛根　甘草　白芍　黄芩　羌活　白芷　石膏　桔梗　生姜　大棗
　　　　　　　　　　　　　　　　　　　　　　　　　　　　　　　　　（傷寒六書）

また、中国では解熱剤として柴胡の注射薬も用いられています。

2、疏肝解鬱
　柴胡は、つよい疏肝解鬱の効能を持ち、抑うつ、緊張状態を緩解し、自律神経系を調整して諸機能を円滑にするので肝気鬱結には必ず用いられる。
①肝気鬱結の抑うつ感・ゆううつ・緊張・胸脇部の張った痛み・月経不順・月経痛・脈が弦などの症候に白芍・当帰などを配合して用いる。

　　代表方剤：<u>四逆散</u>（柴胡・白芍・枳実・甘草）
　　　　　　　<u>加味逍遥散</u>（柴胡・白芍・当帰・茯苓・白朮・甘草・牡丹皮・山梔子・生姜・薄荷）

疏肝解鬱の組み合わせ、柴胡―白芍の組み合わせです。柴胡の辛散、白芍の酸斂、相互に依存促進しあって昇陽斂陰、調和表裏の作用が高まります。すなわち、疏肝和血作用を強めます。

②肝鬱気滞による胸脇痛・腹痛・腹部膨満感・月経痛などの症候に香附子・川芎・枳殻などと用いる。

　　代表方剤：<u>柴胡疏肝散</u>（柴胡・白芍・枳殻・香附子・川芎・甘草・青皮）

③肝鬱化火、肝鬱が熱に化した場合、イライラ・怒りっぽい・目の充血・頭痛・口が苦いなどの症候に竜胆・黄連・黄芩などと用いる。

　　　代表方剤：<u>竜胆瀉肝湯</u>（竜胆・柴胡・梔子・黄芩・木通・車前子・沢瀉・当帰・地黄・甘草）医宗金鑑　日本のメーカーのエキス剤には柴胡が含まれていない。薛立斎十六種出典の竜胆瀉肝湯のため（コタロー社は一貫堂）
　　　　<u>大柴胡湯</u>（柴胡・黄芩・半夏・枳実・大黄・白芍・生姜・大棗）

3、升挙陽気

　　気虚下陥の内蔵下垂・脱肛・子宮脱・起立性失調などの症候に、上に引き上げる昇提作用のある升麻・黄耆・人参などの補助として用いる。

　　　代表方剤：<u>補中益気湯</u>（黄耆・人参・炙甘草・白朮・当帰・陳皮・升麻・柴胡）
　　　　<u>乙字湯</u>（升麻・柴胡・当帰・甘草・黄芩・大黄）

　　升挙陽気の組み合わせが柴胡―升麻の組み合わせです。柴胡は少陽の清気を上行させ、升麻は陽明の清気を上行させ、昇提の力がさらに強くなります。

4、その他

　　柴胡は瘧疾（悪寒・発熱・発汗の定期的出現を見るマラリアなど、寒熱往来の典型的な疾患）治療の要薬として多用される。（寒熱が定期的に発作を繰り返す）

　　　代表方剤：<u>柴胡桂枝乾姜湯</u>（柴胡・黄芩・桂枝・乾姜・天花粉・牡蠣・炙甘草）瘧疾で寒多く微熱或いは寒だけで熱のないものに用いる。
　　　　<u>柴胡達原飲</u>（柴胡・黄芩・枳殻・厚朴・炙甘草・青皮・桔梗・草果・檳榔子・荷葉）

　使用上の注意：

1、寒証には用いない。
2、陰虚には用いないか、大量の滋陰補血薬とともに用いる。陰虚火旺には禁忌である。
3、柴胡を大量で長期間使用すると、疏泄過多による傷津の恐れがあるので、柔肝の白芍、地黄、当帰などを配合すべきである。柴胡は肝陰を損なうと考える学派が中国には存在します。この学派を柴胡傷陰派といいますが、白芍（酸味がある）と炙甘草（甘味がある）の組み合わせは酸甘化陰といい肝陰を補うとする考えがあり、柴胡の傷陰を間接的に防止していると説く漢方医が存在します。
4、中国産の北柴胡は清熱作用が強く、南柴胡は作用が温和であり、疏肝解鬱作用に適している。

用量：3～18g　柴胡はその目的、組む相手により使用量が違ってきます。1の和解退熱に用いる場合10～15g、2の疏肝解鬱で6g、3の昇陽の目的では3～5gで十分です。

	重校薬徴	中医方剤学
小柴胡湯	8両	12g
柴胡加芒硝湯	8両	12g
柴胡去半夏栝楼根湯	8両	12g
柴胡乾姜桂枝湯	8両	15g
大柴胡湯	8両	15g
柴胡加桂枝湯	4両	12g
柴胡加竜骨牡蠣湯	4両	12g
四逆散		6g
加味逍遥散		6g
補中益気湯		3g

　このように、傷寒論における柴胡は、小柴胡湯・大柴胡湯の用例に見られるように少陽病の清熱薬として特徴的に用いられています。金元時代になって帰経学説や昇降浮沈の学説が普及するに従い、柴胡の薬能も変化し、昇提薬として用いられることが多くなっています。更に、清代から現代に至って温病学説が盛んになると辛涼解表薬として使われるようになりました。現代中薬学におきましても辛涼解表薬の分類に属しています。

選品：香気が強く、質は緻密で柔軟性があり、潤いのある、ひげ根のないものを良品とする。三島柴胡の野生品は品質最高とされてきたが、現在は流通していない。主成分であるサイコサポニンの含量は芯が木化していないもの・細いもの・枝根の部分に多い。

　栽培品の一年ものは細いが木化の程度は低い。二年ものは太く見栄えはよいが、木化しているものが多い。中国産の野生品も太いものが多いが木化している品が多い。

　中国では専ら柴胡の代わりに銀柴胡や前胡を用いるという話もあります。柴胡は水滞の日本人には適しますが、乾燥陰虚の中国人には使いづらいのかもしれません。

13、貝 母

　貝母という名前ですが、地下の鱗茎が２個の白い鱗片の一方が他方を抱くように重なり合っております。これが貝に似ているため、貝母と名づけられたといっています。
　花は３月から５月、釣り鐘型で気品のある花をつけることから切花や鉢植えにも使われています。花の形と内面に紫色で網状の模様があることから、「アミガサユリ」と呼ばれます。葉の先端は鍵状になって他のものに巻き付きますが、これは大きな実を付ける為の知恵なのかも知れません。また、花の後、夏には茎葉とも枯れます。

基原：日本ではただ貝母と呼ばれていますが、貝母ははなはだ種類が多くとても複雑です。本草綱目以前の本草書では貝母として一括記載されてきました。明の時代に至って「土貝母」の一項が加えられました。これが今の浙貝母に相当します。清の時代に始めて浙貝母の名前が出現、川貝母・浙貝母・土貝母の３種に区別されることになりました。この土貝母は原植物の種も違うため、現在では川貝母・浙貝母の２種が貝母として流通しています。浙江省象山県を原産地としていますために浙貝母、あるいは象貝母とよばれています。川貝母は四川省原産の川であります。
　浙貝母は、ユリ科（Liliaceae）のアミガサユリ *Fritillaria verticillata* var.thunbergii の鱗茎で、日本薬局方収載品もこれです。18世紀の初めに日本に渡来し、兵庫や奈良で栽培され、奈良県産のものは「大和貝母」とも称されます。

　川貝母はアミガサユリと同属植物の *Fritillaria Cirrhosa* D. Donの鱗茎、
　　そのほかに、暗紫貝母 *Fritillaria unibracteata*
　　　　　　　　甘粛貝母 *Fritillaria przewalskii* Maxim.
　　　　　　　　棱砂貝母 *Fritillaria delavayi* Franch.の鱗茎など

　川貝母と浙貝母は大きさが違いまして、川貝母は直径が0.6～１cmの小型種。浙貝母は直径が2.4～３cmの大型種です。わが国に輸入されるものは浙貝母が大部分であります。

産地：中国・北朝鮮・日本の奈良・兵庫などです。

成分：アルカロイド：verticine、verticilline、fritillarine、peimineなど。
　　　　配糖体：peiminosideなど

13、貝母

薬理作用：
1、抽出液：血圧降下作用
2、fritillarine：呼吸運動中枢麻痺・嘔吐促進・呼吸及び自発運動障害・横紋筋の興奮性亢進
3、verticilline：呼吸麻痺・血管収縮作用

　貝母のエキスによる血圧降下作用は、angiotensin converting enzymeの阻害と血管における直接的なNO産生によるものであるとされています。フィリチリン・フィリチラリンなどのアルカロイドなどで、これらは中枢神経を麻痺させ、呼吸を抑制したり心筋に作用して拍動数を減少させます。鎮咳薬として利用されるのは、この呼吸や脈拍を緩和する作用があるからです。

性 味：浙貝母：苦　寒
　　　　川貝母：苦　甘　微寒

帰経：肺　心

薬 能：
● 神農本草経　中品に収載されています。
　傷寒の煩熱（発熱と同時に心煩あるいは煩躁して胸苦しく感じること）、淋瀝、邪気、疝瘕（小腹が熱痛尿道より粘液、前立腺炎類似）、喉痺、乳難（難産）、金瘡（切り傷）、風痙（痙病の一種、突然昏倒、強直、発作反復）を主る。

● 重校薬徴
　胸膈の鬱結、痰飲を主治す。

考 徴

桔梗白散の証に咳して胸満といい、また時に濁唾腥臭を出だし久々として吐膿しといい、また寒実し結胸[22]すという。

　桔梗白散は桔梗の項に出てきました桔梗・貝母・巴豆[23]からなる処方です。張仲景氏の貝母を用いるの方はこれなり。このほかに帰母苦参丸あるのみ。余まだ効を試さず、故に徴をあげず、・・その効は桔梗と大同小異なり。

---

[22] 上腹部正中部、とくに剣状突起下付近がやや膨隆して石のように硬く、痛みもある状態。
[23] トウダイグサ科のハズの種子［薬理作用］峻下作用［用途］峻下薬、吐薬として腹張満が激烈で心痛があるとき、また頑固な便秘があるときに用いる。生理作用が強烈である為、使用上細心の注意が必要である。

桔梗は濁唾腫膿を主治す。主として膿の混じった喀痰や化膿性の腫れものを治す。排膿化痰ということで、効能的には、次に出てきます中薬学の効能とほぼ同じと考えてよいと思います。

● 中薬学

化痰止咳　清熱散結（化痰止咳平喘薬）寒性であることから化痰薬の中でも清化熱痰薬に分類されています。効能につきましては、浙貝母と川貝母はほぼ共通ということで効果の強弱はありますが、いずれを使用してもよい場合が多いです。現在中国におきましては区別して用いているようですが、詳しい使い分けにつきましては後述します。

中医学的臨床応用 ：

川貝母と浙貝母で効能等区別してある本もあります。

1、化痰止咳

①肺熱の咳嗽・粘稠な痰・胸痛・舌質が紅・舌苔が黄などの症候に、黄芩・山梔子・桑白皮・竹筎などと用い、傷津による口渇・多飲・舌の乾燥を伴うときには麦門冬・沙参・天花粉などを加える。

　　代表方剤：清肺湯（川貝母）（桔梗・桑白皮・川貝母・杏仁・黄芩・山梔子・五味子・麦門冬・天門冬・当帰・茯苓・陳皮・生姜・甘草・大棗）
　　　　　　清金化痰湯（川貝母）（黄芩・山梔子・桔梗・麦門冬・桑白皮・貝母・知母・栝楼仁・茯苓・甘草・橘紅）

貝母―杏仁の組み合わせは、川貝母の潤、杏仁の降の作用をお互いに強めあい、化痰止咳作用が強まります。

貝母―知母の組み合わせは和剤局方の二母散という処方です。両者とも上行して肺に入り、潤肺散結化痰止咳の効能をあらわします。

貝母は苦泄甘潤で寒であり、肺を滋潤して去痰し胸中の熱を除く。故に川貝母が潤肺には適しているということがいえます。

②燥痰の乾咳・少痰〜無痰・口乾などの症候には、沙参・天花粉などを配合して用いる。

　　代表方剤：桑杏湯（浙貝母）（桑葉・杏仁・沙参・浙貝母・淡豆豉・山梔子・梨皮）
　　　　　　貝母散（貝母・杏仁・麦門冬・款冬花・紫苑）
　　　　　　貝母栝楼散（貝母・栝楼仁・天花粉・茯苓・橘紅・桔梗）

③肺陰虚の燥痰で、乾咳・粘稠な痰あるいは少痰〜無痰・身体の熱感・ほてり・盗汗・舌苔

が少・舌質が紅で乾燥などを呈するときには、麦門冬・天門冬・百合・地黄・知母・牡丹皮などと用いる。

　　代表方剤：滋陰至宝湯（川貝母）（柴胡・白芍・当帰・麦門冬・白朮・茯苓・知母・地骨皮・川貝母・香附子・陳皮・甘草・薄荷）
　　　　　　　百合固金湯（川貝母）（生地黄・熟地黄・麦門冬・玄参・当帰・白芍・百合・川貝母・桔梗・甘草）
　　　　　　　養陰清肺湯（川貝母）（生地黄・麦門冬・玄参・川貝母・牡丹皮・赤芍・薄荷・甘草）

2、清熱散結　浙貝母

　　瘰癧（リンパ節腫）・癭瘤（甲状腺腫）などに夏枯草・牡蠣・昆布・莪朮などと用いる。

　　代表方剤：内消瘰癧丸（浙貝母）（玄参・天花粉・甘草・当帰・海藻・枳殻・貝母・連翹・薄荷・大黄・生地黄・海蛤粉・青塩・夏枯草・芒硝）

　浙貝母と夏枯草の組み合わせで、肝火を清し、熱毒を除き、鬱結を散じ瘰癧を消化する力がさらに強くなります。

用量：3～9g

使用上の注意：
浙貝母：清熱化痰の効能にすぐれており、熱痰・瘰癧などに適している。それゆえ、熱感があって痰の切れにくい咳嗽には浙貝母を用いる。
川貝母：潤肺化痰の効能にすぐれており、潤す性質があるので陰虚の燥痰に適している。

選品：肉厚で充実し、外面及び内面に褐色が出ていないものを良品とする。

　貝母は日本ではあまり使われませんが、中国では非常によく使われる生薬です。中国ではアミガサユリの鱗茎は食後のデザートとして食されることがあります。

14、細辛

細辛という名前は根が細くて味が極めて辛い、口の中がしびれるような辛さがあるので名づけられたということです。

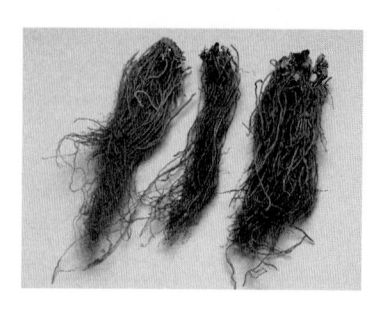

基原：ウマノスズクサ科（Aristolochiaceae）のウスバサイシン*Asiasarum sieboldi* F. Maekawa又はケイリンサイシン*Asiasarum heterotropoides* F. Maekawa var.mandshuricum F. Maekawaの根及び根茎（日本薬局方）

ウスバサイシンは山間の陰地に自生する多年草で、4～5月頃に2枚の葉の間に、地味ですが淡紅褐色の壺型の花を咲かせます。中国におきましては根を含む全草を用いています。中薬学の教科書におきましても全草を用いると書かれています。現在流通しているのはほとんどケイリンサイシンです。

産地：中国（東北各省）・日本（長野・静岡・山形など）・朝鮮半島

成分：精油：β-pinene、eucarvone、1,8-cineol、safroll、methyleugenol、elemicinなど。
　リグナン：l-asarininなど。アルカロイド：ハイゲナミンhigenamine（附子や呉茱萸、良姜などの温熱薬にしばしば含まれるアルカロイド）など。

薬理作用：
1、抽出物：抗ヒスタミン・抗アレルギー・血中総コレステロール増加・強心作用
2、精油：解熱・鎮痛作用
3、メチルオイゲノール：鎮痙作用
4、ハイゲナミン：β－アドレナリン様作用

性味：辛　温、防腐作用があり、樟脳のかわりに人参の保存に用いられていました。これを用いると人参に虫がつかず保存性が良くなります。

帰経：肺　腎

薬能：
●神農本草経
　咳逆、頭痛脳動し、百節（全身の関節）の拘攣、風湿の痺痛、死肌（知覚麻痺）を主る。久

14、細辛

しく服すれば目を明らかにし、九竅（両眼・両鼻孔・両耳・口・尿道・肛門、これを合わせて九竅）を利し、身を軽くし、年を長ず。

● 重校薬徴

宿飲停水[24]を主治す。故に水気心下にありて発熱、咳し胸満つる者を治す。

考徴

小青竜湯の証に心下に水気あり、乾嘔、発熱して咳すといい、又咳逆という。

苓甘五味姜辛湯（細辛・乾姜・五味子・茯苓・甘草）の証に咳し胸満という。

麻黄附子細辛湯の証に発熱という。少陰病、始めこれを得て、反って発熱して、脈沈なるものを主治す。とあります。

大黄附子湯の証に脇下偏痛し発熱という。その脈緊弦なるはこれ寒なり。温薬をもってこれをくだす。本方によろし。

桂枝去芍薬加麻黄附子細辛湯の証は具らず。朮の項を見ますと、頭痛発熱、喘咳、身体疼痛、悪寒はなはだしきものは桂枝去芍薬加麻黄附子細辛湯これを主る。

　　以上の諸方を歴試するにその発熱して咳するもの、咳逆胸満するもの、脇痛するもの、皆宿飲停水のいたすところなり。故に細辛を用いる時はすなわち水飲去ってその証自ら。

● 張仲景薬証論

悪寒不渇にしてあるいは咳、あるいは厥冷、あるいは痛む者を主治する。

厥冷は、赤丸方（茯苓・烏頭・半夏・細辛）寒気厥逆を主治というところから来ています。

● 中薬学

散寒解表　温肺化飲　祛風止痛　（辛温解表薬、あるいは温裏薬）

[中医学的臨床応用]：

1、散寒解表

　　細辛は辛温で性質が激烈であり、発汗・解表に働く。ただし、大量を用いると中毒をおこすことがあり、少量を配合して麻黄・桂枝などを補助し、表寒に使用する。また、解表だけでなく、裏を温める性質もあり、附子の補助として用いると補陽温腎を強めるので陽虚の表寒にも応用される。

---

[24] 類聚方広義には「痰飲の変」とも書かれているが、みぞおちに水気があって咳き込んだり、発熱したり、胸が痛くなったりするのを治すということ。

①表寒の悪寒・発熱・頭痛・身体痛・鼻閉・鼻水・咳嗽・多痰・くしゃみなどの症候に、麻黄・桂枝などと用いる。麻黄、桂枝、防風、羌活等に比すると発汗力は弱い。細辛単独では発汗解熱作用が充分でない。

　　代表方剤：<u>小青竜湯</u>（麻黄・桂枝・乾姜・甘草・細辛・半夏・白芍・五味子）

②陽虚の表寒で、寒がる・冷える・発熱・脈が沈などを呈するときに、麻黄・附子と用いる。

　　代表方剤：<u>麻黄附子細辛湯</u>（麻黄・附子・細辛）

2、温肺化飲

　　細辛は、肺を温めて、痰飲を除く温肺化飲の効能を有し、寒飲・多痰・咳嗽を軽減する。一般には収斂の五味子を併用し、平喘止咳の効果を強める。寒飲による喘咳で、うすい痰・多量の痰・喘鳴・口渇がない・背部の冷感などの症候に乾姜・麻黄・五味子・半夏などと用いる。

　　代表方剤：<u>小青竜湯</u>

　　　　　　<u>苓甘姜味辛夏仁湯</u>（茯苓・半夏・杏仁・五味子・細辛・乾姜・甘草）

　細辛と五味子の組み合わせ、両薬を組み合わせると、細辛の辛散が五味子の酸斂を制御し、五味子にの酸斂は細辛の辛散を制御して、発散を収斂、開と閉が互いに制御すると同時に促進して、止咳平喘の作用を高めあいます。

3、袪風止痛

　細辛は辛温の性質で血行を促進し、強い鎮痛作用を持ちます。

①寒湿痺の関節痛・冷え・運動障害・むくみ・しびれなどの症候に羌活・独活・防風などと、あるいは当帰などと用いる。

　　代表方剤：<u>九味羌活湯</u>（防風・羌活・白芷・蒼朮・川芎・黄芩・地黄・甘草・細辛・生姜・葱白）

　　　　　　<u>独活寄生湯</u>（独活・防風・桑寄生・秦艽・杜仲・地黄・白芍・当帰・牛膝・川芎・茯苓・党参・細辛・肉桂・甘草）

　　　　　　<u>当帰四逆湯</u>（当帰・桂枝・白芍・細辛・甘草・木通・大棗）

②頭痛・眼痛・歯痛などに応用する。なお、細辛には局所麻酔作用もあるので、歯痛には口内にふくむと直接的な鎮痛効果を示す。炎症が強い胃熱による歯痛には石膏・黄芩などと使用する。あるいは、陰虚上炎による頭痛・歯痛などには細辛と地黄を組み合わせます。

　　代表方剤：<u>立効散</u>（細辛・防風・升麻・竜胆・甘草）

川芎茶調散（川芎・薄荷・荊芥・羌活・白芷・甘草・防風・細辛）
清上蠲痛湯（羌活・独活・防風・川芎・白芷・蔓荊子・菊花・細辛・麦門冬・黄芩・蒼朮・当帰・甘草・乾姜）

4、その他
①細辛の粉末を鼻に吹き込み、くしゃみをさせることにより、意識を覚醒させる。
②細辛末を練って臍部にはりつけるとアフタ性口内炎に効果があるという報告がある。9～15gの細末を水で練って少量のグリセリンか蜂蜜を加えて布に塗り臍部にはりつける。3日間で疼痛は軽減し、潰瘍面も癒合する。
③細辛を口にふくむと口臭を去るといわれている。
　・口臭を消し、香丸を常に服用する方法
　　丁香半両　甘草三両　細辛　桂心各一両半　芎一両
　　右の五種類を粉末にし、ハチミツで練り、寝る時にはじき玉くらいの大きさの二丸を服用すること。
　・細辛、豆蔻の二種をしゃぶればたいへん良い。
　・濃く煮た細辛の汁を長く口に含み、吐き出す
　　（唐代を代表する医学書「千金要方」と「千金翼方」）その著者とされる孫思邈
〔ここは中国科学史の真柳研究室です：香りから見る中国人の美意識
http://mayanagi.hum.ibaraki.ac.jp/students/03/niikura.htr〕

用量：1g～3g

	重校薬徴	中医方剤学
小青竜湯	3両	3g
苓甘五味姜辛湯	3両	2g
麻黄附子細辛湯	2両	3g
大黄附子湯	2両	3g
桂枝去芍薬加麻黄附子細辛湯	2両	15g

使用上の注意：
1、性質が辛烈であるから、多量に用いるべきではない。古人は3gを越えてはならないとしており、15gで中毒が生じたとの報告もある。中毒症状としては運動麻痺、呼吸麻痺をきたして死亡に至る。
2、熱証の疼痛には、大量の清熱薬に配合して用いる。

3、陰虚火旺、気虚の多汗には禁忌。
4、ウマノスズクサ科の植物に腎障害を起こすとされるアリストロキア酸を含むものが多く見られることから、細辛についても調査が行われたが、アリストロキア酸は地上部の葉柄に少量認められただけであった。日本薬局方純度試験で地上部は認めないと規定されており、国内流通の細辛にはアリストロキア酸が含有されることはないと考えられる。

選品：根が細く長く（あまりに細すぎるものは不可）、葉茎の混入がなく、香気が強く、味が辛く、後に舌に麻痺感が残るもので泥土の付着がないものを良品とする。

15、当帰

　当帰という名前の由来は、「当に夫に帰るべし」の意味で、昔中国で冷え性に悩む娘がいて、嫁にやったが冷え性ゆえに子供ができず、里に返されてしまいました。そこで実家の母親はこの娘に当帰を飲ませたところ、温まってきたので夫のところへ帰らせ、そしてめでたく妊娠したという話に由来します。

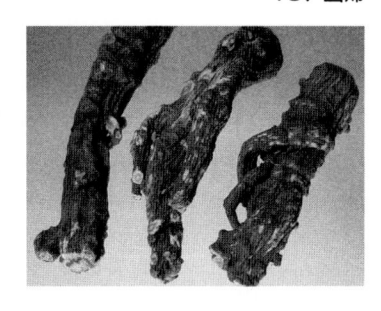

　基原：日本産、中国産があります。陳皮同様日本で自給できる数少ない生薬の１つであります。

　日本産：セリ科（*Umbelliferae*）のトウキ*Angelica acutiloba* Kitagawa（大深当帰・大和当帰）又はホッカイトウキ*Angelica acutiloba* Kitagawa var. Sugiyamae Hikino（北海当帰）の根を、通例、湯通ししたもの。（日本薬局方）

　中国産（唐当帰）：セリ科の*Angelica sinensis* Dielsの根。

　学名のアンゼリカとはエンジェル、天使という意味です。同属の植物に強心作用を有する植物があり、死者をよみがえらせるとのことからつけられたという言い伝えです。

１）トウキ（別名ヤマトトウキ、オオブカトウキ）
　江戸時代から奈良・和歌山県境に近い大深地方で栽培されていた品種であり、ヤマトトウキとして知られていた。戦後、ホッカイトウキと交配してほとんど大和当帰の良品がなくなったが、この地方の一部の篤農家により保護されていたものである。

２）ホッカイトウキ
　昭和になって、北海道で北見の杉山氏がエゾヨロイグサ（*Angelica anomala* Lallem）と交配して育種されたといわれているが、その由来はまだ明らかでない。
　トウキとの相違点は、主根は太く長く側根はやや少ない、草丈が高く茎・葉柄は多くは緑色、小羽片の幅は広く、開花期が遅いが、寒さに対する抵抗性が強いことである。ホッカイトウキが収量が多く、現在では多く出回っています。大和種は甘く、香りもネットリしているが、北海種はやや辛く、ツンとして、心持刺激的でさえあるとのことです。
　当帰が日局に初収載されたのは第７改正からで、第８改正までは、大和当帰のみの規定でありました。当時は「北海当帰」も流通していましたが、局方外として取り扱われていました。

　オオブカトウキだけでは需要がまかなえなくなり、流通している北海当帰を視野に入れ、日

局第9改正で「トウキ*Angelica acutiloba* kitagawa又はその他近縁植物の根を、通例湯通ししたもの」と近縁植物を記載し、北海当帰を日局「トウキ」とした経緯があります。

日局第13改正－2までは「その他近縁植物」の記述を拡大解釈し、唐当帰は輸入され日本市場で多く流通していました。しかし、日局第13改正－2では「トウキ*Angelica acutiloba* Kitagawa又はホッカイトウキ*Angelicaa cutiloba* Kitagawa var.sugiyamae Hikino（Umbelliferae）の根を、通例、湯通ししたもの」と基原植物が限定されたため、中国当帰は明確に日局不適であると判断されるようになりました。

オオブカトウキとホッカイトウキでは、基原植物、産地、調整方法等の差は明確には出てきません。化学的品質評価においても差は無いと言えるでしょう。大和当帰は茎の色が紫色を帯び、葉が厚いのに対し、北海当帰は緑色で葉が薄い、写真を参照していただくとわかりますが、大和当帰の主根は細く長く、支根が多いのに対し、北海当帰は主根が太く長く、支根が少ないなど形態の差があります。

日本薬局方の改正に基づく基原植物の推移

日局第7改正（初収載）：トウキ*Angelica acutiloba*の根を、通例湯通ししたもの。

日局第8改正：トウキ*Angelica acutiloba* Kitagawa（Umbelliferae）の根を、通例湯通ししたもの。

日局第9改正：トウキ*Angelica acutiloba* Kitagawa又はその他近縁植物（Umbelliferae）の根を、通例湯通ししたもの。

日局第13改正－2：トウキ*Angelica acutiloba* Kitagawa又はホッカイトウキ*Angelica acutiloba* Kitagawa var、sugiyamae Hikino（Umbelliferae）の根を、通例湯通ししたもの。

経験的品質評価においては「新古方薬嚢」（1972）には次のように記載されています。「唐当帰、朝鮮当帰、日本産当帰の三種あり。何れも用ふべし。日本産当帰には所謂大和の大深と称する物と地物と名付くる物との二種あり。通常大深を上品となし他国産の地物を並物となす。大和は質柔潤なれども髭根は折れ易し。味は甘く、少しく粘液性を帯びて辛し。地物は質柔潤性に乏しくして堅し。尾は殊更にポキポキと折れ易く、香気も稍劣り、甘味も亦少なく、色も前者の如く鮮美ならず。支那産、朝鮮産は倶に上品なれども、當今は並びに入手困難なり用い難し。本邦産は大深を上品とすれども地物にても亦可なり。但し、なるべく香味厚き物を用ふべし。」これを現代風に言い換えると「唐当帰、朝鮮当帰は上品と言えるが、局方に適合しないので使用できない。日本産では香味や甘味が強く、質が柔潤な大和当帰が上品であるが、他の産地の物でも使用できる。但し、出来るだけ香味や甘味が強く、質柔潤な物を使うべきであ

る」と言えます。

産地：日本：北海道・鳥取・和歌山・奈良・青森・群馬・愛媛
　　　中国：四川・浙江省

　日本では本州中部以北の山地に自生します。寒さに強く、高さ60〜90cm。茎は赤く、葉は複葉で縁にぎざぎざがあります。夏から秋、白い小花を散形につけ、全草に強いセロリに似た芳香を持つのが特徴です。

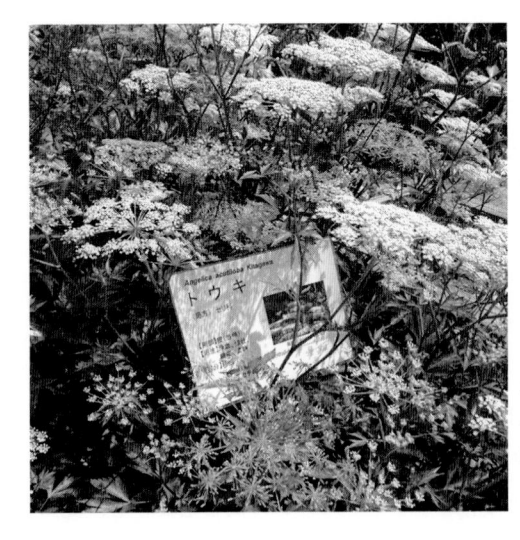

2014.5.18
長崎大学大学院　医歯薬学総合研究科附属
薬用植物園
Photo by Fuchino takahiro

　国内での生産量400トン程度、近年100トン程度の中国、韓国からの輸入があります。中国産はオオフカトウキの種子を中国浙江省で栽培して、大和当帰と同じ加工調整を施した「中国産大和当帰」として生産されています。

成分：精油としてリグスチライド、n-ブチリデンフタライド、sedanonicacid lactone、サフロールなど、その他脂肪酸：palmitic acid、linolic acidなど。
　クマリン誘導体：ベルガプテン、scopoletinなど。
　ポリアセチレン化合物：ファルカリノール、falcarindiol、falcarinoloneなど。
　その他：vitamin B$_{12}$用物質、貧血などに用いるビタミンB$_{12}$は生きた動物体からのみ発見されていましたが、植物では初めて当帰の中に見出されています。そしてその赤血球増加作用について医薬学的に証明されています。またnicotic acidなど。

　この中のフタリド類が、セロリに似た特有の匂いを持っています。

化学的成分分析においては、トウキ A. acutiloba Kitagawa とカラトウキ A. sinensis Diels とは成分的にも大きな差異は認められます。たとえばリグスチリドは唐当帰が大深当帰の6倍以上あり、大深当帰にはほとんど検出されないサフロールが含まれるなど。ホッカイトウキ A. acutiloba Kitagawa var.sugiyamae Hikino とは大きな差異は出できません。

薬理作用：
- 免疫賦活作用：熱水抽出液は、マウスの多クローン性B細胞の非特異的活性化作用、B細胞の分化促進、ヘルパーT細胞活性化、抗体産生増強、マクロファージの活性化等が認められた。
- 中枢抑制作用：当帰の精油成分をカエル、マウス、ウサギに投与すると、鎮静・催眠の延長、血圧下降、体温低下などの作用がみられた。
- 鎮痛作用：熱水抽出物は、マウスの酢酸 writhing 法にて、鎮痛作用を認めた。とくにその成分である falcarindiol は、アミノピリンよりも強い作用を示した。他のポリアセチレン化合物にも鎮痛作用がある。
- 子宮収縮作用：メタノールエキスは家兎十二指腸内投与により子宮収縮運動を亢進した。
- 血圧降下・末梢血管拡張作用：エーテルエキス、水製エキスは、摘出心房標本に対し、拍動・振幅を減少させ抑制作用を示した。またウサギ耳血管灌流試験では、末梢血管拡張作用、ウサギに静注すると明らかな血圧降下作用が認められた。
- 血液凝固抑制作用：当帰煎液は、フィブリン平板法を用いたウロキナーゼによる線溶活性を軽度亢進させた。ヒト血漿では、活性化部分トロンボプラスチン時間を延長させ、凝固抑制作用も認められた。当帰の血小板凝集阻害成分はアデノシンであることが確認された。
- 抗ウイルス作用：メタノールエキスは、EBウイルスに対し、活性化抑制作用を示した。
- 眼圧降下作用：煎出エキスは、ウサギの胃内又は静脈内投与で眼圧降下や房水産生量の減少が認められた。

性味：甘　辛　温　辛は中国産当帰で日本産は辛味が少ないといわれています。

帰経：肝　心　脾

薬能：
- 神農本草経　中品に収載されています。
　　咳逆上気（咳喘、すなわち咳嗽気逆して喘する症候）温瘧（夏季に暑熱をうけて発生する瘧疾のひとつ）寒熱の、洗洗として皮膚中にあるもの、婦人の漏下（不正性器出血）、絶子（不妊）、諸悪瘡瘍、金創を主る。煮て之を飲む。

● 重校薬徴

　薬徴におきましては、当帰は川芎と同じ項目にあり、主治について記されていません。薬徴収載薬物53種のうち4種（当帰・川芎・牡丹皮・艾葉）は主治が記されていません。類聚方広義におきましても当帰を含む方剤は未試功方、あるいは拾遺方に多く記載されています。

　その理由として、
①傷寒金匱には当帰・川芎を含む処方自体少ない。
②当帰・川芎の区別も厳密にはついていなかった。孫思邈は「当帰なくば川芎をもってこれに代えうる」と言っている。
③毒を制するに毒を以てする東洞流の治療法から見て補剤は重要な薬物の中には入らなかったと考えられる。

　弁誤によりますと、「本草にはもっぱら血治すをもって産後の要薬となす。為則按ずるに仲景氏の血を治する方中にこの2薬なき者多し。しかして多証を治すの方中にもこの2薬あり。これによってこれを見ればおおむね治血の薬となすべからず」ということで、薬能は明言していませんが、治血だけの薬という考え方には疑問を投げかけています。確かに、当帰は川芎とともに婦人科の要薬としての薬能を強調してとらえる場合がありますが、当帰の配合されている方剤の臨床応用を見ますと婦人科疾患にかぎらず鎮痛・皮膚疾患・咳嗽に対する等様々な薬能も期待されていると考えられます。

● 張仲景薬証論

　腹痛を主治し、崩漏、瘡毒膿血を兼治する。その腹痛の部位の多くは少腹にあり、疼痛の多くは刺すような痛みであり、腰背まで牽引することもある。多くは月経・妊娠・産後と関係があり、月経期、周産期、産後の少腹痛の大部分は当帰証に属する。と述べられています。

　傷寒論・金匱要略の処方におきましては当帰の効能は、主として活血作用であり、現在中医学で常識である補血・養血という効能はほとんどあげられていません。

● 中薬学

　補血　活血　止痛　潤腸（補血薬）

中医学的臨床応用：

1、補血
　当帰は甘補・辛散で補血の効能をもち、活血に働くので、一味で血虚に有効である。
①肝血虚で顔色や皮膚のつやがない・頭がぼーっとする・四肢のしびれ感・筋肉のけいれ

ん・舌質淡・舌苔少・脈が細などの症候に熟地黄・白芍・何首烏・阿膠などと用いる。

  代表方剤：四物湯（当帰・熟地黄・川芎・白芍）
     芎帰膠艾湯（四物湯＋阿膠・艾葉・甘草）
     当帰芍薬散（当帰・芍薬・沢瀉・川芎・茯苓・白朮）

 よく用いられるのが当帰―川芎の組み合わせです。当帰の養血、川芎の行気を組み合わせて、気血ともにはたらき養血調経・行気活血・散瘀止痛の作用が強められます。

②心血虚の眠りが浅い・多夢・動悸・不安感・健忘などの症候には柏子仁・遠志・酸棗仁などと用いる。

  代表方剤：帰脾湯（黄耆・人参・白朮・当帰・茯神・竜眼肉・酸棗仁・遠志・甘草・木香・大棗・生姜）
     人参養栄湯（人参・黄耆・白朮・茯苓・甘草・地黄・当帰・白芍・五味子・遠志・陳皮・肉桂）

③大出血の後など、血虚を急速に回復させるには大量の黄耆とともに用いる。

  代表方剤：当帰補血湯（黄耆30g・当帰6g）当帰は黄耆の補助です。補気する事によって行血します。

2、活血調経

 婦人科の主薬で、調経作用により月経を調節するので、月経不順には必ず用いられます。「調経の要薬」といわれる。月経不順・無月経・月経痛に熟地黄・川芎・白芍とともに用いられる。一般には四物湯を基本にして加減を行います。

3、活血止痛

 当帰は辛香で活血止痛し、「血中の気薬」と呼ばれる。活血の効能により血管拡張・血行促進に働き、鎮痙・鎮痛する。

①血瘀の疼痛・出血・腫瘤・うっ血・月経不順・舌質が暗紫あるいは瘀斑・脈が渋などの症候に桃仁・紅花などの活血化瘀薬の補助として、あるいは牡丹皮・丹参・赤芍など寒性の活血化瘀薬と組み合わせて寒性を抑える。

  代表方剤：血府逐瘀湯（牛膝・桃仁・紅花・当帰・川芎・赤芍・地黄・枳殻・柴胡・桔梗・甘草）
     温経湯（呉茱萸・当帰・白芍・川芎・党参・桂枝・阿膠・牡丹皮・半夏・麦門冬・生姜・甘草）

②虚寒の腹痛に小建中湯に配合して用いる。

　　代表方剤：当帰建中湯（桂枝・白芍・甘草・生姜・大棗・膠飴・当帰）

　　　　　　　当帰生姜羊肉湯（当帰・生姜・羊肉）産後の虚寒腹痛などに用います。

③痺証のしびれ痛み・麻痺・関節痛に祛風湿薬とともに用い、祛風湿の効果を強める。

　　代表方剤：疎経活血湯（四物湯＋防風・防已・羌活・威霊仙・蒼朮・茯苓・桃仁・牛膝・白芷・竜胆・陳皮・生姜・甘草）

　　　　　　　独活寄生湯（八珍湯－白朮＋桑寄生・杜仲・牛膝・肉桂）

　　　　　　　大防風湯（八珍湯－茯苓＋黄耆・杜仲・牛膝・附子・大棗・生姜）

4、潤腸

　　血虚、腸燥便秘腸が乾燥して引き起こされる便秘に麻子仁・大黄などと用いる。

　　代表方剤：潤腸湯（当帰・地黄・麻子仁・桃仁・杏仁・枳殻・厚朴・黄芩・大黄・甘草・肉桂）

　　　　　　　済川煎（当帰・牛膝・肉蓯蓉・沢瀉・升麻・枳殻）景岳全書　老人・陽虚の便秘に。

5、その他

①中寒、すなわち寒冷の環境や冷たい飲食物による冷え・疼痛に用いる。臓腑の中寒・経絡の中寒いずれにも適する。

　　代表方剤：当帰四逆湯（当帰・桂枝・白芍・細辛・甘草・木通・大棗）

　　　　　　　当帰湯（当帰・白芍・人参・黄耆・乾姜・蜀椒・半夏・厚朴・甘草・肉桂）

②癰疽疔癤（皮膚のできもの・腫物のこと）に補血活血による排膿生肌の効能を利用して、金銀花・赤芍・穿山甲[25]などと用いる。

　　代表方剤：仙方活命飲（穿山甲・天花粉・甘草・乳香・没薬・白芷・赤芍・貝母・防風・当帰・陳皮・金銀花・皂角）

③火傷や褥瘡などに紫根などと配合して用いる。

　　代表方剤：紫雲膏（華岡青州が創案した軟膏、「外科正宗」に収載）

紫根と当帰の軟膏ですが、一般的には紫根が主薬であるといわれていますが、東京理科大の長沢名誉教授は、紫雲膏は、和剤局方の中の、神効当帰膏という処方（当帰一味のみの

---

[25] アルマジロ、ありくいの甲羅・消腫排膿・下乳通経

軟膏）が原方であるので、当帰のほうが主薬であると力説されております。故に先生は紫雲膏を作るときに、普通当帰を100g入れるところを200g入れるのだそうです、すると、みんな長沢先生の処方を選んで使ってくれるのだということをおっしゃっておりました。

④神農本草経の冒頭に「治咳逆上気」とあるように、咳嗽・呼吸困難が長期間反復持続する場合に当帰を用いる。

　　代表方剤：蘇子降気湯（紫蘇子・半夏・厚朴・陳皮・生姜・甘草・肉桂・当帰）
　　　　　　　その他、清肺湯・滋陰降火湯などにも配合されています。

使用上の注意：
①湿困脾胃、脾陽虚の下痢・泥状便には用いない。
②温性であるので、心肝火旺・陰虚陽亢には用いない方がよい。
③酒で炒すと活血の効能が強まり、潤腸の効能は減少する。
④補血には当帰身、破血には当帰尾、和血には全当帰を用いる。このように部位によって薬効を使い分けるという記載もあります。台湾ではそのように用いているとのことですが、それも様々な説があり、はっきりしません。日本では区別することは少ないです。

用量：3〜15g

選品：大きく、よく肥大し、木質化せず、柔らかで潤いがあり、表面が黄褐色を呈し、断面が黄白色〜アメ色で、柔軟性があり、芳香と甘みがあり、やや辛いものを良品とする。大和と北海で言えば、大和当帰の方が賞用されています。

薬膳にも応用されています。例えば、気血両虚の体質改善に、当帰と牛テールのスープ、当帰補血粥（はと麦50g、米30gを当帰補血湯の煎じで粥に炊く）、血虚の冷え性に羊肉の当帰煮、血虚の便秘に当帰柏子仁粥などがあります。

16、川芎

　元の名前は重校薬徴、神農本草経にありますように、「芎藭」と称しました。四川省産の芎藭が良質で有名でしたので、「川芎」の名前が一般的になりました。江戸時代に薬用として日本に渡来し、古来より当帰とともに婦人科の要薬として各種処方に配合されています。

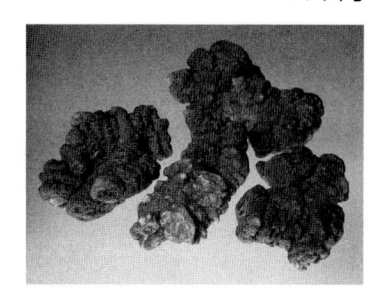

基原：セリ科の植物の分類には果実の形態は重要でありますが、川芎は実をつけないため、分類学上の位置づけが困難で、日本産、中国産の基原植物に関して諸説があります。

　日本産はセリ科（Umbelliferae）のセンキュウ Cnidium officinale Makinoの根茎を、通例、湯通ししたもので、これが日本薬局方センキュウです。これに対して、

　中国産はセリ科のLigusticum chuanxiong Hortの根茎を乾燥したもので、Ligusticum属のものが採用され、日本の川芎とは属を異なるにも関わらず、両者が同様に用いられてきたことは大変興味深いことであります。おそらく薬効が類似しているため今日まで問題にされることなく使われてきたものと思われます。しかし、日本薬局方では日本産の川芎のみを収載していまして、輸入品は適合しません。

産地：寒暖いずれの地方でも栽培することが出来ますが、夏に比較的涼しく、夜霧の発生するような場所を適所とし、とくに高冷地、高原を好んで生育します。

　日本産：北海道・岩手県・新潟県、栽培生産は主として北海道で行われています。昔言われた奈良県や和歌山県の大和地方での生産はほとんど見られません。年間250トン前後の生産ですが、農家の方にとって生産の段階で手間が意外にかかってしまうということで減産の方向であるということです。

　中国産：四川省・雲南省

成分：
　日本産：精油：リグスチライド、クニジライド、ネオクニジライド、ブチルフタライド、ブチリデンフタライドなど。当帰と共通の成分です。

ブチリデンフタライド　　ブチルフタライド　　リグスチライド

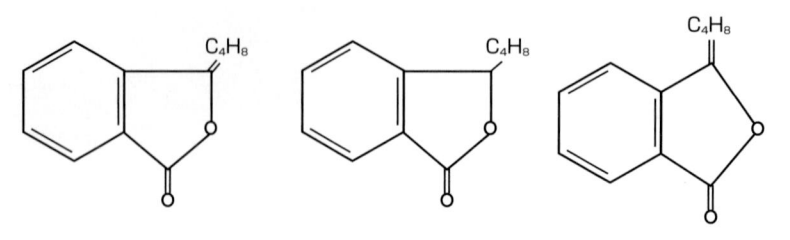

中国産：ferulic acid、cnidium-lactone類似の精油成分および油状のアルカロイドを含有するといわれます。また、tetramethylpyrazineを多く含みます。

このフタライド類という精油成分、セロリのような匂い、川芎あるいは当帰の匂いの特徴です。

生の川芎は本当に強烈な匂いです。セリなどよりはるかに強い匂いです。当帰の方が匂いはまだやさしいのです。一回触ると、まる一日手を洗っても匂いが消えないぐらいです。

薬理作用：
- 末梢血管拡張作用：精油成分の静注で、少量で血圧を高め、大量では血圧の降下、血流量の増大を認める。精油成分には末梢血管拡張作用がある。これは成分のところにでてきましたtetramethylpyrazineの作用です。日本産に比べ、中国産に多く含まれるとされています。すなわち、活血作用は中国産川芎の方が強いのではないかと考えます。
- 鎮痙作用：大量のエキス溶液は、小腸の収縮や動物の妊娠子宮の収縮を抑制して、鎮痙・鎮痛する。
- 抗炎症作用：水および50％エタノールエキスはマウス腹腔内投与で弱い鎮痛作用、解熱作用を示し、水エキスでは抗炎症作用を示した。
- 子宮運動に対する作用：水エキスの長期投与でマウスの発情率の促進効果が認められた。（ferulic acid）
- 皮膚に対する作用：精油成分を浴剤として用いる場合、皮膚温を上昇させる。皮膚血流量が有意に増加する。

性味：辛　温

帰経：肝　胆　心包

16、川芎

薬能：
● 神農本草経
　中品に収載されています。
　中風脳に入りて頭痛し、寒痺によりて、筋攣緩急し、金創、婦人の血閉して子無きを主る。

● 重校薬徴
　薬徴におきましては、川芎は当帰と同じ項目にあり、主治について記されていません。薬徴収載薬物53種のうち4種（当帰・川芎・牡丹皮・艾葉）は主治が記されていません。

　弁誤によりますと、「本草にはもっぱら血を治すをもって産後の要薬となす。為則按ずるに仲景氏の血を治する方中にこの2薬なき者多し。しかして多証を治すの方中にもこの2薬あり。これによってこれを見ればおおむね治血の薬となすべからず」ということで、薬能は明言していませんが、血を治すだけの薬という考え方には疑問を投げかけています。確かに、川芎・当帰はともに婦人科の要薬としての薬能を強調してとらえる場合があります。孫思邈は「当帰なくば芎藭をもってこれに代わるという」と言っていますが、両者の薬能の差から考えるとこの説には賛成しかねます。

● 張仲景薬証論
　腹痛を主治する。と記されています。川芎の適応する腹痛の範囲はやや広く、少腹痛にとどまらず、上腹部にも疼痛があり、甚だしくは脇胸・腰背にまで及びます。

　例えば、芎帰膠艾湯（最大量方、3両）「妊娠腹中痛む」を主治する。
　　　　　白朮散（最簡方、当帰・芍薬・白朮・黄芩・川芎）は「心下の毒痛には川芎を倍加える」
　　　　　当帰芍薬散は「婦人懐妊、腹中痛する」を主治する。
　　　　　温経湯は「婦人年五十ばかり、下利を病みて数十日止まず、ゆうべにはすなわち発熱し、少腹裏急し、腹満し、手掌煩熱し、口唇乾燥す」を主治する。

　後世において、川芎は頭痛に対して用いるようになっています。

● 中薬学
　活血行気　祛風止痛（活血薬）

中医学的臨床応用：
1、活血行気、性味は辛温であるところからも発散作用があり、行気に働きます。

活血作用と行気作用とがあることから、「血中の気薬」といわれています。上は頭から、下は血海まで全身を走り回ります。この辺が当帰と少し違うところで、推進の力は川芎の方が強く、補血の効においては当帰が強いようであります。

①血瘀の疼痛・うっ血・出血・舌質が紫～暗・脈が渋などの症候に桃仁・紅花・赤芍・丹参などと用いる。

　　代表方剤：血府逐瘀湯（牛膝・桃仁・紅花・当帰・川芎・赤芍・地黄・枳殻・柴胡・桔梗・甘草）
　　　　　　　冠心Ⅱ号方（丹参・紅花・赤芍・川芎・降香）

②月経痛・月経不順・産後の腹痛などには、当帰・白芍・熟地黄・阿膠などと用いる。気滞による脇痛・いらいら・乳房の脹りには柴胡・香附子・鬱金などをそれぞれ配合して用いる。川芎が血分に入って気を走らせ、気が走れば血も活性化する作用があります。

　　代表方剤：四物湯（当帰・熟地黄・白芍・川芎）
　　　　　　　芎帰膠艾湯（四物湯＋阿膠・艾葉・甘草）
　　　　　　　当帰芍薬散（当帰・白芍・川芎・白朮・茯苓・沢瀉）
　　　　　　　温経湯（呉茱萸・当帰・白芍・川芎・党参・桂枝・阿膠・牡丹皮・半夏・麦門冬・生姜・甘草）

2、祛風止痛

①止頭痛「止頭痛の聖薬」として常用されている。とくに胆経頭痛によく奏効します。基本的には辛温で祛風の効能がありますので主として風寒感冒の頭痛や風湿頭痛に用いられます。

イ）風寒、風湿の表証で、頭痛・悪寒・発熱・脈が浮などの症候には、白芷・防風・細辛などと、あるいは羌活・藁本・防風などと用いる。

　　代表方剤：川芎茶調散（川芎・薄荷・荊芥・羌活・白芷・甘草・防風・細辛）
　　　　　　　荊防敗毒散（荊芥・防風・羌活・独活・柴胡・前胡・川芎・桔梗・枳殻・茯苓・甘草・生姜・薄荷）
　　　　　　　羌活勝湿湯（羌活・独活・防風・藁本・蔓荊子・川芎・甘草）

ロ）風熱の頭痛には菊花・石膏・白僵蚕（白僵菌に自然感染して死んだ蚕、祛風熱・鎮痙）などと用いる。

　　代表方剤：川芎散（川芎・菊花・石膏・白僵蚕）衛生宝鑑

ハ）肝気鬱結による瘀血頭痛には柴胡・赤芍・桃仁・紅花などと配合して用いる。

代表方剤：血府逐瘀湯

ニ）血虚頭痛には養血の当帰・地黄・白芍・散風の菊花・蔓荊子などと用いる。

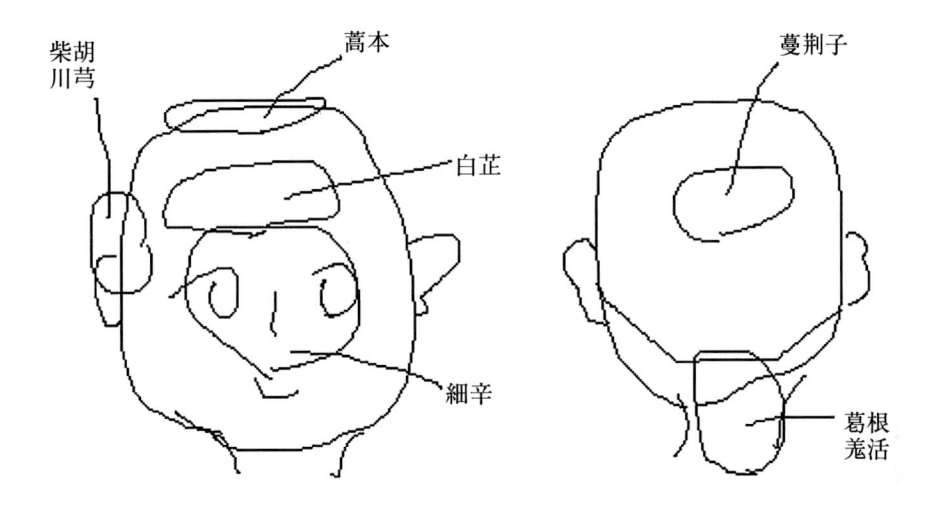

```
柴胡
川芎    蒿本          蔓荊子
        白芷
        細辛          葛根
                      羌活
```

頭痛の部位と使用薬剤

②祛風湿、頭痛だけでなく瘀血による痛みや関節痛、四肢の麻痺やしびれにも用いられます。痺証のしびれ痛みにも有効で、関節痛・しびれ・運動障害に羌活・独活などと用いる。川芎は血分に入り、行気活血作用により血行がよくなれば風寒を散らすことができるようになり、血中の湿邪をよく燥化して散らすので風寒湿の痺証にはなくてはならない薬剤です。

代表方剤：独活寄生湯（八珍湯去白朮＋独活・防風・秦艽・細辛・桑寄生・杜仲・牛膝・肉桂）
疎経活血湯（四物湯＋防風・防已・羌活・威霊仙・蒼朮・茯苓・桃仁・牛膝・白芷・竜胆・陳皮・生姜・甘草）

3、その他　引経（上行）作用

血行促進に働き、さらに上半身の血行を促進する。身体上部の化膿症に清熱薬を作用させたり、透表の薬物を助けて排膿を促進します。

代表方剤：清上防風湯（防風・荊芥・連翹・山梔子・黄連・黄芩・薄荷・川芎・白芷・桔梗・甘草・枳殻）
十味敗毒湯（防風・荊芥・独活・柴胡・桜皮・桔梗・川芎・茯苓・生姜・甘草）
治頭瘡一方（連翹・蒼朮・川芎・防風・忍冬・荊芥・甘草・紅花・大黄）

<u>葛根湯加川芎辛夷</u>（葛根・桂枝・麻黄・白芍・甘草・生姜・大棗・川芎・辛夷）

　特に葛根湯に川芎と辛夷を加えたことは葛根湯の急慢性疾患への応用で上向きのベクトルをつけるといった、首から上の疾患への応用処方として位置づけられています。具体的には鼻だけでなく、アレルギー性結膜炎、中耳炎など首から上の諸疾患に応用ができると言えます。

|使用上の注意|：
1、辛温昇散の効能をもつので、陰虚火旺・肝陽上亢の頭痛には用いない。川芎を使用すると眩暈を生じることがあります。白蒺藜（ハマビシの果実、疏肝熄風・明目）或いは清熱涼血・活血の丹参で代用する。
2、出血性疾患や過多月経には用いない。
3、大量では、嘔吐、めまいなどをおこしやすい。引経（上行）として用いる場合や、清熱薬に配合するときには3g以下とする。

|用　量|：3～9g　常用量は1～6g　胃に負担がかかるので3g以下にしたほうがよいです。酒で炮製すると胃を悪くすることはないです。

|選　品|：一般に肥大し、硬く、重質で充実しており、外面は灰色～灰褐色、内面が帯緑褐色～アメ色で空心がなく、虫がついておらず、芳香が強く、辛味の強いものを良品とする。

17、芍薬

　芍薬は初夏に径約10cmの大きな美しい薄紅色または白色の花をつけ、広く観賞用に栽培されていますが、芍薬とその名のとおり、重要な漢方薬として知られている植物です。牡丹と同属で形も似ています。成分・薬効も共通点がありますが、芍薬は"草"、牡丹は"樹木"に分けられるそうです。芍薬は、薬用にするときには、蕾を全部とってしまわないと根の成長を妨げます。植え付けから4、5年栽培した後の肥大した根を用います。3、4世紀ごろまでは、赤白の区別はなく、用いられていました。赤白の区別がはじめて出てくるのは500年ごろで、神農本草経集註[26]に見られます。その中で薬効の差にも触れられています。以後中国では、白芍と赤芍に明確に区別され、使い分けられています。日本では、以前から赤芍は使用されてきましたが、それは値段の安い芍薬としてでありまして、中医学の普及とともに赤芍は別物であるという考え方がされるようになりました。

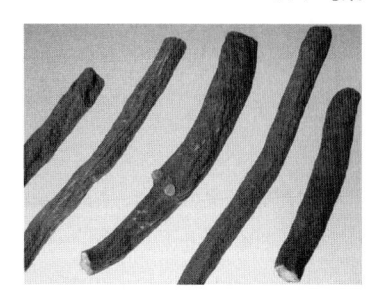

　基原：日本薬局方におきましては、ボタン科（Paeoniaceae）のシャクヤク Paeonia lactiflora Pallasの根となっています。13局追補より、基原植物がこの1種類に限定され、中国産の野生品は除かれました。栽培種を意識した改正がなされています。

　芍薬は中国北部・朝鮮が原産で、中国ではおよそ1000年前から栽培され、種種の栽培種が作られました。日本でも平安朝から栽培が行われ、江戸時代には多くの園芸品種が出現しました。学名のPaeoniaはギリシャ神話の医の神Paeonに由来し、植物名も芍薬と薬という字がつくなど、古くから薬用として注目されていたことがうかがえる植物です。

　赤白の区別ですが、白い花をつけるのが白芍、赤い花が赤芍とか、中国では赤芍には野生の別の種の芍薬の根を用いることもあるため、栽培品種を白芍、野生品を赤芍ということもありましたが、

白芍	赤芍
ボタン科（Paeoniaceae）のシャクヤク Paeonia lactiflora Pallasの皮を去った根。	ボタン科（Paeoniaceae）のシャクヤク P. lactiflora PallasまたはP. veitchii Lynchの皮付きの根を乾燥させたもの。

---

[26] 500年ころに陶弘景が編纂した中国の本草書である。彼は当時伝存していた本草書のうちで365の薬品を収載していた「神農本草経」を底本にし、それに「名医別録」の365の薬品とその説を加え、合計730の薬品を収録する3巻の「神農本草経」を編纂した。

このように、外皮をつけたまま乾燥した根を赤芍、外皮を取り除いて乾燥したものを白芍といっています。

中国産の野生の赤芍、P. lactiflora Pallasの方は、基原植物的に日本薬局方に適合します。皮の有無も問いません。しかし、灰分が6.5％以下という規定があり、それに適合しないことが多いようです。そこで四川省などで日本の指導の下 P. lactiflora Pallasを基原とする芍薬を栽培し、生産されるようになりました。これで日局にも適合し、保険で使える赤芍が誕生しました。

日本薬局方では湯通しや皮去りについては規定していませんが、日本産の市場品は皮を去って、日陰で乾燥させたものが流通しています。昭和40年代までは国産品が流通していましたが、それ以降中国産が出回るようになり、昭和50年代には中国産が国内産を上回るようになりました。

産地：

白芍	赤芍
浙江省（杭州、杭白芍が品質最高といわれる）・安徽省・四川省・日本産の基原も同一で、奈良県・長野県などで栽培される。	東北・華北・内蒙古（西赤芍）品質良・四川・山西省など

成分：白芍と赤芍の成分の違いは、あまりはっきりしておりませんが、

白芍	赤芍
モノテルペン配糖体：paeoniflorin、oxypaeoniflorin、benzoylpaeoniflorin、albiflorinなど。 その他：paeonolとその配糖体paeonoside、タンニン、sucroseなど。	Paeoniflorinの含有量は皮去りよりも皮付きのほうが多く、栽培種より野生種の方が多い。東北地区で採集される赤芍はpaeonolを含む。四川省で栽培された皮付の赤芍はpaeonolを含まない。

ペオノールは牡丹皮の主成分であります。故にあとからでてきますが、赤芍は牡丹皮の薬効にとても近いです。

薬理作用：

◆芍薬

- 鎮静・鎮痙・鎮痛作用：ペオニフロリンは、鎮静・鎮痙・鎮痛作用があることが認められている。芍薬煎液は、モルモットの摘出回腸の低頻度経壁刺激、DMPPなどによる収縮を抑制した。
- 抗炎症作用：ペオニフロリンおよび煎液はラットの酢酸による浮腫、カラゲニン足蹠浮腫を抑制した。また水製エキスやpaeonolは、ラットのアジュバント関節炎の惹起を著明に抑制した。芍薬の抗炎症作用に関しては、ペオニプロリンよりも活性の強いパルピノンという化合物が見いだされている。
- 末梢血管拡張作用：ペオニフロリンは、イヌの末梢血管を拡張し、末梢血流量の増加を促進した。
- 胃腸運動促進作用：ペオニフロリンは、ウサギの胃運動を亢進させ腸内容物輸送能を促進させた。これは芍薬のアルコール抽出エキスでもみられた。
- 血液凝固抑制作用：paeoniflorin、benzoylpaeoniflorinは抗凝血作用を示した。
- ホルモンに対する作用：芍薬エキスは、ラットの卵巣の黄体期に作用し、血中および卵巣中のプロゲステロンを増加させた。雌成熟ラットに、スルピリドと同時に芍薬末を投与したところ、血中PRL上昇の有意な抑制、血中テストステロン値の上昇抑制（in vivo）、in vitroの系では、PRL存在下でプロゲステロン分泌の刺激作用が認められた。また、Androgen-Sterilized Ratに対し、芍薬エキスは血中テストステロン値を低下させ、これは去勢により消失した。卵巣および副腎の重量は減少していた。

芍薬甘草湯が高プロラクチン血症の不妊患者に有効である事が報告されています。
スルピリド投与による無月経・無排卵になった例に対し、改善した例の報告があります。高プロラクチン血症ラットの実験で芍薬によりプロラクチンの上昇は抑えられ、芍薬甘草湯とすることで抑制作用はさらに強くなったと報告されています。下垂体前葉のドパミン受容体の結合能は、芍薬・甘草単独では活性がありませんが、芍薬甘草湯ではスルピリド投与群に比べ有意に高まることが示されています。

- 記憶学習障害改善作用：paeoniflorinは、加齢ラットにおける明暗弁別学習遅延の有意改善、Step-down型受動的回避学習での電撃ショックによる短縮の有意延長を示した。
- 筋弛緩作用：paeoniflorinは平滑筋弛緩、paeoniflorigenoneは神経筋接合部遮断作用が認められた。この作用は、甘草成分グリチルリチンとの併用で相乗的に筋弛緩作用を示すことがあきらかになりました。

このように、芍薬の薬理を考えて見ますと、骨格筋収縮作用や、鎮頸作用、抗炎症作用、ホルモンに対する作用などは甘草と組み合わされることで作用が発現し、強くなることが明らかにされていることが分かります。

性味・帰経：

白芍	赤芍
苦・酸　微寒	苦　微寒
肝・脾	肝

神農本草経には苦平となっており、酸が入ったのは本草経集注以降であります。＝赤芍
しかし、白芍は酸となっていますが、実際にはほとんど酸味はありません。

薬能：
● 神農本草経（芍薬）中品に収載されています。
　　邪気腹痛を主り、血痺（血痺は、金匱要略の病名の一つで、虚労による血虚に、外寒が加わって血行が悪くなっておこる、麻痺の病気です。）を除き、堅積、寒熱疝瘕（せんか）（腹痛があり包塊が隆起して聚散（出没）を繰り返すもの）を破り、痛みを止め、小便を利し、気を益す。

● 重校薬徴（芍薬）
　　結実して拘攣するを主治す、故に腹満、腹痛、頭痛、身体疼痛、不仁を治し、下利、煩悸、血証、癰膿（ようのう）を兼治す。

　　「主として筋肉が硬くなってひきつれるものを治す。故に、腹満、腹痛、頭痛、身体疼痛、知覚麻痺を治し、下痢、動悸して煩するもの、吐血・下血・漏下、化膿性のできものなどをも治す」

考徴

桂枝加芍薬湯の証に腹満して時に痛むという。
桂枝加芍薬大黄湯の証に大実し痛むという。
小建中湯の証に腹中急痛といい、又裏急腹中痛といい、又心中悸して煩すといい、又四肢疼痛という。
黄耆建中湯の証に裏急という。
土瓜根散の証に経水不利、小腹満痛、経一月にして再び見るといい、又陰癲腫という。
桂枝茯苓丸の証に漏下止まずという。
枳実芍薬散の証に産後腹痛、煩満して臥すを得ずといい、又癰膿すという。

芎帰膠艾湯の証に婦人漏下といい、又生産下血といい、妊娠下血といい、又妊娠腹中痛という。
芍薬甘草湯の証に脚攣急という。
桂枝加芍薬生姜人参湯の証に身疼痛という。
芍薬甘草附子湯の証は具らず。
桂枝湯の証に頭痛といい、又身疼痛という。
桂枝加竜骨牡蠣湯の証に小腹弦急という。
附子湯の証に身体痛という。
烏頭湯の証に歴節屈伸すべからず、疼痛すといい、又腹中紋痛、拘急し転側するを得ずという。
黄耆桂枝苦酒湯の証は具らず。
小青竜湯の証に小便不利、小腹満という。
大柴胡湯の証に心下満痛といい、又心下急といい、又下利という。
真武湯の証に腹痛といい、又四肢沈重、疼痛、自下利という。
黄耆桂枝五物湯の証に身体不仁という。
葛根湯の証に自下利という。
黄芩湯の証に自下利という。
黄芩加半夏生姜湯の証に同上という。
柴胡加桂枝湯の証に肢節煩痛という。
黄連阿膠湯の証に心中煩という。
排膿散の証は闕く。

● 張仲景薬証論（芍薬）

　急痛（痙攣性の疼痛、緊縮感があるとともに断続性と特徴とする）、特に脚の攣急（屈伸が不自由、下肢の筋肉の痙攣）、腹中急痛（痙攣性・断続性を呈す腹痛）、身疼痛（腰・背中・四肢、痙攣性）を主治する。本草書によると芍薬は、いわゆる瀉法的用法が主であったことが、わかります。すなわち、当時の芍薬は現代中医の赤芍にあてはまるものだったのではないかと考えられます。

● 中薬学

白芍	赤芍
養血斂陰　柔肝止痛　平抑肝陽	清熱涼血　祛瘀止痛
（補血薬）	（活血薬あるいは清熱薬）

中医学的臨床応用 :

★白芍

1、養血斂陰

　　補血の常用薬である。とのことですが、この目的で使われるようになったのは、「本草備要」1694など清代になってからのようであります。

①肝血虚の顔色や皮膚につやがない・頭のふらつき・目がかすむ・四肢のしびれ感・筋肉のひきつり・月経過少・無月経・崩漏帯下・貧血・舌質は淡、脈は細などの症候に熟地黄・当帰などと用いる。

　　代表方剤：四物湯（当帰・白芍・川芎・熟地黄）
　　　　　　　当帰芍薬散（当帰・白芍・川芎・白朮・茯苓・沢瀉）

　白芍と当帰の組み合わせで補血・補陰の効果が強まります。それゆえ補気の方剤に補血・補陰作用を加えたい時には白芍・当帰を配合します。（帰芍六君子湯など）

②補血するとともに、酸味の収渋作用により、斂陰の効能を持ち、陰液の耗散を防ぐ働きがある。外感風寒の表虚自汗・悪風に桂枝・甘草・生姜・大棗などと用いる。陰虚による盗汗には竜骨・牡蠣・柏子仁などを配合する。

　　代表方剤：桂枝湯（桂枝・白芍・甘草・生姜・大棗）
　　　　　　　桂枝加竜骨牡蠣湯（桂枝・竜骨・牡蠣・白芍・生姜・甘草・大棗）

　白芍と桂枝の組み合わせ、白芍は和営斂陰、桂枝は和営解肌の効能を持ちます。両者の組み合わせで発汗の中に斂汗の意味が、和営には調営の力が含まれます。両者は収斂と発散、寒と温の組み合わせであり、相互に制御して調和営衛・調和気血・鼓舞心陽・益陰止汗の効能を表します。

2、柔肝止痛

①骨格筋、平滑筋のけいれんを緩解（緩急）して鎮痛するので、この効能を利用して、腹痛やこむらがえりなど、様々なけいれんや、けいれん性疼痛に用いられる。一般に甘草を配合する。

　　代表方剤：芍薬甘草湯（白芍・炙甘草）

　白芍と甘草の組み合わせ、薬理作用のところにも出てきましたが、中薬学的にも、白芍は酸で木の気を純粋に受けています。甘草は甘で、土の気を濃厚に受けています。両者を配合す

— 124 —

ると、酸甘の性質による化陰のはたらきが際だち、斂陰養血・緩急止痛の効果を発揮します。

②補血斂陰の効能を持ち、肝血を滋潤し、肝陰の消耗を防いで保護することによって、肝陽を調整して肝気鬱結をしずめる。肝気鬱結のいらいら・ゆううつ・ヒステリックな反応・胸脇部の脹った痛みなどの症候には柴胡などと用いる。

 代表方剤：<u>四逆散</u>（柴胡・白芍・枳実・甘草）
    <u>柴胡疏肝湯（散）</u>（柴胡・白芍・枳殻・香附子・川芎・甘草・青皮）
    <u>逍遥散</u>（柴胡・白芍・当帰・白朮・茯苓・生姜・甘草・薄荷）

白芍と柴胡の組み合わせは肝気鬱結には必ず用いられます。白芍の酸斂は柴胡の辛散を制し、また柴胡は白芍を少陽の経に引薬して作用を発揮します。

③肝脾不和で、精神的要因とともに腹痛・腹鳴・下痢がみられる場合には白朮・茯苓・甘草などと用いる。

 代表方剤：<u>痛瀉要方</u>（白朮・白芍・陳皮・防風）肝脾不和による下痢に対する代表方剤
    <u>柴芍六君子湯</u>（人参・白朮・茯苓・炙甘草・半夏・陳皮・生姜・大棗・柴胡・白芍）

3、平抑肝陽
①肝陽上亢・肝風内動の筋肉のひきつり・ふるえ・しびれ・ふらつきなどの症候には、熄風の鈎藤・石決明（アワビの貝殻）などと用いる。

 代表方剤：<u>鎮肝熄風湯</u>（牛膝・代赭石・竜骨・牡蠣・亀板・白芍・玄参・天門冬・川楝子・麦芽・青蒿・甘草）

4、その他
 湿熱下痢で、腹痛・膿血便・裏急後重・肛門の灼熱感・小便短赤・舌苔黄膩などの症候に黄連・黄芩・檳榔子などと用いる。

 代表方剤：<u>芍薬湯</u>（白芍・当帰・黄連・檳榔子・木香・甘草・大黄・黄芩・肉桂）

［使用上の注意］：性が微寒であるから、陽虚や寒証の腹痛には単独では用いてはならない。

［用量］：5 g～15g

［選品］：棒状で太く、長くまっすぐで、皮の去り方がよく、充実しており、柔軟性と適度の湿り気があり、断面が白色で変色しておらず、香気が強いものが良品である。味はやや甘く、後に収斂性があるものがよい。湾曲しているものや、断面が変色しているものは次品である。

★赤芍

1、清熱涼血

血分に入って血熱を涼散し、瘀血を散じ経脈を通じる。血分の実熱のみに用います。

熱病の営分証、血分証、すなわち高熱の持続による脱水、栄養不良などで、高熱・意識障害・発疹や皮下出血・舌質が深紅で乾燥・舌苔が少などの症候がみられるときに生地黄・牡丹皮などと用いる。

　　代表方剤：犀角地黄湯（犀角[27]・生地黄・赤芍・牡丹皮）

2、袪瘀止痛

①血瘀による月経異常・月経痛・無月経、あるいは打撲腫痛などには当帰・牡丹皮、桃仁・紅花などと用いる。

　　代表方剤：桂枝茯苓丸（桂枝・茯苓・赤芍・桃仁・牡丹皮）
　　　　　　　折衝飲（当帰・桃仁・牡丹皮・川芎・赤芍・桂枝・牛膝・紅花・延胡索）
　　　　　　　血府逐瘀湯（牛膝・桃仁・紅花・当帰・川芎・赤芍・地黄・枳殻・柴胡・桔梗・甘草）

②冠不全の狭心痛には、川芎・紅花・丹参などと用いる。

　　代表方剤：冠心Ⅱ号方（丹参・紅花・赤芍・川芎・降香）

最近では血小板凝集を強力に抑制するということで、婦人科以外にも広く応用されています。

3、その他

①膀胱積熱による頻尿・血尿・下痢などの血熱の証に用いる。

　　代表方剤：五淋散（茯苓・沢瀉・車前子・滑石・木通・山梔子・黄芩・当帰・赤芍・甘草）

---

[27] インドサイ、ジャワサイ、スマトラサイなどの角。涼血止血・瀉火解毒・安神・定驚・犀角と虎骨はその基原動物にあたるサイとトラは商引取がまったく認められていないため、輸入禁止になっている。

②肝火を鎮め、目の充血を改善する効能を持つ。肝火のいらいら・怒りっぽい・頭痛・目の充血・眼痛などの症候に石決明・菊花・薄荷などと用いる。

　代表方剤：<u>石決明散</u>（石決明・決明子・青葙子・木賊・山梔子・赤芍・大黄・羌活・荊芥）

［使用上の注意］：
1、寒証の血瘀には、十分量の散寒薬とともに用いる。
2、補血の配慮を要する場合には、白芍とともに用いる。補と瀉の組み合わせで互いに補い合い、陰分によく作用する。白芍の斂陰、赤芍の涼血で血分の熱を清す。止痛の効果も増す。

［用量］：5 g～15g

［選品］：根が太く長く、質は堅くてもろく、折れやすく、香りは弱く、味はやや苦く渋い、外皮が簡単にはがれ、断面が白色で、粉性に富むものが、良品。

　この白芍と赤芍ですが、単に皮を取り除くか否かでこのように効能が異なってくるのが不思議です。経方医学の江部洋一郎先生もそれだけで効能が違うのは考えにくいと本の中に書かれておりますが、これはまだ解明されていない点であります。江部先生も以前は中医学的観点から白芍・赤芍を使い分けておられたそうですが、皮付が成分的に優れているということからここ10年は皮付のものを芍薬として使用しているとのことです。皮付のものをある時は白芍的に、またある時は赤芍的に使用しているとのことです。エキス剤も栽培種の皮付品を使用しています。

用量：

	重校薬徴	中医方剤学
桂枝加芍薬湯	6両	18g
桂枝加芍薬大黄湯	6両	18g
小建中湯	6両	18g
黄耆建中湯	6両	18g
土瓜根散	3両	
桂枝茯苓丸	等分	9g
枳実芍薬散	等分	
芎帰膠艾湯	4両	9g
芍薬甘草湯	4両	30g
桂枝加芍薬生姜人参湯	4両	
芍薬甘草附子湯	4両	30g
桂枝湯	3両	9g
桂枝加竜骨牡蠣湯	3両	9g
附子湯	3両	9g
烏頭湯	3両	9g
黄耆桂枝苦酒湯	3両	
小青竜湯	3両	9g
大柴胡湯	3両	9g
真武湯	3両	9g
黄耆桂枝五物湯	3両	9g
葛根湯	2両	6g
黄芩湯	2両	6g
黄芩加半夏生姜湯	2両	
柴胡加桂枝湯	2両	9g
黄連阿膠湯	2両	9g
排膿散	2両	

18、牡丹皮

基原：中国原産で、中国北西部に自生の見られるボタン科（*Paeoniaceae*）のボタン *Paeonia suffruticosa* Andrews（*Paeonia moutan* Sims）の根皮です。（日本薬局方）

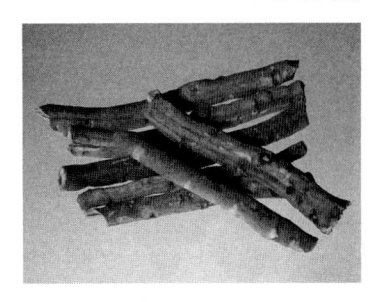

　李時珍は「色が丹なるものを良品とする」すなわち赤色なるものが良品といっています。牡丹が第一、芍薬が第二といわれ、中国を代表する国花で「花王」とも言われています。古くから薬用や観賞用に栽培されています。日本には奈良あるいは平安時代に渡来し栽培されました。江戸時代に牡丹栽培が流行し、数々の園芸品種が作り出されました。花は、4〜5月ころに枝頂に大型の、白色、紅色、紫色などをつけます。芍薬と同じPaeonia属に分類されていて芍薬と近縁の植物であります。牡丹は落葉性の低木で芍薬は草木という違いがあります。芍薬は多年草で、冬に地上部が枯れますが、牡丹は冬でも地上部が残っています。

　生薬として用いるのは、根ですので根が太るように栽培します。花を蕾のうちに摘み取り、苗から4〜5年した、9月25日から10月5日ころに、株分けして採取します。根頭部分の芽を残して、根を切って水洗いし、木槌で叩いて割れ目から芯を除いて、皮を剥ぎとり、長さ10センチくらいに切って、日干しにして乾燥させます。

　根を水洗いしたあとに芯抜き作業ですが、根の頭の部分を木槌で軽くたたき、木芯をだし、両手で根を持ち、芯を歯にくわえて、前方を押し出すようにして根皮を裂きながら芯を抜き取っていきます。途中で折れたり、抜いた跡が目立たないようにすることがコツであります。この芯抜き作業は非常に大変な作業で、1日に仕上げる量は生の根で30〜40kgくらいとされています。なお、根が極端に細い、あるいは木芯のついているものは不良品であり、不適品となります。成分の項にでてきますが、芯の部分には主要成分であるペオノール含有量が著しく低いのです。

産地：中国（山東・安徽・江蘇・四川などの各省）、安徽省銅陵鳳凰山のものが最良とされ、鳳凰丹とか、鳳丹皮と呼ばれています。日本では奈良・長野などで栽培されていますが、それらの薬用としての市場性は少なく、約500kgの日本産牡丹皮が生産されているにすぎません。奈良県産は皮部が厚く上品であるといわれています。漢方方剤などには、主として中国からの輸入品で、約240tあまりが輸入されています。

成分：モノテルペン配糖体：paeoniflorin、oxypaeoniflorin、benzoylpaeoniflorinなど。

フェノール類：paeonol、paeonoside、paeonolideなど。

その他：タンニン類（d-catechin）、sucroseなど。

日本薬局方では、ペオノールを1.0％以上含むと規定されています。芯の部分にはそれらの含有量が著しく低く、ペンタガロイルグルコースなどのタンニン含有量が高いことが明らかになっています。これが根皮と芯部が区別される根拠の一つであると考えられます。

薬理作用 ：

- 抗炎症作用：ペオノールならびにメタノールエキスは、酢酸による浮腫、ラットの実験的足蹠浮腫を抑制し、血管透過性の亢進を抑えた。牡丹皮の抗炎症効果は、アスピリンなど非ステロイド系抗炎症剤の作用と類似していると考えられる。（シクロオキシゲナーゼ系の阻害し、プロスタグランジン産生抑制）
- 抗アレルギー作用：アルコールエキスは、卵白アルブミン感作モルモットの抗原投与によるアナフィラキシー反応において、mediatorの遊離を阻害した。抗ヒスタミン作用の活性成分として、paeoniflorin類が認められている。
- 免疫賦活作用：ペオニフロリン、オキシペオニフロリン、ペオノールは、ラットのマクロファージ貪食能を亢進させる作用がある。
- 血小板凝集抑制作用：水性エキスならびにペオノールは、血小板におけるプロスタノイド代謝のうち主にシクロオキシゲナーゼ系の阻害作用を有する。また水煎液は、ヒト血漿でPTTを延長させ、凝固抑制作用が認められる。また、ラットのエンドトキシンによる実験的血栓症において、メタノールエキスは、血小板数の減少、フィブリノーゲン等の減少、PTの延長、FDP量の増加に対して、改善作用がみられた。ラット血小板にエンドトキシン、コラーゲン、ADPを添加して、in vitroで血小板を凝集させる実験では、paeonol、benzoyl-paeoniflorin、benzoyloxypaeoniflorinにアスピリンよりも強い抑制作用がみられ、ヒト血小板でも同様の結果が得られた。さらに、paeonol、paeoniflorin、oxypaeoniflorinに有意な凝固延長作用、oxypaeoniflorin、benzoylpaeoniflorinなどに赤血球膜安定化作用も認められている
- 子宮に対する作用：ペオノールは、麻酔ラット生体位子宮運動を一過性に抑制し摘出ラット子宮のオキシトシンによる収縮を非特異的に抑制した。動物の子宮粘膜を充血させ、月経を発来させる。
- 月経困難症改善作用：月経困難症においては、尿中のプロスタグランジンE2およびF2α量の増加がみられ、その症状の改善は、これらのプロスタグランジンの減少とよく相関するが、牡丹皮はプロスタグランジンE2、F2αなど、シクロオキシゲナーゼ系の代謝産物を抑制した。
- 抗潰瘍作用：paeonolは、ストレス負荷による胃粘膜のびらん、胃液分泌を抑制した。
- 抗菌作用・抗ウイルス作用：ペオノールは、大腸菌、枯草菌、黄色ブドウ球菌などの発育を

18、牡丹皮

抑制した。

|性味|：苦　辛　微寒

|帰経|：心　肝　腎

|薬能|：
● 神農本草経
　　中品に収載されています。
　　寒熱、中風 瘛瘲（けいしょう）（手足の筋肉が伸びたり縮んだりし続ける病症）、痙、驚癇邪気（けいれん・ひきつけ）を主る。癥堅（ちょうけん）（堅く固まった）瘀血の、腸胃に留舎するを除き、五蔵を安んじ、癰瘡（化膿性の腫れ物）を療す。

● 重校薬徴
　　東洞は、「桂枝茯苓丸・八味丸・大黄牡丹皮湯の3方は牡丹皮を配合した薬方があるといえど、主薬としたものがない。このような場合は、漢方全体の主治に従って用いる」と述べています。牡丹皮は、傷寒論の処方には配合されていません。八味地黄丸や、桂枝茯苓丸は、金匱要略に収載されている処方です。

● 張仲景薬証論
　　少腹痛して出血する者を主治する。
　　温経湯・大黄牡丹皮湯・桂枝茯苓丸・八味丸の4方とも少腹証が存在することから、牡丹皮は少腹部の病症ただ一点を目標おいて使用することは明らかであると述べています。また、少腹部を按じてみると、やや硬くかつ疼痛し、その出血の多くは便血・尿血といったように下部の出血であり、崩中や漏下なども含まれる、といっています。出血はするが少腹部が痛まないものには、艾葉などが用いられます。少腹痛するが出血のないものには芍薬・枳実・当帰などが用いられます。

● 古方薬議[28]
　　「癥堅瘀血を除き、癰瘡（ようそう）を療し、月経を通じ、撲損を消し、腰痛を治し、煩熱を除く」と血熱を清め、活血作用があるとされています。

---
[28] 幕末に浅田宗伯によってまとめられた漢方薬書（1863）

●中薬学
　　清熱涼血　活血化瘀（清熱涼血薬）

　　中医学的臨床応用：
1、清熱涼血
　　牡丹皮は「寒涼辛散」で涼血と行瘀の効能があり、血分の熱をさまし、活血する。
　①外感熱病の熱入営血による発疹・吐血・衄血などに犀角・地黄などと用いる。

　　　　代表方剤：犀角地黄湯（犀角・生地黄・赤芍・牡丹皮）

　②陰虚の虚熱で、手のひらや足の裏のほてり・のぼせ・体の熱感・口乾・盗汗などの症候に知母・鼈甲（スッポンの背中の甲羅）・生地黄などと用いる。牡丹皮は、実熱だけでなく、虚熱も清することができます。ここが赤芍との違いです。単に清熱だけではなく陰を補うという効能もありそうです。

　　　　代表方剤：六味丸（熟地黄・山茱萸・山薬・牡丹皮・沢瀉・茯苓）
　　　　　　　　　青蒿鼈甲湯（青蒿・鼈甲・知母・牡丹皮・生地黄）

　③肝鬱化火のいらいら・怒りっぽい・頭痛・顔面紅潮・のぼせなどの症候に柴胡・白芍などと用いる。

　　　　代表方剤：加味逍遥散（牡丹皮・山梔子・柴胡・白芍・薄荷・当帰・茯苓・白朮・甘草）

2、活血化瘀
　①血瘀による無月経・月経痛・癥瘕（いわゆる腹腔内の腫瘤のこと）などの症候に桂枝・桃仁などと用いる。

　　　　代表方剤：桂枝茯苓丸（桂枝・茯苓・牡丹皮・赤芍・桃仁）
　　　　　　　　　折衝飲（当帰・桃仁・牡丹皮・川芎・赤芍・桂枝・牛膝・紅花・延胡索）
　　　　　　　　　温経湯（呉茱萸・当帰・白芍・川芎・党参・桂枝・阿膠・牡丹皮・半夏・麦門冬・生姜・甘草）

　②腸癰（虫垂炎など）の初期の発熱・腹痛・便秘などの症候に大黄・桃仁・冬瓜仁などと用いる。

　　　　代表方剤：大黄牡丹皮湯（大黄・牡丹皮・桃仁・冬瓜仁・芒硝）

　③癰疽疔瘡（皮膚化膿症）に金銀花・連翹・黄連などと用いる。

18、牡丹皮

代表方剤：<u>銀花解毒湯</u>（金銀花、紫花地丁［スミレの全草］、赤茯苓［茯苓の淡紅色の部分、清熱利湿、補益性なし］、連翹、牡丹皮、黄連、夏枯草）

|用量|：3～9ｇ

|使用上の注意|：
1、月経過多・妊婦には適さない。
2、脾胃気虚の泥状便には用いない。
3、活血の効能は桂枝と似るが、桂枝・牡丹皮には良好な活血行瘀の作用があるが桂枝は温性、牡丹皮は寒性である。婦人科疾患にはこの両者を同時に使用することがあり、両者を併用すれば活血作用が増強されるのと同時に、寒熱の偏りがなくなり相反相成の威力を発揮するので、このことで活血化瘀の効能が強められます。桂枝茯苓丸・折衝飲・温経湯すべて両者が配合されています。桂枝によって下寒を温め、牡丹皮によって浮熱を清し、寒熱併用が矛盾することなく両立するこの種の用薬方法は、熟考する価値がある。
4、赤芍と効能が似るが、赤芍は活血にすぐれ、牡丹皮は涼血に勝る。赤芍は実熱を清し、牡丹皮は実熱も虚熱も清す。冠心Ⅱ号方という血瘀全般に使われる処方がありますが、以前そのエキス剤の輸入が止まったときがありました。その時に、市販されている生薬の粉末を混ぜてなんとか冠心Ⅱ号方を作ろうということで粉末を探したのですが、構成生薬のうち赤芍のみが市販されておらず、一番効能が似ている生薬ということで、牡丹皮を代わりに用いて作った記憶があります。
5、地骨皮（クコの根皮）は甘味で有汗をともなう微熱（虚証）に用い、牡丹皮は辛味で無汗をともなう微熱（実証）に用いる。実際は汗の有無にかかわらず使用しています。地骨皮は肺熱、牡丹皮は肝熱をさまし血分の実熱もさまし、活血化瘀の効能もあるとするのがわかりやすいと思います。

|選品|：一般に太くしっかりしており、均一円直な管状で木心がなく、ひげがなく、皮が薄く肉厚で香気が強く、折面の色が白く粉性で外皮は黒褐色で、ペオノールの結晶が析出しているのものを良品とする。中色が変色したものは古く不良である。最近中国より芍薬に牡丹を接木したと思われるものが輸入されているが（通称西丹皮）良品とはいえない。

19、艾葉

キク科の多年草、ヨモギですが、日本全土の日当たりのよい山野、道端に群生花のつかない6〜7月頃によく成長した茎葉を採り、日陰でよく乾燥したものを艾葉といいます。ヨモギの名前の由来は、四方に根茎を伸ばして繁茂するという意味から、四方草（よもぎ）という説や良く燃えるということから善燃草（よもぎ）という説があります。別名を「モチグサ」と呼ばれて、昔から草もち・ヨモギ餅などで親しまれている薬草のひとつです。

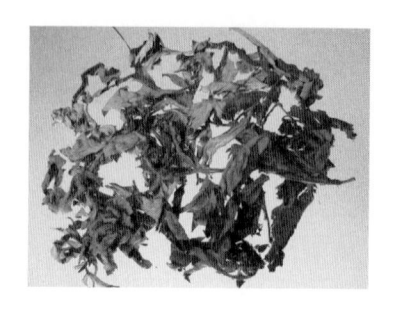

またヨモギの乾燥した葉を細かくつき砕くと、その毛だけが採れて、篩にかけて滓を除き、綿のようになって残った柔毛をさらしたものがモグサであります。燃える草とか、葉を揉んで作ることから揉草という意味から艾（もぐさ）といい、それに葉がついて艾葉という漢名が生まれました。毛のワックスがローソクの蝋の役目をし、毛の精油が燃える役目をしているので、ゆっくりと燃えるのに好都合のようであります。

基原：キク科（*Compositae*）の多年草、ヨモギ*Artemisia princeps* Pampanini又はヤマヨモギ*Artemisia montana* Pampaniniの葉及び枝先。平地の荒れた地に雑草とまじって自生するのはヨモギ*Artemisia princeps*で、山地に自生するヨモギよりも背が高く、葉も大きい種がオオヨモギ*A. montana*です。いずれも食用や薬用にされています。属名のアルテミシアはギリシャ神話の女神Artemisが婦人病に賞用したことから、女性の健康の守護神といわれたことにちなんだものだといわれています。

産地：日本各地に自生。韓国。

成分：精油：cineol、α-thujone（ツヨン）など、香りのよい精油の主成分は1、8-cineolで、平地のヨモギよりも山に登るほど含有量が多くなり滋賀県の「伊吹モグサ」（良いお灸の条件には灰分の少ない（伊吹モグサは3〜4％）、モグサの含有水分が適度（伊吹モグサは11％以内）はその性質を利用して採集されたものです。
　脂肪酸：capric acid、palmitic acid、stearic acidなど。
　タンニン：caffetannin、3、5-dicaffeoylquinic acidなど。
　その他：ビタミン類、arachinic acid、amylase、invertase、catalase、peroxydaseなど。

薬理作用：
艾葉の水製エキスを温刺発熱家兎に経口投与すると顕著な体温下降を来すが、解熱作用は致

死量に近く、解熱薬にはなりえない。また止血作用も証明できない。家兎腸管、蛙の摘出心臓は大量で抑制、呼吸は促進、血圧は下降し、ヒスタミンの毛細血管透過性を抑制する。その他グラム陽性菌、皮膚真菌などに対し成長抑制作用がある。

モグサの成分については、京都薬科大学教授吉川雅之先生は、moxartenoneなどのセスキテルペンや高度酸化脂肪酸を明らかにし、血管拡張作用のあることを報告しています。

ヨモギには、クロロゲン酸関連化合物のdicaffeoylqinic asidに、脂質過酸化抑制作用、脂肪分解、ヒスタミン遊離抑制作用およびモノアミンオキシダーゼ阻害活性が認められているほか、酸性多糖体heteroglycanには抗補体活性を持つことが報告されています。このほか、セスキテルペンのyomoginに肥満細胞の脱顆粒とマクロファージからのNO産生抑制活性のあることも明らかになっています。そのほか、黄色ブドウ球菌、α-溶血性連鎖球菌、肺炎菌、コレラ菌などに対する抗菌作用もあるといわれています。

|性味|：苦　辛　温

|帰経|：肝　脾　腎

|薬能|：
- 神農本草経には収載されていません。中国ではヨモギを「艾)」と書き、502～536年ごろの陶弘景の「名医別録」の中品に初めて収録され、「百病に灸す。煎ずれば下痢や吐血、月経過多を止め、肌肉を生じ、風寒を辟け、人をして子あらしむ」と記されています。艾葉は、昔は一般的にお灸に使われていたようです。煎じて経口投与すると以下のような病症にも適応できるという風に書かれています。

- 重校薬徴
　　仲景方中、芎帰膠艾湯、柏葉湯の艾を用いてその主治するところ得て的知すべからず、芎帰膠艾湯は漏下、下血、腹痛を主治す。いまその成方に従ってこれを用いる。柏葉湯は吐血やまざる者を治す。余いまだ歴試せず、故に徴をあげず。

- 張仲景薬証論　記載なし

- 古方薬議
　下痢、吐血、婦人漏血、帯下を主り、腹痛を止め、百病に灸す。

● 中薬学

温経止血　安胎　散寒止痛（止血薬）

[中医学的臨床応用]：

1、温経止血・安胎

　　艾葉は温性の止血薬であるので、虚寒の出血に適し、切迫流産にも有効である（安胎）。ただし、虚寒の出血に限らず、種々の出血に対する止血薬として使用してもよい。

①虚寒の鼻出血・吐血・下血などで、顔色が蒼白・元気がない・舌質が淡白などを呈するときに、側柏葉・炮姜と用いる。

　　　代表方剤：<u>柏葉湯</u>（側柏葉・炮姜・艾葉）金匱要略

②不正性器出血・月経過多や切迫流産には、当帰・白芍・阿膠・川芎などと用いる。

　　　代表方剤：<u>芎帰膠艾湯</u>（四物湯＋阿膠・艾葉・甘草）金匱要略

③血熱妄行による吐血・喀血・衄血などの出血、口渇などの実火にも、寒涼止血の荷葉・側柏葉・生地黄・赤芍などの補助として用いると、寒涼薬による陽気の傷害を防止することができる。

　　　代表方剤：<u>四生丸</u>（生側柏葉［コノテガシワの枝葉］・生地黄・生荷葉［ハスの葉・清熱解暑］・生艾葉）

2、散寒止痛

　　艾葉は主に下焦を温め、婦人科の要薬といわれ、虚寒の月経痛によく用いられる。虚寒の月経痛・下腹部の冷え・月経が遅れるなどの症候や、妊娠中の冷えによる腹痛などに、当帰・川芎・香附子・呉茱萸・肉桂などと用いる。

　　　代表方剤：<u>芎帰膠艾湯</u>
　　　　　　　　<u>艾附暖宮丸</u>（艾葉・香附子・呉茱萸・当帰・川芎・熟地黄・白芍・黄耆・肉桂・続断）

　　開鬱散気の香附子との組み合わせで、艾葉の温性と香附子の開が促進しあって、調経散寒・理気利血・通経止痛の作用が強まります。

3、その他

①湿疹・白癬症などの皮膚病に外用で用いる。塗布：切り傷、虫さされ、かゆみ止めに生の葉を絞り塗布する。ヨモギと適量の水をトロ火で数時間煮つめて湿疹などに使用。あるいは、ヨモギ風呂、腰痛には、艾葉2～300ｇか生の葉600～1000ｇを、木綿袋に入れて煮

出します。それを沸かした風呂に入れてヨモギ風呂にします。
②艾葉は「もぐさ」の主原料として温灸に利用される。灸：灸に使う「もぐさ」は、5月ころの若葉を採り、天日で良く干して、からからに乾燥したものをよくもんで腺毛（せんもう）を集めたものです。ヨモギの繊毛は、顕微鏡で見るとみな太さと長さが一定です。これが不ぞろいですと長い毛は厚く感じますし、熱が均等に入っていかないのです。ヨモギの毛は多量に採取が可能な植物の毛では一番そろっているのです。
③近年艾葉油に止咳・祛痰・平喘作用があることが見出された。これは、精油成分の1、8-cineolこれに祛痰作用があるからです。例えば止咳・祛痰を期待してアロマテラピーで用いる精油、ペパーミント・ユーカリ・ティートゥリー・ローズマリーの主成分が1、8-cineolです。
④寒証の喘息に艾葉油を鼻腔に噴霧する。

|使用上の注意|：
1、血熱・陰虚の出血には単独で用いてはならない。必ず涼血・滋陰の薬物の補助として配合する。
2、大量で悪心・嘔吐をひきおこすことがある。

|用 量|：3～9g。止血には15～30g用いることもある。

|炮 製|：
1、生艾葉　主に散寒止痛
2、焦艾葉　黒色に炒した艾炭は止血に働きます。

|選 品|：葉片が厚く柔靭で、表面に濃緑色が残り、背面が灰白色を呈し、絨毛が多く、香気が強く、苦いものを良品とする。新芽の時期に採集したものが良く、茎の混入しないものが良い。

20、茵蔯蒿

基原：日本の本州以南、朝鮮半島、台湾、中国などに分布する河原や海岸の砂地に多く自生する丈夫な多年草、キク科（Compositae）のカワラヨモギ*Artemisia capillaris* Thunb.の頭花です。日本では一般に花穂、すなわち花の蕾を用います。カワラヨモギの名は川原や海岸に生えているヨモギという意味からつけられたものとされています。多年生、春、白毛を密生する葉を群生させます。夏秋頃、白色穂状の小花を点在してつけます。立秋にその葉、茎を刈り取り陰干しにして薬用にします。また、カワラヨモギの生態から、中国では、蔯（古い）株が茵（もと）になって蒿（ヨモギ）になるという意味から漢名茵蔯蒿とよばれました。

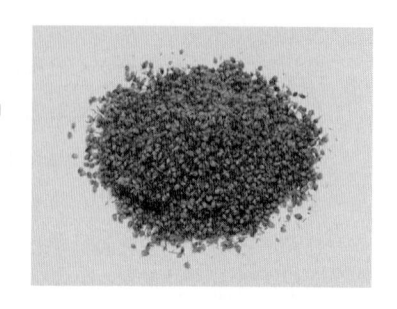

中国では新芽のときの全草を用いる場合が多く、幼若な苗を正品として用います。すなわち、春先にでる艾葉のような毛の多い若葉で、これは、日本では幼若な苗は特に「綿茵蔯」と称して区分して流通しています。綿茵蔯とは、若芽が綿毛に包まれているように見えるので付けられた名前です。茵蔯蒿と同様の目的で用いていますが、胆のう炎、肝炎には、花穂や果実期の穂の方が、薬効があるとされています。

中国におきましては、1985年の中国薬典に、綿茵蔯と日本の茵蔯蒿両者が記載されました。しかし、茵蔯蒿は産出も少なく（江蘇省・浙江省）、日本への輸出用が主であるようです。

（綿茵蔯―春、茵蔯蒿―秋）

産地：中国産は安徽省・江西省・江南省・江蘇省・浙江省・湖北省、日本では徳島県や長野県より出荷されています。

成分：

精油：β-pinene、capillarin、capillin、capillen、capillone、o-methoxycapillen、capillanol、nor-capillen、neocapillenなど。

クロモン類：capillarisinなど。

フェニルプロパノイド類：capillartemisin A、Bなど。

クマリン類：esculetin 6、7-dimethyl ether(scoparone)など。

フラボノイド：cirsilineol、chrysoeriol cirsimaritin、isoarcapillinなど。

葉にはクマリン類のスコパロン（エスクレチン）、精油（カピレン、カピロン、カピリン、クロモン類のカピラシン）などが含まれる。スコパロンやカピラリシンなどには利胆作用が知られている。このスコポランは花や種子、蕾などに多く含まれるが、幼苗には含まれていない。

20、茵蔯蒿

花穂中には精油含量が高く、1％に達する。日本産と中国産は成分組成に違いが認められています。また、カワラヨモギは自生する場所によって成分・DNAが異なる為、6・7－ジメトキシクマリンの確認試験によって決定する。現在は野生品が中心のため成分組成に違いがある。将来は栽培化を進めて品質の安定を図ることが望ましいです。

薬理作用：

　茵蔯蒿の水製エキスおよびesculetin 6、7-dimethyl etherを、犬に対し静脈内注射するとき、胆汁の分泌は顕著に増進するが、家兎の摘出腸管および子宮の運動は、これらの注入によって抑制される。茵蔯蒿の精油はミミズ、猪回虫、人回虫などに対し麻痺作用があり、駆虫作用が期待できる。さらにこの精油は試験管内で皮膚病原性糸状菌の発育を強力に抑制し、殺菌作用があり、特にcapillinは皮膚真菌Trichophyton purpureumの発育を完全に阻止する。一方臨床面では茵蔯蒿および茵蔯蒿湯は、伝染性肝炎および黄疸の治療に極めて有効であるという報告が数多くある。

性味：苦　微寒

帰経：脾　胃　肝　胆（膀胱）（小腸）

薬能：
- 神農本草経には、上品に収載、
  風湿寒熱の邪気を主り、熱結黄疸を治す。

- 重校薬徴
  発黄、小便不利を主治す。

　　　　考　徴
茵蔯蒿湯の証に久々として発熱すといい、又小便不利すという。
茵蔯五苓散の証に黄疸という。

　金匱要略黄疸病篇には、「小便不利者、皆発黄」とあります。すなわち、小腸の分別失調を黄疸の病機の重要なものと考えていたことがわかります。茵蔯蒿は清利湿熱といっても清熱作用はそれほどではないと思われます。すると黄疸は、小腸で分別されるべきものの特異性に規定されることになるのです。すなわち、何かがうまく分別されないときに黄疸が生じるといえるのです。（1、清濁の分別、2、大小便の分別）少なくとも、伝統的な黄疸を湿熱鬱蒸とする説とは理解を異としています。by江部洋一郎先生

- 張仲景薬証論　記載なし

- 古方薬議

　　熱結黄疸、小便不利を主り、伏瘕（ふくか）（邪気が大腸に伏した瘕証をさす。下腹部に時に塊状物が現れ、時に消散し、腹痛・便秘などを伴う。これは大腸の熱気が鬱積して津液を消耗することにより起こる）を去る。

- 中薬学

　　清利湿熱　退黄疸（利水滲湿薬）

中医学的臨床応用：

1、清利湿熱　治黄疸

　　茵蔯蒿は清熱利湿退黄の効を有し、治黄疸の要薬として多用される。茵蔯蒿は、利胆作用が強く、解熱・抗菌・抗ウイルス・抗真菌および肝細胞再生促進作用を示し、これらの性能が黄疸の治療に利用されるのです。黄疸の多くは陽黄（ミカンのような鮮明な湿熱による黄疸で、急性黄疸型肝炎、胆のう炎などの急性炎症でみられる）と陰黄（黒ずんでくすんだような寒湿による黄疸、慢性黄疸型伝染性肝炎、肝硬変などでみられる）の2種に大別されます。陽黄は熱に属し、陰黄は寒に属します。

　　陰黄の証では不鮮明で暗い黄疸・唇が淡紅・口中に異常がない・大便が固まらない・脉は遅で微弱であるが、陽黄の証ではミカンのように鮮明な黄疸・腹満・大小便の減少・舌苔は黄膩・脉は沈実あるいは滑数である。時疫の邪は口から侵入し、脾胃に客して脾胃の運化機能と肝胆の疏泄機能が失調し、湿邪は停留し熱邪は鬱滞し、湿熱交蒸して外越することも下泄することもできず、熱邪は湿邪の阻遏によってますます盛んになり、湿邪は熱邪に蒸騰されてますます横たわり、少陽に湿熱の壅滞を生じて胆液が熱邪のために漏泄し、肌膚に侵入して黄疸を呈し、身体および目がともに黄色に染まります。

①陽黄偏熱に対し、茵蔯蒿のもつ胆汁の分泌、排泄の促進作用を利用する。黄疸初期で、発熱・尿量減少・便秘・腹が脹るなどの症状に山梔子・大黄を配合して清熱瀉火作用を強める。

　　代表方剤：<u>茵蔯蒿湯</u>（茵蔯蒿・山梔子・大黄）

　　本方は黄疸に対する名方である。茵蔯は黄疸に対する主要薬物であり、清熱利湿の効能だけでなく肝胆の解鬱と利胆退黄の効能がある。山梔子を配合すると茵蔯に協力して肝胆の熱邪を三焦を通じて下行せしめ、清熱・利胆・退黄の作用を増強する。苦寒の大黄は瀉熱通腑により、腑気を通暢して湿熱を除去するので黄疸はおのずと消失する。わずか三味の

薬物であるが、薬力があり効能も広く、清熱除湿・利胆退黄の作用をよく発揮する。

②陽黄偏湿、あるいは脾胃湿熱で、胸や腹が脹って苦しい・頭が重い・身体がだるい・便秘しない・尿量減少などの症候には利水剤を配合する。例えば五苓散を配合する。

　　代表方剤：茵蔯五苓散（茵蔯蒿・沢瀉・猪苓・白朮・茯苓・桂枝）

③陰黄すなわち寒湿の黄疸で、暗黄色を呈し、元気がない・冷えなどには附子・乾姜などの温裏祛寒薬を配合して用いる。

　　代表方剤：茵蔯四逆湯（茵蔯蒿・乾姜・炮附子・甘草）

2、その他
　　茵蔯蒿は軽度の疏肝作用があるので、柴胡の代用品として清熱疏肝に用いる。茵蔯蒿は柴胡に比べると薬性が穏やかなので、柴胡で清熱すると燥性が強すぎて傷陰の恐れがあるときには茵蔯蒿で代用する。

用　量：10〜30g、黄疸などで大量に用いるときは30〜60g。

使用上の注意：虚黄とは、淡白色を帯びた黄疸で、気虚の症状を伴い、貧血、寄生虫などで生じる。これは湿熱によるものではないので、茵蔯蒿は用いるべきではなく、補中益気の薬物を使用すべきである。

選　品：新しく、色鮮やかで、葉や軸が少なく、香りの強いものが良品である。

21、麻黄

　名前の由来については、李時珍は舐めたときわずかですが舌を麻痺させる作用がある黄色の生薬であるためであると言っています。外見は池のほとりなどで時々見かけるトクサを細くしたような棒のような植物です。

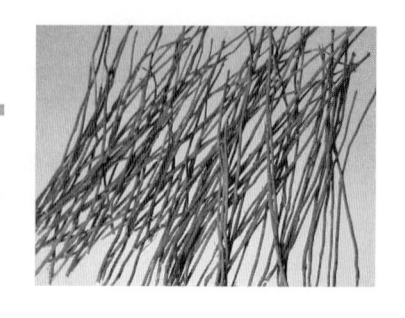

　基原：日本薬局方　マオウ科（Ephedraceae）の
　①*Ephedra sinica* Stapf 草麻黄（クサマオウ）、あるいはシナマオウ
　②*Ephedra intermedia* Schrenk et C.A. Meyer 中麻黄（チュウマオウ）または
　　Ephedra equisetina Bunge 木賊麻黄（モクゾクマオウ）の地上茎。

　中国ではシナマオウ華麻黄を主とし、キダチマオウ *E. equisetina* 木賊麻黄、*E. intermedia* 中麻黄をこれに加え、*E. gerardiana* 矮麻黄、*E. likiangensis* 麗江麻黄、*E. przewalskii* 膜果麻黄、フタマタマオウ *E. distachya* 双穂麻黄の四種も地域的に使われることがあると記載しています。

　学名の *Ephedra* は石の上という意味で、この植物が生育している環境をあらわしています。この属の植物は植物学的にいうと裸子植物に属し、ソテツやイチョウや針葉樹などと同じ仲間で、種子植物のなかでは最も進化の遅れている原始的な下等植物です。大きさなどは種によって違いますが、一番小さい sinica 種で約30cm、一番大きな intermedia 種は1m以上で、茎の途中に花がつきます。

　中国ではフタマタマオウとシナマオウを同一種と見なしていて、日本薬局方も第13改訂第2追補版からこれに追随してフタマタマオウの名を消してしまいましたが、これまで輸入されてきた麻黄の大半はフタマタマオウであります。

　麻黄は主に中国からの輸入に頼っていましたが、天然資源の保護を理由として1998年、1月1日より中国が輸出に規制がかかり、入手が困難と言われていました。現状では、国内在庫が充分にあり、中国においても「全形生薬の輸出はだめだが、カット生薬はよし」ということで全く流通面においては問題ありません。また、中国産とは別に、種を広げて他地域からの輸入を図ろうという動きもあります。以前輸入のあったモンゴル、ロシア、パキスタンなどから輸入の可能性を探っている状態のようです。しかし、需要量はそれほど多いわけでもないので実現は難しいかもしれません。日本には野生品はありませんが、塩分やアルカリ土壌を好む植物で、水はけのよい土地に栽培すれば簡単に生育するため、国内でも栽培は可能であるとのこ

21、麻黄

とです。ですから海岸や離島などの農業に適していない土地を利用できるのではないだろうかと検討課題ではあります。実際には薬草園などではよく栽培されていますが、生薬を生産するための栽培は、経済的に成り立たないため行われていません。また、観賞用に栽培されることもないようです。

基原植物にはあまり関係なく、きれいに砲弾型に束ねられ赤いひもでしばったものを束麻黄または斉麻黄といい、屈曲や枝分かれの多いばらばらのものを散麻黄と呼びます。エフェドリンに揮発性があるためか、両者を比較すると束麻黄の方がエフェドリンを多く含んでいます。

麻黄はいずれの本草書を見ても節を去って用いることになっています。その理由について、陶弘景は「節間には発汗作用があるが、節には汗を止める作用がある」と説明し、根（麻黄根）にも汗を止める作用があるとしています。傷寒論に出て来る去節麻黄については、諸説あるようですが、何をもって「去節」というのかということすらまだ解決されていません。茎の節は取り去るにしてはあまりにも小さく大変な作業なのであります。普通は省略されています。香港市場では綺麗に整った「去節麻黄」を見ることがあります。もちろん手作業による去節であるから、高価に取り引きされています。わが国では少なくともこのような商品は価格面で折り合わず、去節麻黄という商品もありますが、一般には節付きの麻黄がそのまま用いられています。

果実についての記載はありませんが、明らかに茎と根は相反する薬効を有しています。4種のエフェドリン系アルカロイドを分析した限りでは、節は節間に比して極端にアルカロイド含有率は少ないが、それらの組成比は同様であり、少なくとも止汗作用については説明できませんでした。

また、麻黄配合処方では、麻黄のみを先に煎じることになっていますが、こうしたことも昨今は行われていません。これはエフェドリンが水に難溶性のためで、沢山の水なら溶けますが、他のものと一緒に煮ると他のものが先に溶け、飽和状態になってエフェドリンはますます溶けにくくなります。

産地：中国山西省北部の黄土地帯に産す。

マオウの輸入について

薬用植物の利用開発等に関する検討について（中間まとめ）
日漢協通信14年4月号より

（1）現状

中国対外貿易経済合作部発令の「エフェドリン類製品目録」に記載されたマオウ関連商品に

については、中国側の輸出許可証及び輸入側の輸入承認証がある場合のみ、指定された公司より輸出される。しかしながら、原形マオウは発令当時と変わらず全面輸出禁止である。また、発令当初の正規の申請手続きに基づけば、輸出許可されていたマオウ草粉（切断マオウ）であっても、許可されにくくなっており、現状では正式な輸出はできない。ただし、輸出禁止政策が発令された1999年1月以前に契約された分で、中国輸出会社側に在庫があるマオウについて、輸出許可書が発行されている場合がある。

なお、中国内におけるマオウの年間の生産量や使用量に関する明確な資料はないが、中国からの輸入量は1998年に277t（過去10年のピークは1996年の699t、1999年より統計なし、日本関税協会「日本貿易月表」各年12月号より）となっている。

(2) 今後の動き

マオウの輸出禁止は、環境破壊防止を大きな理由に掲げているが、カンゾウに比べて使用量は少なく、また、生薬マオウは根こそぎ収穫するものではないため、環境負荷は比較的少ないとの見方もある。さらに、多量のマオウを原料としてエフェドリン粗抽出を行う企業に対して、自社栽培地の保有を中国政府は義務づけており、また、マオウの栽培自体には特別な技術等は必要ないことから、栽培化も進んでいる様子である。

しかしながら、今後WTOへの加盟国となることから、覚醒剤原料の不法エフェドリン粗抽出物の製造・流通規制が必要不可欠になるものと考えられる。

したがって、栽培化は順調に進んでも、早急な輸出規制解除は困難と考えられ、当面、日本市場の輸入は現状より厳しくなることが予測される。

成分：アルカロイド：l-ephedrine、l-N-methylephedrine、d-pseudoephedrine、ephedradine A～C等。

多糖類：ephedran A～E等。

その他：タンニン、feruloylhistamine等。

麻黄の成分としてアルカロイドが1～2％含まれ、その40～90％がエフェドリンです。その他プソイドエフェドリンや微量のメチルエフェドリンが含まれています。麻黄の成分はアドレナリン様の作用が強いエフェドリンだけが目立っているが、抗炎症作用のあるプソイドエフェドリン、さらにタンニンの作用も考慮されるべきであろうと思われます。

エフェドリンについて　　　　　　　帝京大学薬学部附属薬用植物園　木下武司先生

1887年、東京帝国大学薬学科教授長井長義はマオウから一つのアルカロイドを単離し、エフェドリン（ephedrine）と命名した。漢方薬から有効成分が発見された初めてのものであり、長井は「エフェドリンの発見」で天然物化学史に名を残すことにはなったが、それはSerturnerらが受けた栄誉とは比較にならなかった。何故なら、当時、中国の長い歴史の中で連綿と伝承

ephedrine   epinephrine

されてきた要薬マオウの成分として、エフェドリンがいったい何に効くのか、長井を含めて誰も知らず、当初は付加価値のない天然有機化合物にすぎなかったからである。マオウの主アルカロイドの薬効を明らかにしたのは陳克恢とカール・F・シュミットであり、長井がエフェドリンを発見してから40年近く経った1924年のことであった。彼らはエフェドリンに気管支喘息の発作を劇的に抑える作用のあることを発表し、当時の欧米の医学会に衝撃を与えた。

　以上エフェドリン誕生の逸話について述べたが、それには二人の日本人が関わっているにもかかわらず医薬としてのエフェドリンは米国で生まれた。これに疑問を抱かない人の方が少ないだろう。何故ならマオウが喘咳に効くと世界の誰よりもはっきりと明言したのは日本人の吉益東洞であり、マオウからエフェドリンそのものを単離したのは同じ日本人の長井長義であったからである。この二つの偉大な知見が結びついておれば、おそらく、天才でなくともエフェドリンが気管支喘息の治療薬として有効であることは気付いたはずなのに何故だろうか。この二人の偉大な日本人の間にはわずか100年足らずの時間差しかなく、エフェドリンという大魚を逃したのは長井の勉強不足に起因するのだろうか。実際、長井はマオウからエフェドリンを世界で初めて単離精製に成功した同じ年に、東京帝国大学医科大学にエフェドリンの薬理作用の検討を依頼しており、決して手をこまねいていた訳ではなかった。しかし、翌年、出された結論はエフェドリンには医薬品として開発するに値する価値はないというものであった。東洞が「薬徴」で記した貴重な知見は当時の医学者や長井の目には届いてはいなかったのである。これを説明するには、この二人の間に日本史上、最大の歴史的変革があったことを忘れてはなるまい。それは明治維新であり、新政府は東洋の超大国中国が欧州列強により半植民地化された状態を見聞しており、その二の舞を避けるべく先進の科学技術を導入し欧米列強に追いつき追い越せの国是で猪突猛進していたのである。したがって、学問の世界では欧州の科学を導入し、中国からもたらされた在来の学問を時代遅れとして一斉に切り捨てたのである。それは医学の分野でもっとも顕著であった。江戸時代は医学といえば漢方医学が"オフィシャルな医学"であったが、維新政府は既にわが国に蘭医学として一部導入されていた西洋医学を正規の医学とし、漢方医学の実践を禁止した。このとき、焚書坑儒の名のもとで、多くの漢方医学書も処分されたと思われる。こういう状況では、長井は東洞の著作「薬徴」にふれる機会は少ないというよりむしろ、当時の医学者や薬学者にとって江戸期の漢方医学書の記述は学術的検討の対象とすらならなかったのであろう。

東洞は「薬徴」で53種の生薬について記載しているが、古文献に従うだけでなく、自らの経験に基づいて独自の見解も交えてこの書を記した。こういう革新的な伝統医学の大家の見解が後世の医家や科学者の耳に届かなかったのは実に残念というしかない。当時、江戸時代の漢方を継承する医師も少なからずいたと思われるが、彼らも長井の近代科学の成果（マオウからエフェドリンの単離）を素直に受け入れる柔軟性を欠いた単なる守旧派にすぎなかったようである。したがって、エフェドリンという大魚を逃した元凶は、明治維新前後の当時の守旧、革新両学徒の激しい確執に由来する相互否定という視野の狭い硬直した思考にあったといえるだろう。

麻黄は生えている環境によってまったく異なった様子を呈すことがわかっています。例えば、岩の上のような厳しい環境に育つ株は、茎が細くて背丈が低く、畑土のような肥沃な環境に育つ株は太くて背丈が高くなります。これらのエフェドリン含有率を調査したところ、環境が悪いと考えられる場所に生える株ほどエフェドリン含有率が高かったことがわかりました。さらに、一つの斜面に生える株を底部から上部へと検討してみた結果は、おそらく水分環境の問題でしょうが、上部の株ほど背丈が低く、かつ、エフェドリン含有率が高かったのです。さらに、もう少し広い範囲で生育地の土壌ｐＨとの関係を調査したところ、よりアルカリ性土壌に育つ株の方のエフェドリン含有率が高いことが明らかになりました。おそらく、生薬の品質は遺伝的な要因というよりも、生育地の環境に大きく影響を受けているらしいことがこのとき初めてわかったのです。

薬理作用：

- 中枢興奮作用：ephedrinは自発運動の亢進、呼吸数の増加、脳波覚醒パターンの持続などの中枢興奮作用を示すことが報告されている。
- 解熱作用：エキスやephedrineはエンドトキシン発熱に対して解熱作用を示さず、むしろ体温上昇を引き起こした。また、ラット正常体温を上昇させ、連続投与3、4日目には体温降下作用が認められた。
- 鎮咳作用：水製エキスの経口投与は機械的、電気的刺激あるいは亜硫酸ガス刺激に対する鎮咳作用を示すことやアセチルコリン、ヒスタミンによる呼吸抵抗増加に対する抑制作用、気道分泌亢進作用、気管支筋弛緩作用などが報告されている。
- 抗炎症作用：エキスやアルカロイド類はWhittle法やデキストランとカラゲニンによるラット足蹠浮腫を抑制した。抗炎症作用の活性本体としてはd-pseudoephedrineが報告されている。
- 抗アレルギー作用：エキスはモルモット肺切片で抗アナフィラキシー作用、免疫溶血反応試験で抗補体作用を示すことや肥満細胞からのヒスタミン遊離抑制作用を示すことが報告されている。
- 血糖降下作用：エキス腹腔内投与は血糖値は一過性に上昇させ、その後血糖を下降させるこ

とが観察され、活性本体としてephedran A～Eが得られている。

性味：辛　微苦　温

帰経：肺　膀胱

薬能：
● 神農本草経
　　中風、傷寒、頭痛、温瘧（内に伏邪があり、夏季に暑熱を受けて発病する瘧疾の一種）を主る。発表して汗を出し、邪熱の気を去り、咳逆上気を止め、寒熱を除き、癥堅積聚を破る。

● 重校薬徴
　　喘咳水気（喘咳は咳がでてぜいぜいとのどが鳴る状態、水気は浮腫）を主治す。故に一身黄腫（全身に黄色がかった浮腫の状態）、悪風、悪寒、無汗を治し、頭痛、発熱、身疼（全身の痛み）、骨節痛を兼治す。

　　東洞は麻黄によりこれらの症状を改善できるとしています。喘咳（東洞）の効です。咳といっても風邪をひいた時の軽いものから気管支喘息の発作の重篤なものまで千差万別であるが、とりわけ東洞の指摘した喘咳は"気管支が痙攣して気道が細くなり呼吸困難な状態"を指すと解釈されています。
　　中国の古文献とは異なり、「薬徴」の原文では「主治喘咳水気也。旁治悪風－－－」と喘咳水気の主治をことさら強く主張しています。喘咳には、今日、多くの人々を苦しめ、ときに致命的症状にいたる気管支喘息の発作も含まれることは容易に想像できることであり、おそらく、東洞は麻黄が気管支喘息を含めた呼吸疾患に有効であることを明言した最初の人物でしょう。しかし、不幸にしてその主張はわが国も含めて世界の誰にも注目されることなく、歴史の中に埋没してしまったのです。

考徴
甘草麻黄湯（簡）の証に裏水（皮水）という。
麻黄湯の証に頭痛発熱、身疼腰痛、骨節疼痛、悪風、汗無くして喘すという。
麻黄加朮湯の証に身煩疼という。
麻黄醇酒湯の証に黄疸という。
半夏麻黄丸（簡）の証に心下悸という。
大青竜湯（大）の証に発熱悪寒、身疼痛、汗出ずして煩燥すという。
越婢湯（大）の証に悪風、一身悉く腫れ、続いて自汗出ずという。

越婢加朮湯（大）の証に一身面目黄腫という。
越婢加半夏湯（大）の証に咳して上気、その人喘すという。
麻黄杏仁甘草石膏湯の証に汗出でて喘すという。
麻黄杏仁薏苡甘草湯の証に一身尽く疼み、発熱すという。
牡蠣湯の証は具らず。
葛根湯の証に汗無く悪風といい、又汗無くして小便反って少しという。
小青竜湯の証に心下に水気あり、咳して微喘、発熱という。
烏頭湯の証に歴節疼痛という。
文蛤湯の証に頭痛という。
麻黄附子甘草湯の証は具らず。
麻黄附子細辛湯の証に発熱という。
桂枝去芍薬加麻黄附子細辛湯の証は具らず。

● 張仲景薬証論
　麻黄は「無汗にして腫」を主治し、「喘・身痛・身黄」を兼治する。

● 中薬学
　発汗解表　平喘　利水（辛温解表薬）

[中医学的臨床応用]：

1、発汗解表
　外感風寒の悪寒・発熱・頭痛・身体痛・鼻閉・無汗などの症候に桂枝などと用いる。

　　　代表方剤：麻黄湯（麻黄・桂枝・杏仁・甘草）
　　　　　　　　葛根湯（葛根・麻黄・生姜・桂枝・甘草・白芍・大棗）

　麻黄と桂枝の組み合わせで発汗解表の作用により、悪寒発熱・頭痛・身痛などの表実証の風寒感冒にすぐれた効果をあらわします。

2、平喘
　肺気が閉塞した喘咳（呼吸困難・咳嗽）に用いる。
①肺寒の喘咳で、うすい痰〜白色痰・寒がる・冷え・舌苔白滑などの症候には乾姜・杏仁・細辛・半夏などと用いる。

　　　代表方剤：三拗湯（麻黄・杏仁・甘草）
　　　　　　　　小青竜湯（麻黄・桂枝・乾姜・甘草・細辛・半夏・白芍・五味子）

麻黄・杏仁の組み合わせで宣肺平喘の基本配合とします。

②肺熱の喘咳で、黄痰〜粘稠な痰・口渇・咽痛・舌苔黄などの症候には、石膏・杏仁・甘草などと用いる。

　　代表方剤：麻杏甘石湯（麻黄・杏仁・甘草・石膏）
　　　　　　　五虎湯（麻黄・杏仁・甘草・石膏・桑白皮）

3、利水

水腫（浮腫・関節水腫など）、とくに、風水（突発性の全身浮腫で、血管透過性亢進によるものと考えられ、急性腎炎・慢性腎炎の急性発作などでみられる）に、石膏・白朮・生姜などと用いる。

　　代表方剤：越婢加朮湯（麻黄・石膏・生姜・甘草・大棗・蒼朮）

麻黄・石膏の組み合わせにより、温と寒、昇と降の作用が互いに制御すると同時に助け合って、宣肺平喘・発散水気・清熱降下・利水消腫の効果を高めあいます。

4、その他

①発散・利水の効能を利用して痺証に用いる。風湿痺の関節痛・運動障害・身体が重だるい・むくみ・冷えなどの症候に薏苡仁・蒼朮などと用いる。

　　代表方剤：薏苡仁湯（麻黄・当帰・蒼朮・薏苡仁・桂枝・白芍・甘草）
　　　　　　　麻杏薏甘湯（麻黄・杏仁・薏苡仁・甘草）

②陰疽（慢性で化膿傾向がなく、治癒傾向にも乏しい炎症）に熟地黄・鹿茸・肉桂などと用いる。

　　代表方剤：陽和湯（熟地黄・鹿角膠・白芥子・炮姜・麻黄・肉桂・甘草）

用量：1.5～9 g

	重校薬徴	中医方剤学
甘草麻黄湯	4両或は3両或は諸薬等分	
麻黄湯	4両或は3両或は諸薬等分	6 g
麻黄加朮湯	4両或は3両或は諸薬等分	6 g
麻黄醇酒湯	4両或は3両或は諸薬等分	
半夏麻黄丸	4両或は3両或は諸薬等分	
大青竜湯	6両	12 g
越婢湯	6両	9 g
越婢加朮湯	6両	9 g
越婢加半夏湯	6両	9 g
麻黄杏仁甘草石膏湯	4両	5 g
麻黄杏仁薏苡甘草湯	4両	
牡蠣湯	4両	
葛根湯	3両	
小青竜湯	3両	9 g
烏頭湯	3両	
文蛤湯	3両	
麻黄附子甘草湯	2両	5 g
麻黄附子細辛湯	2両	5 g
桂枝去芍薬加麻黄附子細辛湯	2両	

使用上の注意：

1、表熱には用いない。（大量の清熱薬とともに補助的に少量使用するのはよい）
2、発汗力が強いので、表虚で自汗するもの、及び陰虚で盗汗があるものには適さない。
3、腎不納気による喘咳には用いない。
4、長期間連用で効力が減弱する。また不眠の原因になるので、間歇的に用いるのが原則。
5、先煎、去節

麻黄湯《傷寒論》

「麻黄（去節）3両、桂枝（去皮）2両、甘草（炙）1両、杏仁（去皮尖）70箇」
右四味、以水九升、先煮麻黄、減二升、去上沫、内諸薬、煮取二升半、去滓、温服八合、覆取微似汗、不須啜粥、餘如桂枝法將息。
上沫：浮いたかす

麻黄加朮湯《金匱要略》

「麻黄（去節）3両、桂枝（去皮）2両、甘草（炙）1両、杏仁（去皮尖）70箇、白朮4両」
右五味、以水九升、先煮麻黄、減二升、去上沫、内諸薬煮取二升半、去滓、温服八合、覆取微煮汗。

陶弘景（500年頃に『本草経集注』を著した）は、「麻黄を用いるには節根を折り去り、水で煮て十餘沸（十数回沸騰させる）するのだが、その時竹片で上に浮かぶ沫を掠め（かすめ）去る。沫は煩を起こさしめ、節根は能く汗を止めるものだからだ」といわれていました。

和文標題：麻黄去節にみる生薬修治の意義
著者名：十田達也、篠原博、関山常久、田代真一（国立京都病院）、友金幹視（天理よろず相談所病院）、小川真奈（京都薬大病院）、山原条二（京都薬大）、玉置勉（公立相馬病院）
資料名：和漢医薬学会誌　巻号ページ（発行年月日）：Vol.6, No.3, Page394-395(1989)
抄録：麻黄の去節を取り上げ、生薬修治の意義について、麻黄及び麻黄含有方剤に及ぼす影響と薬効・薬理に及ぼす影響を検討した。その結果、麻黄を節を去って煎じると、エフェドリン、プソイドエフェドリンの含量が高まった。方剤として他生薬と組み合わせても、同様の現象を認めた。麻黄の薬理作用と考えられる気管支拡張作用は去節によって増強したが、血管収縮作用には差を認めなかった。

[炮製]：
1、生麻黄：発汗・利水の効能が強い。
2、蜜炙麻黄：発汗作用が弱く、平喘に働く。もし表証がよくなっているのに咳や喘鳴が止まらないときは生麻黄を炙麻黄にするとよい。炙麻黄というのは蜂蜜とともに炒った麻黄で、老人にはこのほうがよいという。エフェドリンは極端に少なくなっているでしょう。

[選品]：茎が太く、黄緑色～淡緑色で、内部が充実し、味が苦く、渋いものを良品とする。

[附薬]：

◆麻黄根

麻黄の根は普通掘りあげると赤い色をしています。麻黄根として別の生薬として取り扱われます。日本ではほとんど使われませんが、中国では「薬典」にも収載されています。

[性味]：甘　平

［帰経］：肺

［薬能］：止汗

［中医学的臨床応用］：
　止汗の専用薬で、気虚の自汗・陰虚の盗汗を問わず用いられる。黄耆・浮小麦・牡蠣・竜骨などと配合される。

　　代表方剤：牡蠣散（牡蠣・黄耆・麻黄根）和剤局方

［用量］：6～9 g

22、地黄

　熟地黄の生薬見本をまず見ていただきたいと思います。まず特徴的なのは、この黒さです。これだけ真っ黒な生薬は他にありません。黒という色は五行論では、腎に入ります。触ると、粘り気と潤いがあって手にべた付き、弾力が有ります。生薬としては異例に水分を多く含んでいます。これを服用すれば、身体に津液を補い、筋骨に潤いと弾力性を与えてくれそうです。口に入れれば、ねっちりとした甘味があります。甘味は津液を補うものです。

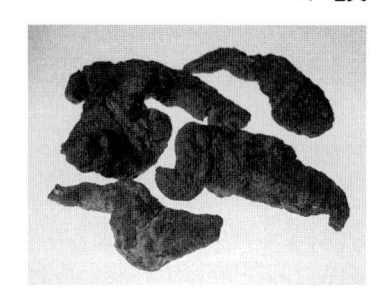

　これから述べる地黄の薬効は、上にあげた地黄の特徴から、あまりかけ離れたものでは無いはずです。生薬の使い方を考えるときに、その生薬の見た目・味・香り・触った感じに戻ってみることも重要ではないかと思います。

　基原：日本薬局方におきましては、ゴマノハグサ科（Scrophulariaceae）の
　　　①アカヤジオウ Rehmannia glutinosa Liboschitz var. purpurea Makino 又は
　　　②Rehmannia glutinosa Liboschitz の根、又はそれを蒸したもの、②はカイケイジオウと呼ばれます

　カイケイジオウは河南省の懐慶という所を主産地とする品種で、アカヤジオウよりやや大型であり、根の一部が肥大化する特徴があります。日本で単に地黄といえばアカヤジオウのことをいっていました。古名をサオヒメともいいます。

　アカヤジオウは、中国華北、華中の東部よりの地域、蒙古に自生する多年生草本。高さ10～30cm、葉は倒卵形～長楕円形でしわが多く、下面は紫色を呈し、全株に灰白色の軟毛を密生している。4～5月に紫紅色～淡紫紅色で筒状の先端が唇形をなす花を数個つける。北京の紫禁城の堀のところや道端でよく見ることが出来ます。美しい花なのでヨーロッパなどでは花屋さんで売られているとのことです。

　日本へは奈良時代に中国から薬用の目的で入ってきています。平安時代には、薬草として山城国（現在の京都府南部）で栽培したという記録が残っています。また、奈良県に縁の深い薬草で、江戸時代には栽培されており、町名として現在「奈良県磯城郡地黄町（橿原市）」という形で残っています。かつて日本ではアカヤジオウが栽培され、必要量の殆どを国産品で賄っていましたが、その根が細く、その上深く生育するため、収穫に手間取るということで、昭和30年ごろからは、根が肥大し、一株が大きく育つカイケイジオウの方が主に栽培されるよう

になりました。太いものは３cmほどになります。アカヤジオウは直系３mmから５mmぐらい細いものです。しかしそれでも多湿を嫌い栽培が難しいということで、現在では、長野県などでわずかに栽培されるのみです。

フクチヤマジオウ（フクチヤマ１号）
　フクチヤマ１号は、武田薬品工業が日本産の栽培による安定供給、合理化を図る目的で、日本産アカヤジオウとカイケイジオウを交配して作り出した新品種で障害適応性や耐病性など多くの優れた特性を持つ。

産地：①奈良県・長野県・北海道、韓国
　　　②中国河南省・山西省

　現在流通している地黄のほとんどは輸入品で、その多くは中国産のカイケイジオウであります。年間約500トン程度が主に中国の河南省や浙江省などから、乾地黄、熟地黄として輸入されています。（栃本の生薬はすべてカイケイジオウ）アカヤジオウは朝鮮産のみといわれています。

　地黄は調整法により以下のように分けられます。

鮮地黄（日本で言う生地黄）
　　秋季、地黄の新鮮な塊根を採取し、そのまま湿潤砂土中に保存したもの。一般的に３ヶ月以上の貯蔵品は使用に耐えないといわれています。服用の際は、煎じ液に入れずにしぼって汁にして溶かして服用します。（沖服）ということですが、これを日本で手にいれるのは難しいようです。

生地黄（日本で言う乾地黄）
　　鮮地黄を日干しして乾燥させたもの（生干しに近い茶色と黒い地黄の２種類作っている）

熟地黄：生地黄に酒を加えて蒸し、日干しする過程をくりかえして熟成したもの。酒という温剤につけて胃の負担を軽くし、保存性をよくしています。もちろん薬効も変わってきます。

　一般的には生地黄と熟地黄の２種類と考えてよいです。日本薬局方では乾燥減量や灰分などに大差がないとのことで、生・熟の区別はしておらず、まとめてジオウとしています。

22、地黄

処方中においてのこの両者の区別は、時代と共に変遷しています。しかし、効能も成分も異なりますので特徴をよく理解することが必要です。

成分：イリドイド配糖体：catalpol（カタルポール）、乾燥や蒸乾で地黄が黒くなるのはこのcatalpolのためです。aucubinなど。

Catalpol

イリドイド（iridoid）とは、1－イソプロピル－2、3－ジメチルシクロペンタンの骨格を持つ天然物とそれに関連する一群の化合物を指す。

ステロール：β-sitosterolなど。
糖・糖アルコール：mannitol、D-glucose、D-galactose、D-fructose、sucrose、raffinose、stachyose（スタキオース）など。
その他：arginineなどのアミノ酸など。

新鮮根から生地黄・熟地黄への炮製による成分変化を検討した例では、catalpolなどイリドイド配糖体の減少、cerebroside、acteosideの生成、糖類の種類が変化する（単糖・オリゴ糖の増加などが見られた）。糖の加水分解が生じて単糖類の含量が増加したなどの報告があります。熟地黄ではcatalpolは検出されません。

薬理作用：
- 血糖降下作用：地黄の水製エキスあるいはアルコールエキスが経口投与によりウサギの血糖を下降させるという報告がある。活性成分としては、rhamnoside D、rehmanan A～Dが確認された。catalpolを含む分画には、アロキサン誘導糖尿病モデルマウスに対する血糖降下作用が認められた。この血糖下降作用は最近注目されています。⇒血糖には生地黄
- 利尿作用：catalposide、des-p-hydroxybenzoyl catalposideはマウス、ラットで利尿作用を示した。

- 緩下作用：catalpolは、マウスで遅効性の緩和な瀉下作用を示した。
- 血液凝固抑制作用：エキスは、エンドトキシンやトロンビンによるラットの血管内凝固（DIC）を抑制する作用がある。また、フィブリン平板法にてプラスミノーゲンに対する活性化促進作用、抗トロンビン作用が認められた。熟地黄エタノールエキスは、正常ラットおよびアジュバント関節炎ラットで赤血球変形能の亢進、線溶系機能の亢進作用を示した。
- 血流増加作用：ウレタン麻酔下ラットの15℃水浸負荷による皮膚血流に対し、熟地黄エキスは血流増加作用を示した。
- アンジオテンシン変換酵素阻害作用：MeOHエキス、特にcatalpolは前投与により、アンジオテンシンIによる血管収縮を抑制、さらに累積的添加による血管収縮も用量依存的に抑制した。
- 降圧作用：乾地黄メタノールエキスはモルモット摘出心耳の心機能に対する抑制作用（左心房）を示し、その活性成分としてadenosineが単離された。しかし、熟地黄では分量は低かった。
- 免疫調節作用：免疫系に対する作用としては、マウスにおける抗体産生の抑制を指標として、中国産の熟地黄から抑制活性を示す画分として、acteoside、isoacteoside、purpureasides C、echinaside、cistanoside A、Fなど7種のphenethyl alcohol配糖体および1種のアシル化糖が単離されている。
- 抗腫瘍作用：地黄およびその酢酸エチル画分は、各種担癌マウスに対し、生存日数（ILS値）の延長を示した。
- 性ホルモンに対する作用：エキスをラットに経口投与したところ、血中のtestosterone値は有意に減少した。マウスの顎下線のトリプシン活性に対してアンドロゲン依存上昇作用を示した。

性味・帰経：

生地黄	熟地黄
甘　苦　寒	甘　微温
心　肝　腎	肝　腎

薬能：
- 神農本草経には乾地黄の名で上品に収載されています。
  折跌絶筋[29]、傷中[30]を主り、血痺[31]を逐い、骨髄を填じ、肌肉を長じ、湯を作りて寒熱積聚

---

[29] 折跌は骨が折れたり、挫いたりすること。絶筋は筋肉の損傷。
[30] 中＝臓腑＝内臓の損傷。
[31] 虚労による血虚に、外寒が加わって血行が悪くなっておこる、麻痺の病気。

を除き、痺を除く。生のものがもっとも良い。久服すれば身を軽くし老いず。

● 重校薬徴

血証及び水病を主治す。

「主として血液に関連して起こる種々の症候、水分の代謝・循環障害に関連して起こる種々の症候を治す」

考徴

八味丸の証に小便不利といい、又少腹不仁といい、又煩熱臥することを得ずという。地黄8両
芎帰膠艾湯の証に漏下といい、又下血という。地黄6両
三物黄芩湯の証に婦人草褥にあり、自ら発露して風を得、四肢煩熱に苦しむという。地黄4両
　婦人草褥にあり、自ら発露して風を得、四肢煩熱、頭痛するものは小柴胡湯を与う。頭痛止まず、ただ煩するものは三物黄芩湯これを主る。

　以上の3方を歴試するに血及び水を主治して、その他に及ばざるなり。

　その後に黄土湯（甘草・乾姜・地黄・朮・附子・阿膠・黄芩・黄土）を東洞は未試効方としてあげています。下血・吐血・衄血を主ると書かれています。

　弁誤の項では、後世の医は八味丸は補腎の剤としているが、それは間違いで八味丸を用いる症候は小便を利することによってその効となすのだといっています。

　また品考の項では、用いるのは乾地黄一品のみ、熟地黄は用うべがらずと書かれています。

● 張仲景薬証論では、最大量方である芎帰膠艾湯と、そして構成生薬が三味の最簡方である三物黄芩湯などの効能から、乾地黄は「血証、特に多くは子宮出血を主治する」としています。その出血は多量で止まりづらく、鮮紅色である。患者は必ず痩せ、皮膚は枯れてやつれて光沢がなく、舌質が紅である。と述べられています。水病については述べられていません。

● 中薬学、現代中薬学におきましても両者は明確に使い分けられます。

生地黄	熟地黄
清熱涼血　養陰生津	養血滋陰
清熱涼血薬	補血薬

|中医学的臨床応用|：

★生地黄

1、清熱涼血

①肝腎陰虚火旺で、のぼせ・熱感・ほてり・口渇・盗汗・舌質が紅で乾燥、舌苔が少、脈が細数などの虚熱の症候があきらかなときに、知母・青蒿・鼈甲などと用いる。

　　代表方剤：青蒿鼈甲湯（知母・青蒿・鼈甲・牡丹皮・生地黄）温病条弁

②肺腎陰虚の乾咳・無痰〜少痰・喀痰などを伴う時には、麦門冬・貝母・玄参などと用いる。

　　代表方剤：養陰清肺湯（生地黄・麦門冬・玄参・甘草・貝母・牡丹皮・薄荷・芍薬）
　　　　　　　滋陰降火湯（当帰・芍薬・生地黄・熟地黄・天門冬・麦門冬・白朮・陳皮・黄柏・知母・甘草・生姜・大棗）
　　　　　　　百合固金湯（生地黄・熟地黄・百合・麦門冬・貝母・当帰・芍薬・甘草・玄参・桔梗）

この肺腎陰虚に用います3処方ですが、養陰清肺湯は生地黄のみ、滋陰降火湯と百合固金湯には生と熟地黄の両方が配合されています。この生と熟の組み合わせもよく用いられており、互いに補い合い、いっそう長所が発揮されます。

③血分の熱をさまし止血に働く。血熱による出血・発疹などに赤芍・牡丹皮などと用いる。特に陰虚火旺による血熱に適している。

　　代表方剤：犀角地黄湯（犀角・地黄・赤芍・牡丹皮）
　　　　　　　清営湯（犀角・地黄・玄参・麦門冬・金銀花・連翹・丹参・黄連・竹葉心）温病条弁

2、養陰生津

熱盛傷陰、すなわち、口渇・咽の乾燥・微熱・腸燥便秘・舌質が紅で乾燥、脈が細数などの症候に玄参・麦門冬などの生津薬の補助として用いる。

　　代表方剤：増液湯（玄参・麦門冬・生地黄）温病条弁

［使用上の注意］：

1、消化されにくく腹にもたれることがあるので、縮砂・枳殻などを配合するとよい。地黄による胃腸障害は胃排出能の低下とcatalpolなどによる弱い瀉下作用によるものである。麻黄のように胃粘膜病変を引き起こすことはない。

2、寒涼性であるので脾胃気虚で、腹満があり、泥状便のものには用いない。（同じこと）

3、滋陰の効能は熟地黄に劣るので、清熱と滋陰を同時に行うときには、生地黄・熟地黄を併用する。

［用量］：6〜30g

［選品］：肥大し柔軟で、丸味があり、皮部が薄く、内面が暗褐色で色むらのないもの、味はやや甘く、のちに苦いものが良品である。

★熟地黄

1、養血
補血の常用薬として血虚に広く用いられる。
①肝血虚の顔色や皮膚につやがない・頭のふらつき・目がかすむ・四肢のしびれ感・筋肉のひきつり・月経過少・月経痛・舌質は淡、脈は細などの症候に当帰・白芍などと用いる。

　　代表方剤：四物湯（熟地黄・当帰・川芎・白芍）

②心血虚の不安・焦燥感・眠りが浅い・多夢・動悸などの症候には、酸棗仁・遠志・五味子などを配合して用いる。

　　代表方剤：養心湯（人参・黄耆・甘草・当帰・茯苓・茯神・柏子仁・酸棗仁・遠志・
　　　　　　　五味子・川芎・半夏・肉桂）
　　　　　　　人参養栄湯（人参・黄耆・白朮・茯苓・甘草・熟地黄・当帰・芍薬・五味
　　　　　　　子・遠志・陳皮）

③気血両虚には人参・黄耆・白朮などと用いる。

　　代表方剤：十全大補湯（人参・白朮・茯苓・炙甘草・熟地黄・当帰・川芎・白芍・黄
　　　　　　　耆・肉桂）

2、滋陰
熟地黄は滋陰養血し、かつ精・髄を生じ骨を強壮にするので、肝腎陰虚に対する滋陰の主薬となり、必ず配合される。
①腎陰虚で、腎精不足の症候以外に、のぼせ・ほてり・身体の熱感・口乾・咽の乾燥などの虚熱の症候を呈するときには牡丹皮・沢瀉・知母・黄柏などと配合する。

　　代表方剤：六味地黄丸（熟地黄・山茱萸・山薬・沢瀉・牡丹皮・茯苓）

　　　　　知柏地黄丸（六味丸＋知母・黄柏）

②腎陽虚・腎陰陽両虚で、寒がる・四肢の冷えなどをともなうときには、さらに、附子・肉桂などを配合する。

　　代表方剤：八味地黄丸（地黄・山薬・山茱萸・沢瀉・牡丹皮・茯苓・桂枝・附子）（生か熟か？）

③肝腎陰虚で、頭のふらつき・目がかすむ・耳鳴・筋肉のけいれんなどをともなうときには、枸杞子などを配合して用いる。

　　代表方剤：杞菊地黄丸（六味丸＋枸杞子・菊花）

④心腎陰虚で、眠りが浅い・多夢・動悸・不安感などをともなうときには、酸棗仁・柏心仁・遠志などを配合して用いる。

　　代表方剤：天王補心丹（酸棗仁・地黄・柏子仁・麦門冬・天門冬・五味子・当帰・遠志・茯苓・丹参・玄参・党参・桔梗）

⑤肺腎陰虚で、乾咳・吸気性呼吸困難・少痰〜無痰などをともなうときには、麦門冬・五味子などを配合して用いる。

　　代表方剤：麦味地黄丸（六味丸＋麦門冬・五味子）
　　　　　　　百合固金湯（生地黄・熟地黄・百合・麦門冬・貝母・当帰・白芍・甘草・玄参・桔梗）

その他の使い方として資料には記していませんが、中医対薬という本の中で、呂景山先生は、熟地黄―細辛の組み合わせを腰痛に用いると、熟地黄の守りと細辛の走りがうまく融合して確実な治療効果を挙げていること、また熟地黄―麻黄の組み合わせは女性の月経期の喘息に著効をあらわすという記載があります。

[使用上の注意]：
1、甘みがあってしつこく、腹にもたれ吸収されにくいので、縮砂などを配合するのがよい。
2、脾胃気虚、陽虚の泥状〜水様便や食欲不振には用いない。
3、外感病には、病邪排除の妨げになるので基本的に用いない。

[用量]：6 g〜30g

[選品]：外面漆黒色のものを良品としている。

22、地黄

各メーカーのエキス剤中の地黄について

ツムラ： 八味丸のみ熟地黄、あとは乾。効果は変わりないという結果で八味丸のみというのも意味はない。両者のラットにおける胃排出能にも差はなかった。成分的にもスタキオースが単糖類に変化することくらいしかわかっていない。

オースギ：すべて乾地黄。

クラシエ：医療用はすべて乾地黄。OTCは「八味地黄丸A」、「ベルアベトンK」は熟地黄。「八味地黄丸エキス錠」は乾地黄を用いている。

23、葶藶子

基原・産地：

アブラナ科（Brassicaceae）のヒメグンバイナズナ *Lepidium apetalum* Willd、またはマメグンバイナズナ *Lepidium virginicum* の種子。これを北葶藶子（苦葶藶子）といいます。

マメグンバイナズナは北アメリカ原産の帰化植物。道端や公園などに普通に見られる。植物体の大きさの割には葉が少なく、上部が分かれて果実をたくさん付けた枝が目立つ植物である。強い光が当たる、荒地での生育に適応しています。右が果実で、扁平で丸く、これを相撲の行司の持っている「軍配」にみたてたもの。植物体はピリピリとした辛みが強い。

アブラナ科のクジラグサ *Descurainia sophia* などの種子。これを南葶藶子（甜葶藶子）といいます。花弁（花びら）が4枚なので、アブラナ科であることはすぐわかります。こんな小さな草にクジラグサとは何と大げさな名前をつけてしまったのでしょうか。牧野植物図鑑によると、漢字で鯨草と書き、細かく多列する葉を鯨のひげ状の歯になぞられたものと思われます。

ヒメグンバイナズナは、ヨーロッパからアジアにかけて分布しています。マメグンバイナズナ・クジラグサは、日本各地に広く分布しています。

　重校薬徴の品考の項目には、「甜と苦の2種あり、甜きものは用うるにあたらず」と書かれています。類聚方広義の葶藶大棗瀉肺湯の項にも、「苦のものを良となす」と書かれています。
　現在の日本市場品は、すべて中国産であります。南・北（苦・甜）を分けて輸入しているわけではありませんが、大部分が苦葶藶子であるとのことです。

成分：sinalbin、同じアブラナ科の白芥子（ハクガイの成熟種子を乾燥したもの、理気去痰・消腫止痛）の主成分です。
　そして、強心配糖体ヘルベチコシドなどが知られています。

薬理作用：
- 利尿・強心作用：薬理実験によると葶藶子の有効成分は強心配糖体の作用特徴をそなえ、心筋の収縮力を増強する。利尿作用もこれと関係あり、心筋の収縮力を増強することにより循環を改善し、腎血流量を増加して利尿する。
- 祛痰作用：熱痰に適している。

23、葶藶子

性味：辛　苦　寒

帰経：肺　膀胱

薬能：

● 神農本草経
　癥瘕・積聚・結気、飲食・寒熱を治す。堅きを破り邪を逐い、水道を通利す。

● 重校薬徴
　水を通利するを主る。

考徴

葶藶大棗湯の証に肺癰喘して臥するを得ずといい、又胸満脹、一身面目浮腫といい、又咳逆上気、喘鳴息迫といい、又支飲息するを得ずという。

大陥胸丸の証に結胸、項亦強るという。

牡蠣沢瀉散の証に腰以下水気有りという。

已椒藶黄丸の証に腹満ち、口舌乾燥するはこれ腸間に水気有りという。

　　以上の四方の証皆水病たるや顕然たり。特に大陥胸丸の条にいう結胸、項亦強いて、大陥胸丸を用うれば則ち水利し、その証立ちどころに治すと。然るときは則ち葶藶の水を治するや明らかなり。

● 張仲景薬証論
　咳喘して胸腹脹満、鼻塞し清涕が出る、一身の面目浮腫するものを主治する。

　「麻黄は咳喘して浮腫を治すが、胸腹脹満は治さない。大黄・厚朴は胸腹脹満は治すが一身の面目浮腫を治すことはできない。咳喘して胸腹脹満し、更に一身の面目浮腫するものを治すことができるのは、葶藶子以外にはない。杏仁証とよく似ているが杏仁証より重いことは明らかである」とのことです。

● 中薬学
　降気平喘　行気消腫　(峻下逐水薬[32])

---

[32] 作用が激烈で、激しい下痢により大量の水分を排出し、利尿作用も備えているもの。

中医学的臨床応用：
1、降気平喘　葶藶子は気を下ろし、水を巡らす作用があるとされています。

　　葶藶子は肺の気分薬で肺の水邪を大瀉する。利水の効能によって肺水腫・気管粘膜からの浮腫・気管支粘膜からの漏出などを除いて呼吸困難を改善する（平喘作用）ので肺水腫・気管支喘息などで痰の多いものに適する。

　　痰湿による喘（呼吸困難）・咳で、痰が多いあるいは喘鳴などをともなうときに、葶藶子の刺激性を緩和する大棗とともに、あるいは、平喘の桑白皮・麻黄などを配合して用いる。気虚を伴うときには人参・黄耆などを配合して用いる。

　　　　代表方剤：葶藶大棗瀉肺湯（葶藶子・大棗）

2、行気消腫

　　葶藶子は肺気を通じて水道を通行させ、水腫にも有効である。

　　水腫、すなわち浮腫・胸水・腹水などで、尿量減少をともなう時に防已・椒目・大黄などと用いる。

　　　　代表方剤：已椒藶黄丸（いしょうれきおうがん）（防已・椒目・葶藶子・大黄）
　　　　　　　　　大陥胸丸（大黄・葶藶子・芒硝・杏仁）

用量：3～9g

使用上の注意：
1、胃に刺激性があるので大棗と同煎するか、大棗の煎液で服用するとよい。
2、瀉下・利水の効能があるので、尿量増加や排便がみられることがある。しかし、他の逐水薬と違って激しい下痢は起こさない。
3、砕いて服用する方が有効である。
4、肺陰虚の燥咳や喘には禁忌である。気虚・腎虚などで痰が多いときには、補気薬・補腎薬とともに用いる。あるいはまず補益してから葶藶子を用いる。

24、大黄

　大黄が薬として用いられた歴史は非常に古く、いずれも紀元前1世紀頃書かれた中国の「神農本草経」、ヨーロッパの「ギリシャ本草」、インドの「チャラカ本集」などに記載があります。

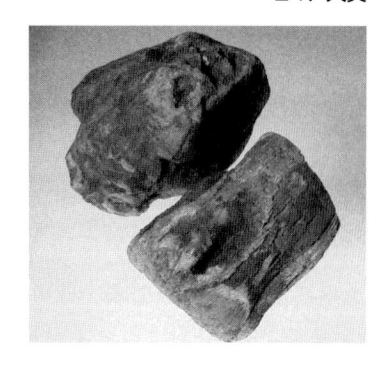

　中国から大黄がヨーロッパに伝わりました。下剤を必要としていたヨーロッパ人には大いに歓迎され、栽培利用されたとのことです。チベット族は小型大黄の根を天日乾燥させ、茶剤として健胃、強壮薬として利用しています。誰もが知っている身近な薬物です。

　基原：日本薬局方　タデ科（*Polygonaceae*）の *Rheum palmatum* Linne、*Rheum tanguticum* Maximowicz、*Rheum officinale* Baillon、*Rheum coreanum* Nakai 又はそれらの種間雑種の通例、根茎であります。本品はセンノシドA　0.25％以上を含む。と規定されています。

　野生の大黄は、中国の西北部・西南部の海抜2000メートル、平均気温が10度前後ほどの高山地区に自生し、乾燥した涼しい気候を好みます。比較的寒さに強い植物で、高さは2メートルほどに成長します。湿気を嫌うため高温多湿になると根が腐ってしまいます。生薬として使われるのは根の部分で、かなりがっちりした根を持っています。この大きな塊を切るのはなかなか大変です。

　基原植物は、錦紋大黄（断面に独特の異形肥大生長によってできるつむじ紋が多数見られる）が、*R. palmatum* および、*R. tanguticum* の両方。雅黄、馬蹄大黄（雅黄の「雅」は、その集散地の地名雅安に由来。根茎はかなり大型で、厚く輪切りにしてひもを通し、1〜2ヶ月吊して乾燥する。頭部のものは馬の蹄に似た形になるので馬蹄大黄ともいい、断面の濃い褐色と黄色の模様は複雑に入り組んで、つむじ紋がわかりにくくなっている）と呼ばれる軽質の大黄は、*R. officinale* というように推定されていますが、最近の中国の調査では、四川省産の軽質の大黄も *R. palmatum* がほとんどで、*R. officinale* は四川と雲南にわずかに産出するだけだという話です。成都や昆明の薬店で錦紋、雅黄、薬用と区別して注文すると、それぞれ別々の生薬を出してくるとのこと。いずれにしても、Rheum属植物はお互いに交配して種間雑種をつくり易く、現在市場に出回っている生薬の原植物の特定が困難で、基原植物はまだ他にある可能性もあり、詳しい調査が必要であると思われます。

Rheum palmatum Linne　　　　　錦紋大黄

Rheum tanguticum Maximowicz
Rheum officinale Baillon　　　　雅黄
Rheum coreanum Nakai　　　　　朝鮮大黄

産地：

- 錦紋大黄：陝西・甘粛・四川・貴州・雲南省など、青海省同仁一帯に産するものが重質品（灰分7％以上によって重質か軽質かが決まる）で、品質良好とされ「西寧大黄」と称されています。

- 雅黄：主として四川省西部の海抜2000から4000メートルの冬は雪に覆われ、夏は乾燥するような高原に自生するものを採取しています。

日本では北海大黄・信州大黄の二品種が北海道・長野・群馬で栽培されています。種としては同一。信州大黄は朝鮮大黄と大黄を交配させたものです。（武田薬品・栽培は北海道・国産のほとんどを占める）薬用としては優秀です。生薬として利用されているものの殆どは中国産です。中国では、戦乱を平定する将軍のように力強く病気を平定する意味から、別名「将軍」ともよばれています。四川省が主な産地であるところから、「川軍」とも呼ばれます。

成分：アントラキノン類：emodin、rhein、aloe-emodin、chrysophanol（1934年ドイツの化学会誌に「クリソファノールの分離」が掲載）、physcion など。

ジアントロン類：sennoside A～F、（1967年日本の研究者によって分離、1974年までにAからFまで分離）sennidin A など。

その他の配糖体：lindleyin、stilbene、naphthalene、chromones、phenylbutanone など。

タンニン：rhatannin、catechin、epicatechin など。ダイオウ末に渋味があるのはこのため。

その他：gallic acid、cinnamic acid など。

西寧大黄が品質良好とされていますが、日本では主に雅黄を尊重し使用してきました。主成分センノサイドの研究によると雅黄の方がより高容量含まれているという報告があります。錦紋大黄には野生品と栽培品があって、甘粛省産（栽培品）はセンノシドAの成分含量が少ないことがあります。日本薬局方でセンノシド含量の規定ができてから局方品からはずれるものもでてきました。また、大黄は古いものは腹痛を起こさず安心して使用できるといいます。雅黄

は野生品なので流通において収穫から消費までどのくらいに及ぶかわからないといた点でも雅黄の安全所為は評価されています。

薬理作用：
●瀉下作用：水製およびエタノールエキスはマウス経口投与で瀉下作用を示すことが知られている。この活性成分はsennoside A～Fおよびrheinoside A～Dなどである。

　瀉下作用を整理しますと、以前は、アントラキノン誘導体のレインをはじめとするアンスロン型化合物が大黄に特徴的に含有されることが教科書に載せられ、まるで大黄の有効成分の本体であるかのように錯覚していました。しかし、今や科学的解析が進み、瀉下活性の本体はビアンスロン類のセンノシドであることが常識となりました。

　大黄エキス、あるいはセンノサイドを経口投与すると大部分はそのまま小腸から大腸に至ってそこの腸内細菌叢によって糖の部分を切られ、つまり加水分解をうけ、また還元されて真の活性物質となったレインアンスロンが、大腸粘膜および筋層の神経叢を刺激して、横行ならびに下行結腸の動きを亢進させ、内容水分の吸収を妨げて瀉下効果を発揮するということになります。

　レインアンスロンが大黄の真の薬効成分でありセンノシドはその前駆体であるプロドラッグということになります。今のところレインアンスロンを直接瀉下薬として用いることはなさそうである。一つには適当量のレインアンスロンを大腸まで輸送しなければならないというドラッグデリバリー（drug delivery；薬物輸送）上の問題がある。レインアンスロンには激しい嘔吐を起こすという副作用があるので大腸壁に適度な刺激を与える程度の用量を継続的に輸送するというのは容易ではないのである。この点、生薬製剤として投与した場合、有効成分センノシドは配糖体（糖が結合したもの）なので消化管に吸収されず確実に大腸まで輸送され、そこで徐々に代謝されて瀉下効果を起こすのでよほどの大用量を投与しない限り副作用が顕在化することは少ないのである。

　すなわち、大黄はほぼ理想的な薬物輸送系（DDS; drug delivery system）をもっているといえます。
　このため抗生物質や正露丸のような腸内細菌を減少させるような薬物を投与した場合、大黄の瀉下効果は期待できないことになり、"薬の飲み合わせ"に十分注意する必要がある。

〔帝京大学薬学部附属薬用植物園：生薬、薬用植物のページ
http://www2.odn.ne.jp/had26900/constituents/metab_sennoside.htm〕

- 抗菌・抗真菌作用：アントラキノン類は、in vitroでグラム陽性菌・グラム陰性菌に対して静菌的に作用するといわれる。その中でaloe-emodin、rhein、emodinの作用が強いとされ、黄色ブドウ球菌の呼吸系、核酸および蛋白合成系に対して明らかな抑制作用があるという。

大黄を使って抗SARSウイルスの新薬研究　　　　　　　　　　　　　　　　出典：新華社

　中国広西で行われている「中薬を利用したSARS治療薬の研究」にて、この研究テーマの責任者である羅偉生博士が、大黄にある成分のひとつに抗SARSウイルスの働きがあることを突き止めたことを発表した。

　桂林医学院副院長の羅偉生博士らのグループは、これまで2年間の時間をかけて、中医学・西洋医学・分子生物学などの手段でもって、SARSウイルスに対して効果のある物質の研究を行ってきた。その中で、大黄の有効成分のひとつが、SARSウイルスの3CL蛋白酵素の活性を抑える働きがあることを突き止めた。

　大黄は、中薬ではおなじみの生薬で、廉価で広く臨床でも使われている。この研究では、SARSウイルスのほかにもインフルエンザウイルスにも効果があることがわかっており、今後の応用が期待されている。桂林医学院天然薬物研究室では、今後さらに大黄を使ったSARS治療薬の研究を進めていくとしている。

- 血液凝固抑制作用：大黄煎液はヒト血漿で、活性化部分トロンボプラスチン時間、プロトロンビン時間を顕著に延長させ、強い凝固抑制作用が認められた。
- 抗炎症・鎮痛作用：lindleyin（リンドレイン）はアスピリンやフェニルブタゾンと同程度の

抗炎症作用を示した。また、鎮痛作用もlindleyinは示し、その効力はアスピリンやフェニルブタゾンに匹敵した。
- 血中尿素窒素（BUN）低下作用：熱水製エキスはラットの食餌性高窒素血症を改善する。また、熱水製エキスをアデニンによる実験的腎不全ラットに経口または腹腔内投与したとき血中尿素窒素、血清クレアチニン、グアニジン類低下、腎重量の増加の抑制、糸球体濾過値・腎血漿流量・腎血流量の増加などの尿毒症改善効果が認められた。

尿毒症の改善の目的で、温脾湯を投与して人工透析を軽減することが認められています。

- 向精神作用：大黄はラットの自発運動を抑制し、mathamphetamineによる自発運動増加に拮抗した。嗅球摘出ラットの攻撃性や、q-tetrahydrocannabinolの投与によって誘発されるirritable aggressionを著名に抑制すること、弱い条件回避反応の抑制を起こすなどが示されている。RG-tanninによるものとされている。明代の医書「寿世保元」には大黄単味の将軍湯が精神病に有効であることが記載されています。

性味：苦　寒

帰経：脾　胃　大腸　心包　肝

薬能：
- 神農本草経（下品）
　　瘀血、血閉の寒熱を下し、癥瘕、積聚、留飲、宿食を破り（滞った飲邪や飲食物を下す）、腸胃を蕩滌し（洗い清め）、陳きを推し、新しきに至らしめ、（新陳代謝をよくし）水穀を通利し、中を調え、食を化し（飲食物の通りをよくし、消化機能を増進し、）五蔵を安和す。（内臓機能を安定させる）

- 重校薬徴
　　結毒を通利するを主る。故に能く胸満、腹満、腹痛、大便不通、宿食、瘀血、腫膿を治し、発黄、譫語、潮熱、小便不利を兼治す。

「停滞している病毒を下す。したがって、胸腹部・腹部の膨満、腹痛、便秘、血液の停滞による症状、できものを治し、黄疸、うわごと、小便の出が悪いものを治す」

大黄は病気の基となる諸毒を排する作用がある漢方の要薬として認識されていました。

考徴

大陥胸湯の証に結胸、心下より小腹に至り、鞕満して痛むという。
大陥胸丸の証に結胸、項亦強るという。
小承気湯の証に腹大満といい、又大便通ぜずといい、又譫語、潮熱といい、又煩燥、心下鞕という。
厚朴三物湯の証に痛みて閉する者という。
大承気湯の証に腹満痛する者といい、又譫語、潮熱といい、又宿食といい、又腹脹り、大便せずという。
大黄甘草湯の証は具らず。
調胃承気湯の証に腹脹満といい、又大便通ぜずといい、又蒸々として発熱すといい、又譫語すという。
大黄消石湯の証に黄疸、腹満、小便不利という。
大黄甘遂湯の証に小腹満、敦状の如く、小便微難という。
桃核承気湯の証に小腹急結という。
大黄牡丹皮湯の証に腸癰、少腹腫痞という。
抵当湯の証に少腹鞕満といい、又経水不利といい、又瘀血という。
抵当丸の証に少腹満云々、血有りと為すという。
下瘀血湯の証に腹中乾血有りといい、又瘀血といい、又経水利下せずという。
厚朴七物湯の証に腹満発熱という。
大黄附子湯の証に脇下偏痛、発熱という。
桂枝加芍薬大黄湯の証に大実痛という。
茵蔯蒿湯の証に身黄、小便不利、腹微満という。
己椒藶黄丸の証に腹満という。
橘皮大黄朴消湯の証に鱠食の心胸間に在りて吐せず、吐して復た出でずという。
大柴胡湯の証に心下急、鬱々微煩といい、又心下満痛という。
大黄黄連瀉心湯の証に心下痞、之を按じて濡という。
瀉心湯の証に心下痞という。
附子瀉心湯の証に心下痞という。

　　東洞も「傷寒・金匱」の内容を歴観し、「張仲景は大黄の主たる効能を、特に結毒を利する作用であるとしている。故に各処方中では主薬の薬効に随い、よって大黄のみが単用されることがない。例えば、厚朴・枳実に合わせれば胸満・腹痛を治す。黄連・黄芩と合することにより心煩・心下痞を治し、水蛭・虻虫・桃仁・牡丹皮と合することにより血を治し、芒硝と合することにより堅塊を治し、甘草と合することにより急迫症状を治す…」と、多様な大黄の効能を解説していますが、結毒を利する作用以外には薬効は特定されていません。

●張仲景薬証論
　大黄の主治する諸証を「痛んで閉、煩して熱、滑して実」の三証に総括する。

　これらを見ますと、大黄はもともと瀉下薬であるとの認識などなかったのではないかということがわかります。
　大黄は「神農本草経」におきましては、薬効に関する記文には先ず「瘀血血閉を下す」とあり、明らかに駆血薬として収載されています。一方、瀉下薬として著名な「芒硝」はほぼ同時代の『名医別録』に収載され、「瘀血血閉」の記載はなく、「大小便を利す」と明らかに大黄とは異なる表現が見えます。そして、この「大小便を利す」の効能が、宋代の「日華子諸家本草」において大黄にも追加記載されました。このことよりすなわち、漢代の頃はもっぱら駆血薬であった大黄が、時代が下るにつれて瀉下薬としても利用されるようになったということであります。

●中薬学
　瀉下通便　清熱瀉火　活血化瘀（瀉下薬）

[中医学的臨床応用]：
　大黄は「苦寒沈降」でつよい瀉下の効能を持ちます、単に排便を促進するだけではなく、その作用は広く、気分・血分に及びます。まずは、
1、瀉下通便
①熱積の便秘に用いる。熱感・口渇・舌苔が黄・脈が数などの熱証をともなう便秘に芒硝・枳実・厚朴などと用いる。
　大黄と芒硝の組み合わせで通便除満の効力が増します。
　大黄と枳実の組み合わせ、枳実は下気消痞作用があり、胃腸にたまった痞えを解消する。しかし、熱が胃腸にたまり気滞が起こると痞えの解消が困難になる。そこで、大黄と組み合わせる。

　　代表方剤：大承気湯（大黄・芒硝・厚朴・枳実）
　　　　　　　小承気湯（大黄・厚朴・枳実）
　　　　　　　調胃承気湯（大黄・芒硝・甘草）

　これら方剤の使い分けですが、大承気湯は瀉下通便の中でも最も作用が強いといわれています。臨床では熱結便秘の重症、例えば急性虫垂炎・急性腸閉塞・急性腹膜炎などとのことですが、実際では頑固な便秘でほかの通便剤ではなかなか効果がない場合に使用することが多いのではないでしょうか。理気除張の作用があるので腹脹を伴う便秘症に適します。小承気湯は芒硝を除いたもので作用は弱くなります。相対的に理気作用が強くなるので腹

痛より腹脹の症状を治療する方剤になります。調胃承気湯は大承気湯から理気薬を除いたものなので燥性が弱くなります。同時に甘草を加えて胃気の保護に配慮しています。胃腸が弱い人の便秘症や子供の便秘症に多く使用されています。

②冷積の便秘、すなわち四肢の冷え・腹痛・脈が沈遅などの寒証をともなう便秘に、附子・乾姜などと用いる。

附子との組み合わせ、大黄の苦寒の性質により陽気を傷つけないように、大熱の附子と用います。

　　代表方剤：大黄附子湯（大黄・附子・細辛）
　　　　　　　温脾湯（附子・乾姜・党参・甘草・大黄）

③腸燥便秘、すなわち血虚や陰虚をともなう便秘に麻子仁・桃仁・杏仁などと用いる。

　　代表方剤：潤腸湯（当帰・熟地黄・生地黄・麻子仁・桃仁・杏仁・枳殻・厚朴・黄芩・大黄・甘草）
　　　　　　　麻子仁丸（麻子仁・杏仁・大黄・厚朴・枳実・白芍）

このようにもともと寒下作用を持つ峻剤である大黄も組み合わせる薬剤により寒下から温下に、また峻下を緩下に、あるいは攻下を潤下に変化させています。

2、清熱瀉火
①血熱妄行による吐血・衂血・および火邪上炎による目の充血・口内炎・頭痛などの症候に黄連・黄芩などと用いる。
　大黄と黄連の組み合わせ。大黄は下に進もうとする性質、黄連は守ろうとする性質。全体で降火瀉熱・涼血解毒の効能が増す。

　　代表方剤：三黄瀉心湯（黄連・黄芩・大黄）

中国におきましては、急性の胃・十二指腸潰瘍の出血に大黄単味の処方で止血に用いています。単味の大黄が使えるのは、潰瘍と炎症を合併している出血で、黒便を伴うもの、出血量は500mL以下のものなどで、西洋医学の止血剤も生薬の止血剤も大黄を加えると止血時間を短縮できるとのことです。

②腸癰（虫垂炎など）の腹痛・圧痛・発熱などの症候に牡丹皮などと、また金銀花・連翹などの清熱解毒薬と用いる。
　大黄と牡丹皮の組み合わせ。どちらも血分に入り、血中にある熱毒を解消する。辛と苦を

組み合わせることで下向きへの力を強めることができるのです。

　　代表方剤：<u>大黄牡丹皮湯</u>（大黄・牡丹皮・桃仁・冬瓜仁・芒硝）

③熱痰による咳嗽・呼吸困難・黄痰・胸痛などの症候に腹満・便秘などの熱結をともなうときに栝楼仁・半夏・杏仁などと用いる。

　　代表方剤：<u>大陥胸丸</u>（大黄・葶藶子・芒硝・杏仁）

3、活血化瘀

血瘀による疼痛・出血・月経困難・閉経、あるいは、打撲・捻挫などの内出血に桃仁・紅花・蘇木・牡丹皮・赤芍などと用いる。

　　代表方剤：<u>桃核承気湯</u>（桃仁・大黄・芒硝・桂枝・甘草）
　　　　　　<u>通導散</u>（当帰・紅花・蘇木・木通・大黄・芒硝・枳実・厚朴・陳皮・甘草）
　　　　　　<u>大黄牡丹皮湯</u>（大黄・牡丹皮・桃仁・冬瓜仁・芒硝）
　　　　　　<u>抵当丸</u>（大黄・虻虫・水蛭・桃仁）
　　　　　　<u>大黄䗪虫丸</u>（大黄・黄芩・甘草・桃仁・杏仁・虻虫・䗪虫）

4、その他

黄疸、炎症性下痢などの湿熱に広く用いられる。

①肝胆湿熱のいらいら・怒りっぽい・口が苦い・口渇・胸脇部の脹り・腹満・黄疸などの症候に柴胡・黄芩・山梔子・茵蔯蒿などと用いる。

　　代表方剤：<u>茵蔯蒿湯</u>（茵蔯蒿・大黄・山梔子）
　　　　　　<u>梔子大黄湯</u>（山梔子・大黄・枳実・淡豆豉）

②大腸湿熱の悪臭のある下痢・腹痛・テネスムスなどの症候に黄芩・黄連・白芍・木香などと用いる。

　　代表方剤：<u>芍薬湯</u>（白芍・黄芩・黄連・当帰・肉桂・甘草・木香・檳榔子・大黄）

使用上の注意:

1、妊娠中や月経期には用いない。流産、過多月経をきたす恐れがある。また、授乳期に服用すると乳汁に移行し、嬰児に下痢などの影響を与えるので授乳中の婦人には用いない。

> ・妊婦又は妊娠している可能性のある婦人には投与しないことが望ましい。（本剤に含まれるダイオウの子宮収縮作用及び骨盤内臓器の充血作用により流早産の危険性がある。）
> ・授乳中の婦人には慎重に投与すること。（本剤に含まれるダイオウ中のアントラキノン誘導体が母乳に移行し、乳児の下痢をおこすことがある。）
>
> エキス剤添付文書より

　授乳につきましては、大分には、大分県産婦人科医会・大分県小児科医会・大分県薬剤師会によって作られた、大分県「母乳と薬剤」研究会発行の「母乳とくすりハンドブック2013」があります。皆様お持ちだと思います。それによりますと、ダイオウは、この度の改訂により、漢方薬としてまとめられましたが、「〇 通常の用法・用量での使用において、乳児に有意な影響はなく、授乳との両立は問題ないと思われる」という判定であります。

2、長い間煎じると瀉下効果が減弱するので、後下する。

煎じ時間について

　大黄はどのくらい煎じればいいのかということですが、傷寒論の中では、大黄を先に煎じる大陥胸湯、後から煎じる大承気湯、同時に煎じる大黄附子湯と様々で、異なった作用を発揮すると言われています。一般に長い間煎じると瀉下効果が減弱するので、後下するといわれていますが、

　（7、8分で瀉下作用消失とか）清湿熱に用いるときは長くてもよいといわれています。

大黄の煎液調整時におけるセンノシドA含量と瀉下活性

福山大学薬学部生薬学教室　八木晟先生

　大黄、および大黄甘草湯の煎じ液のセンノシドAの含量は、煎出40分で最高になる。その後、熱分解を受け減少する。10分程度の短時間では、センノシドAの溶出は不十分と考えられる。そのため、大黄剤の瀉下活性を最大限に発揮する為には、通常の煎出法で煎じるのがより効果的である。10分程度の短時間では、センノシドAの溶出は不十分（出来上がる5～10分前に投入する）と考えられると結論付けられています。そのため、大黄剤の瀉下活性を最大限に発揮する為には、通常の煎出法で煎じるのがより効果的であるとのことです。

ツムラ久保先生による、一旦湯液中に出たセンノサイドは脂肪酸やサポニンと複合体を形成するので変化しないという説もあります。

| 用量 |：3～12g、粉末の場合は、0.5～2 g

下剤としては個人差が大きいようです。（腸内細菌の関係）清熱活血化瘀を目的とする際には10g以上は必要と思われます。傷寒論での常用量は60gであります。散剤の場合は、瀉下作用が煎じた時より強いので、0.1～4 g、少量（0.3g以下）の食前服用は、胃液や胆汁の分泌促進、健胃、消化促進作用を示します。煎じで最大500g連用によっても毒性、副作用は見られていないとの記載もあります。少量で補剤になるという説もあります。

| 炮製 |：煎じ時間とともに薬効にとても影響するのが炮製です。
1、生大黄：瀉下の力が強い。
2、酒製大黄：
　　酒炒（酒をふきつけ火で焙る）
　　酒浸（酒に数日間浸し、乾燥）活血化瘀、体上部の清熱に用いる。（センノサイドはアルコールに溶けやすく、熱により分解されやすい⇒先煎）
　　酒洗（酒に軽く浸して乾燥）
3、製（熟）大黄（酒とともに黒色になるまで蒸したもの）：瀉下の力が緩やかになって清熱化湿に働く。酒製すると消炎・活血の力が強くなる。身体の虚弱なものは製大黄（黄酒で熱して黒色にしたもの）を用いる方がよい。

炮製と成分効用の変化

傷寒論・金匱要略を見ますと、抵当湯の大黄は酒浸品、承気湯類には酒洗品と規定されています。御影雅幸先生が詳しい歴史的考察をされています。

先程臨床応用のところでこの３方の臨床での使い分けを簡単にお話ししましたが、実はこの方の中の大黄はそれぞれ異なった炮製がなされていることがわかっています。

本草備要（1682）
大承気湯　　　酒洗　　　　胃脘中　　瀉下
小承気湯　　　不用酒製　芒硝ないので　医宗金鑑1749
調胃承気湯　　酒浸　　　　上焦　活血

芒硝との配合は寒性低減のために酒製品を用いる必要ありといわれています。実際には、このような炮製行っている人はいないと思います。

選品：味の渋いものを良品とする。野生品であり、一般に雅黄（唐大黄）と呼ばれる四川省産の大黄、および青海省産の錦紋大黄は、十分渋みがあり良品である。なお、錦紋大黄には野生品と栽培品があって、甘粛省産（栽培品）はセンノシドAの成分含量が少ない。日本薬局方でセンノシド含量の規定ができてから局方品からはずれるものもでてきた。青海省産は野生品でセンノシド含量も多く良品とされる。また、瀉下作用から見た場合は、自然乾燥させたものの方がアントラキノン含量が高く、良品。

25、大戟

　あまりなじみのない生薬です。すでに解説しました葶藶子、今回の大戟・甘遂そして重校薬徴であと3つ後に出てくる芫花、牽牛子（アサガオの種）が中薬学的には瀉下薬の中の峻下逐水薬に分類される生薬です。峻下逐水とは、作用が激烈で、激しい下痢によって大量の水分を排出する作用で、利尿作用を兼ね備えているものもあります。

　基原：トウダイグサ科（Euphorbiaceae）の京大戟（タカトウダイ）*Euphorbia pekinensis*の塊根を乾燥したものと、アカネ科の紅芽大戟*Knoxia valerianoides* THORELの根。一般に正常品は京大戟とされていますが、現在は紅芽大戟が多く出回っています。日本に輸入されているものも紅芽大戟のみであります。注）5、6年前から輸入されていない。毒性あり、個人輸入、医師治験商品。

　トウダイグザ属のユーホルビアという名前はローマ時代の医師、エゥフォルブスにちなむといわれ、古くから薬として用いられてきた種類であります。トウダイグサ科にはクリスマスのポインセチアなどもあります。

　タカトウダイは本州・四国・九州、朝鮮・中国に分布する日当たりのよい道沿いや草原などに見られる多年生草本植物です。時折刈り取られるような草原や森林と草原の境界付近、山道の側などに生育します。茎は通常1本であり、立ち上がって高さ70cmほどになり、背丈の高いトウダイグサであるとの和名になっています。トウダイグサは人里に多いが、タカトウダイはより自然性の高い草原に生育します。競合する植物が多い場所に生育することが、草丈の高さとなっています。

　茎の上部で枝分かれし、初夏に花序を形成する。枝先の花は1つの花のように見えるが、1つの雌花といくつかの雄花からなっています。葉は細長く、長さ5～6cmで幅5～7mm。縁と両面には微細な毛がある。茎頂には3～7枚の葉が輪生するが、変異が多いです。

　折ると白い乳液が出ます。直接食べることはな

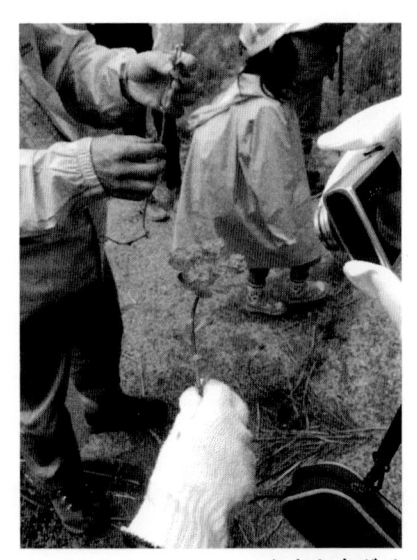

タカトウダイ
2014.4.27　熊本県高森町
Photo by Fuchino takahiro

いですが、誤食すると下痢や神経麻痺の中毒症状が現れます。また乳液が皮膚に付着すると、肌の弱い人は赤く腫れ上がることもあります。有毒植物であります。

成分：京大戟タカトウダイには有毒成分オイフォルビンなどが含まれ、これにより茎中の乳液が肌に触れると皮膚炎や結膜炎が生じ、誤飲すれば咽喉腫脹、嘔吐・下痢、血中に入れば眩暈、痙攣などを引き起こします。紅芽大戟にはアントラキノン類が認められています。

薬理作用：激しい瀉下作用、利尿作用

性味：苦　寒　有毒

帰経：肺　脾　腎

薬能：
- 神農本草経は下品に収載され、
  治蠱毒（こどく　虫を用いたまじない　こどく＝霊的な毒物）十二水[33]。腹満急痛。積聚中風（風にあたり麻痺をおこす）。皮膚疼痛。吐逆。

- 重校薬徴
  水を通利するを主る。

考徴

十棗湯の証に心下鞕満脇下に引きて痛むといい、又支飲[34]咳し煩して胸中痛むという。

　　張仲景氏の大戟を用いるはただこの一方のみ。しかしてその効を知るに足るなり。と書かれています。

- 中薬学
  瀉水逐飲・消腫散結（峻下逐水薬）芫花と同じで激しい瀉下作用と利尿作用があるが、効力は芫花より弱く、毒性もやや弱い。

33　12種類の水気。青水・赤水・黄水・白水・黒水・黄汗・懸水・裏水・風水・気水・石水・皮水。
34　胸部または心下部に水毒が停滞し、そのために咳嗽、呼吸困難を起こす病気、代償機能障害を起こした心臓弁膜症、腎炎、肺水腫などで支飲の状を呈するものがある。

25、大戟

中医学的臨床応用：

1、瀉水逐飲

　浮腫、腹水および胸水などに用いる。作用は甘遂に似てやや弱い。甘遂、芫花を配合して、逐水作用を強められる。「活法機要」の中で水腫を治療するには、大棗と一緒に煮て、大棗を食べる。

　　代表方剤：<u>控涎丹</u>（こうぜんたん）甘遂・大戟・白芥子の等量粉末を小豆大の丸薬とし、大棗の煎じ汁で、早朝空腹時に5～10丸服用。十棗湯を用いる場合より軽症に用いる。

　　　　　　<u>十棗湯</u>　大戟・芫花・甘遂の等分の粉末0.5～3gを大棗8～15gの煎じ液で服用。大戟・芫花・甘遂はつよい毒性があるので必ず散剤として少量をカプセルに入れるなどして服用すべきで、煎剤として用いても水溶しないので効果はない。

2、消腫散結

　熱毒による癰腫瘡毒（皮膚の化膿性疾患）、および痰水凝滞による瘰癧（リンパ腺腫）痰核に用いる。内服と外用のいずれもできる。山慈姑などの清熱解毒薬を配合する必要がある。

　　代表方剤：<u>紫金錠</u>（雄黄・朱砂・山慈姑・山文蛤・千金子・当門子・紅芽大戟）

用量：多くは丸・散剤とし、1回1～1.2g、煎剤には1.5～3g

使用上の注意：

1、虚弱者には用いてはいけない。古人は経験的に「弱者がこれを服用すると、ときに吐血する」と言っている。
2、妊娠中の婦人には禁忌。
3、脾胃を保護する必要があるので、紅棗と蜜糖を用いて胃腸に対する刺激を緩和する。
4、伝統的な経験によると甘草と配合禁忌。大戟・甘遂・芫花は甘草と配合禁忌としているが、最近の実験では一致した結果が得られていません。大戟・甘遂・芫花に甘草を配合してウサギに投与しても呼吸・心拍・体温・瞳孔反射・胃腸機能などに特別の変化は見られないという報告もあります。大戟・芫花に甘草を配合すると、利尿・瀉下作用は顕著に抑制され、芫花の毒性が増強する傾向がある。甘草の量が多いほど相反作用が強くなるが、相反作用が見られないこともある。臨床的には一般に甘草を大戟・甘遂・芫花とは用いません。

26、甘遂

|基原|：トウダイグサ科（Euphorbiaceae）の甘遂 *Euphorbia kansui* LIOU の根を乾燥したもの。

　日本では従来、トウダイグサ科の多年草、ナツトウダイ *Euphorbia sieboldiana* Morr. et Decne. の根を甘遂とよんで薬用として用いていました。ナツトウダイは日本全土の丘陵、山地、および朝鮮半島、南千島、南樺太（サハリン）に分布する高さ20〜40cmの多年草。花期は4〜5月。茎は直立して高さ20〜40センチ、毛はなく紅色を帯びる。傷つけると白液を出し、有毒。葉は倒披針（ひしん）形で先は丸く、基部はしだいに狭まり、茎の下部ではまばらに互生、茎頂では五枚輪生する。総包葉は三角形または三角状卵形で緑色。4〜6月、まばらな杯状花序をつくる。腺体（せんたい）は三日月形で両端は細くとがり、暗赤紫色。さく果は平滑で径三ミリ、種子は広卵形で平滑。

　ですが、真の甘遂は中国産の *E. kansui* Liou. の根です。

|産地|：中国（陝西省・河南省・山西省・甘粛省など）

|成分|：有毒成分カンスイニンA・Bやトリテルペノイドのα、β−ユーホルボール、チカロールなどが含まれています。

　甘遂も茎葉に傷をつけると白色の乳液がでます。この汁には毒性があり、かぶれることがありますので注意が必要です。

|薬理作用|：激しい瀉下作用や利尿作用、強心作用などが知られています。

　中国では甘遂を慢性気管支炎、気管支喘息等のアレルギー疾患の治療に使用するほか、食道癌、乳腺癌などの悪性腫瘍の治療にも用いている。甘遂の成分研究は1943年頃から始められ、現在までに十数種類のジテルペン及びトリテルペンが見出されている。
　これらの成分のうちジテルペン化合物のいくつかに抗癌作用、抗ウイルス作用、細胞毒性作用があることが見出され、注目されている。

|性味|：苦　寒　有毒

|帰経|：肺　脾　腎

26、甘遂

薬能：

● 神農本草経

治大腹疝瘕腹満（腹痛があり包塊が隆起して聚散〔出没〕を繰り返すもの）、面目浮腫、留飲宿食、破癥堅積聚、利水穀道（飲食物を消化排泄する胃腸の道）

● 重校薬徴

水を通利するを主る。故に結胸、心下鞕満、鞕痛、少腹痛、小便難を治す。

考徴

大陥胸湯の証に結胸、心下痛み之を按じて石鞕といい、又心下従り少腹に至り鞕満して痛むといい、又心下満して鞕痛という。

大陥胸丸の証に結胸、項も亦強ばるという。

甘遂半夏湯（甘遂・半夏・芍薬・甘草）の証に利すと雖も心下続いて堅満という。

大黄甘遂湯（大黄　甘遂　阿膠）の証に少腹満し敦状の如く小便微難という。

十棗湯の証に心下鞕満し脇下に引きて痛み乾嘔短気すといい、又支飲、咳し煩して胸中痛むという。

為則按ずるに葶藶・芫花・大戟・甘遂は同じく水を通利す。しかして甘遂の効最も勝る。

● 中薬学

瀉水逐飲・消腫散結

中医学的臨床応用：

1、瀉水逐飲

腎炎による浮腫、肝硬変による腹水、および滲湿性肋膜炎による胸水などに用いる。

①瀉下作用が強いので、服用してから、持続的な下痢を起こし、体内の水飲を排出することができる。単味で、あるいは一般に他の逐水薬とともに使用する。大戟・芫花あるいは牽牛子を配合する。

　代表方剤：十棗湯（甘遂・芫花・大戟の粉末を大棗の煎汁で服用）
　　　　　　二気湯（牽牛子・甘遂）

②水飲と熱邪が結びついた水飲結胸、胸苦しい・口渇・午後になると高熱が出る・便秘などを治療するには、大黄・芒硝を配合する。

　代表方剤：大陥胸湯（大黄・芒硝・甘遂）水熱互結の結胸証の代表方剤です。

③近年腸内の水液が多いイレウスを治療する場合、よく大黄・厚朴・桃仁などを配合して用いる。

　　代表方剤：甘遂通結湯（甘遂・大黄・厚朴・木香・桃仁・赤芍・牛膝）

④風痰による癲癇に用いる。
　　駆逐痰涎の効能を利用する。甘遂の粉末を豚の心臓に入れて煨し、朱砂の粉末を丸薬として服用する。

　　代表方剤：遂心丹（甘遂・辰砂・猪心）

2、消腫散結
　　癰腫瘡毒に外用する。

用量：多くは丸剤・散剤で用いる。粉末は1回0.3〜0.6g、多くて1〜1.5gを悪心・嘔吐をおこさないようにカプセルに装入して飲む。水煎してもよいが一般に効果は悪く、9〜12gでも瀉下作用があるとはかぎらない。現在では甘遂の有効成分は水に難溶性であることが実証されている。

使用上の注意：
1、虚弱体質と妊娠中の婦人には禁忌。
2、伝統的な経験によると甘草と配合禁忌。
　　甘遂と甘草の配合比率の違いによって異なった反応があらわれたという実験もあります。最近の動物実験によると甘遂と甘草を配合した場合甘草が甘遂より少量であれば相反作用はなく、甘遂の副作用は抑えられるが、甘草が甘遂より多いと相反作用が生じる。別の実験結果によるとモルモットに甘遂と甘草を混合して与えたところ、胃部の膨張・鼓腸などの重篤な反応があらわれて死亡した。という報告もあります。

選品：甘遂は漢産は肉白肥大なるもの佳なり。本産に産する所のものは用うるに堪えず。

　　　　　　　　　　　　　　　　　　　　　　　　　　　　　　　　（重校薬徴）

27、附子

　附子はトリカブトであります。北半球に広く分布していますキンポウゲ科の多年草です。トリカブト属は、毒草として世界的に知られています。古くから毒殺に用いられたり、アジアではアイヌ民族などで矢毒としても利用されていました。最近では「トリカブト保険金殺人事件」など世間を騒がせました。

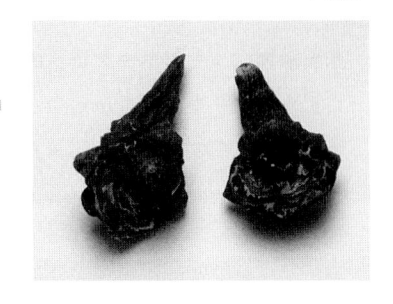

　欧米ではトリカブトはあくまでも有毒植物であり、A.D132-201のガレノス（Galenos）という学者が「トリカブトは毒であり、まったく人間の健康には役に立たない」という否定的な意見を述べました。ガレノスは古代初期から中期にかけて大きな影響力をもっていたので、西洋におけるトリカブトの医学的応用は頓挫してしまったのです。事実、西洋とそれに深い関係を持つアラビア文化圏の毒物史にはトリカブトを用いて暗殺をしたという例は沢山存在しますが、医薬品として用いられたという文献は殆どありません。とくに18世紀以降は強く注意を促されてきました。

　それに反して中国では医薬品としての使用法が早くから確立され、前三世紀ごろには模索的な実験段階を終え、前2世紀後半には医薬品としての評価は殆ど確立されていたようです。そして3世紀初頭の傷寒論・金匱要略の時代には附子を含む方剤は20処方も記載され、「附子は陰証に対する薬物の長である」と記されるほど医薬品としての評価は決定的なものになりました。事実、その後も修治法・適用法・適用範囲の様々な点で工夫発展が見られます。まだ有毒成分が分かっていなかった宋の時代にはアコニトウム　キネンセ（*Aconitum chinese*）の栽培が行われていたそうで、栽培方法、修治方法を一定にして品質の安定化を図ってきたそうです。唐の時代の千金方には内服で389処方、外用剤においても97処方に用いられています。

　日本では、西暦693年に、烏頭附子の殺害を目的とした使用、売買を規制し、厳しい罰則が制定されました。これらを以て毒殺したもの及び加害者に毒物を売ったものは絞首刑、同未遂者は二千里の流罪の非常に重い刑でした。江戸時代、生薬の国産推奨という点から各地で薬用植物の栽培が行われていましたが、会津藩（福島県）の白河で附子の生産が行われていたようです。現在ではその名前の名残が「白河附子」の名で残っているのみで、会津では殆ど生産されず、新潟県（佐渡など）産の野生品が「草烏頭」として流通しているのみです。

　基原：トリカブト属は種類が多く、日本だけでも50あまりの種類があるといわれています。

基原植物は、キンポウゲ科（Ranunculaceae）の
 ①カラトリカブト *Aconitum carmichaeli* Debeaux
 ②オクトリカブト *Aconitum japonicum* Thunbergの塊根を1、2又は3の加工法により製したもの。

ブシ1：高圧蒸気処理により加工する。
ブシ2：食塩、岩塩又は塩化カルシウム水溶液に浸せきした後、加熱又は高圧蒸気処理により加工する。
ブシ3：食塩の水溶液に浸せきした後、水酸化カルシウムを塗布することにより加工する。

現在、日本ではブシ1は、加工附子、修治附子などの名称で流通しており、ブシ2は炮附子、ブシ3は附子（白河附子）として、それぞれ刻み生薬として主に流通しています。

中国では、「烏頭」は母根の部分を指します。トリカブトの母根、すなわち茎に直接付いている塊根のことです。「附子」はトリカブトの子根の部分を指し、「天雄」は子根を発せず、母根がそのまま年を経て大きくなったもの、との記述もありますが真偽の程はわからず、天雄は現在流通されていません。あるいは8、9月の花期採取を附子、5月採取を烏頭、2、3月を天雄という説もあります。

日本で実際流通している生薬は、母根・子根の区別はしておりません。

生薬名	商品名	規格 総アルカロイド量	規格 アコニチン含量	原料と製法
烏頭	トチモトのウズ	0.40〜0.70	0.10〜0.30	「川烏頭」を原料として日干ししたもの
烏頭	ウチダの烏頭	0.30〜1.50	0.10〜0.75（アコニチン系アルカロイド）	「川烏頭」を原料として日干ししたもの
炮附子	トチモトのホウブシ	0.10〜0.30	0.005以下	川烏頭を酸性水に浸して外皮を除去し、4日間毎日水を換えて浸す。生姜と甘草の煎液に1〜2日間浸す。約4時間蒸して、火で焙って乾燥させる。
炮附子	ウチダの炮附子	0.025〜0.25	0.003以下	国産の栽培種を原料とし、食塩水に浸した後、オートクレーブで加熱調整する。

27、附子

附子	ウチダの附子	0.10〜0.35	0.09以下	国産の栽培種を原料とし、食塩水に浸した後刻み、消石灰にまぶして乾燥させる。（かつての白河附子に近い）
生薬製剤（原料を修治して粉末にし、そのまま服用できるようにしてあるもので、エキス剤ではない）	ツムラの生薬修治ブシ末N	0.50〜0.78 ベンゾイルアコニンに換算	0.0045%以下（アコニチン）	国産の栽培種を原料とし、オートクレーブで湿熱処理をした後、乾燥、粉末にする。
	マツウラの修治附子末	0.50〜0.80	0.05前後（アコニチン系アルカロイド）	国産の栽培種を原料とし、オートクレーブで加熱加湿処理をした後、乾燥、粉末にする。
	加工ブシ末（三和生薬）	0.50〜0.78	0.0045〜0.0165（メサコニチン）	国産の栽培種を原料とし、オートクレーブで110℃・内圧1kg/平方センチメートル40分間湿熱処理をした後、乾燥、粉末とし、とうもろこし澱粉で力価を調節する。
	小太郎漢方の炮附子末	記載無し	0.05%以下（アコニチン系アルカロイド）	中国から輸入した炮附子を、にがり水に数日間浸した後、数十分煮沸して附子の芯まで通した後、水洗し、適当な大きさに切って蒸し、乾燥、粉末にする。

産地：
①中国（四川省・湖北省）
②日本（北海道・新潟県・岩手県）

成分：アルカロイド：aconitine（アコニチン）、mesaconitine（メサコニチン）、aconine、hypaconitine（ヒパコニチン）、jesaconitine、lipoaconitine、lipomesaconitine、benzoylaconine、higenamine（ヒゲナミン）、coryneineなど。アルカロイド含有量は烏頭の方が多い。

薬理作用：
- 心臓に対する作用：附子の煎液はモルモット摘出心で強心作用を示し、その活性物質としてhigenamineが単離されている。higenamineは細辛・呉茱萸・蜀椒・良姜・丁香の含有。温裏虚寒薬に共通）aconitineは、心拍数の亢進、次に刺激伝導系の障害による不整脈、そして拡張期心停止の3段階に作用した。
- 鎮痛作用：aconitine系アルカロイド、とくにmesaconitineは、dopamineを介し中枢性の鎮痛

作用を示し、この作用はβ-遮断薬で抑制され、さらに内因的および外因的に変化させたcyclic AMPにより増強されることが認められた。

　加工ブシ末の鎮痛作用は、プロスタグランジンの生合成阻害を作用機序とする非ステロイド系鎮痛消炎剤とは異なる作用メカニズムに基づくものである。また、加工ブシ末の成分であるメサコニチンの鎮痛作用は、オピエート拮抗薬に影響されないことから、麻薬性鎮痛薬とも異なるメカニズムである。メサコニチンの鎮痛作用は、下位脳幹から下降する抑制性神経の機能と関係することが報告されている。

- 血管拡張作用：aconitineは少量で摘出ウサギ耳介血管、カエル後肢血管を拡張するmesaconitine、benzoylmesaconitineは、ラット摘出血管平滑筋に対し弛緩作用を示した。
- 肝臓での蛋白質生合成促進作用：mesaconitine、aconine、hypaconitineには、肝臓でのロイシン取り込みを高め、蛋白質生合成を促進させる作用が認められている。
- 抗ストレス潰瘍作用：附子エキスは、拘束水浸マウスの胃潰瘍を抑制する作用がある。
- 腎機能改善作用：熱水抽出エキスは、アデニン誘発慢性腎不全ラットを用いた実験において、GFR、RPF、RBF、尿中のCrとMg排泄量を有意に改善した。
- 下垂体-副腎系への作用：附子エキスは実験的衰弱ラットに対するレセルピン処置による心拍数の減少、血圧の低下、腎組織血流低下、肝のグリコーゲン値の上昇、副腎重量の増加、11-OHCSの上昇などを抑制した。

性味：

附子	烏頭
辛　熱　有毒	辛　苦　温　有毒

帰経：

附子	烏頭
心　腎　脾	心　肝　脾

27、附子

[薬能]:
- ●神農本草経　神農本草経には下品の部に「附子」「烏頭」「天雄」の別項で記載されています。

　★附子
風寒・咳逆・邪気を主り、中を温め、金瘡を主り、癥堅・積聚・血瘕を破り、寒湿、痿躄[35]・拘攣・膝痛・行歩能わざるを主る。
　★烏頭
中風、悪風、洗洗と汗出ずるを主り、寒湿痺、欬逆上氣を除き、積聚寒熱を破る。
　★天雄
大風、寒湿痺、歴節痛、拘攣緩急、積聚を破り、邪気、金瘡を主る。節骨を強くし、身を軽くし行を健にす。

●重校薬徴

　　水を逐うことを主る。故に悪寒、腹痛、厥冷、失精、不仁、身体骨節疼痛、四肢沈重疼痛を治し、下利、小便不利、胸痺、癰膿を兼治す。

　　「主として水分の代謝を盛んにし、水分の偏在を除く。したがって、悪寒、腹痛、手足の冷え、遺精や夢精、知覚麻痺、身体、および四肢の関節痛、重だるいものなどを治す。また、下痢、小便不利、胸痺、癰膿をも治す」

考徴

　東洞は附子・烏頭・天雄を一緒に論じています。まず、最初の4方剤が烏頭を用いる方剤です。烏頭剤は傷寒論では用いず、金匱要略のみに用いられています。

大烏頭煎の証に臍を巡りて痛み、若し発するときは自ら汗出て手足厥冷すという。
烏頭桂枝湯の証に腹中痛み、手足厥冷し不仁すという。
烏頭湯（麻黄・芍薬・黄耆・甘草・烏頭）の証に歴節屈伸すべからずといい、疼痛、又腹中絞
　痛し転側することを得ず云々、陰縮り手足厥逆すという。
赤丸（茯苓・半夏・烏頭・細辛）の証に寒気厥逆という。
　　　ここまでが烏頭の方剤です。

---

[35] 足の脱力した麻痺の病気。

天雄散（天雄・朮・桂枝・竜骨）の証は闕く。天雄を用いる天雄散は、男子の失精に用いる方剤ですが、互考の項には、それは水臓を温めて精を益すのではなく、水を治すのだといっています。故に朮と組むのだといっています。「ものにおびえたり、負け犬のような気持ちになっている人を勇気付ける薬」であると渡辺武先生は言っています。

これから下は附子の方剤です。

大黄附子湯の証に脇下偏痛という。

桂枝附子湯の証に身体疼煩し、自ら転側する能わずという。

桂枝附子去桂加朮湯の証は同上。

　ここまでが附子3枚を用いる附子の最大量方です。ここでの3枚、1枚は4g半の附子を8片にわけたものの1枚＝0.5gであります。

甘草附子湯の証に骨節疼煩、掣痛し、屈伸することを得ずといい、又小便不利という。

附子湯（附子・茯苓・芍薬・人参・朮）の証に背悪寒すといい、又身体痛み手足寒え骨節痛むという。

　附子2枚を用います。以下は附子1枚の方剤です。

白通湯（葱白・乾姜・附子・人尿）の証に下利という。

白通加猪胆汁湯の証は同上。

四逆湯の証に下利し清穀止まず身疼痛すといい、又手足厥冷すといい、又下利腹脹満といい、又四肢拘急といい、又悪寒という。

通脈四逆湯（甘草・附子・乾姜）の証に下利清穀、手足厥逆といい、又腹痛すという。

四逆加人参湯の証に悪寒し、脈微にして復た利すという。

栝楼瞿麦丸の証に小便不利するものは水気ありという。

桂枝加附子湯の証に小便難く四肢微急し以って屈伸し難しという。

桂枝去芍薬加附子湯の証に微悪寒という。

桂枝去芍薬加麻黄附子細辛湯の証は具らず。

芍薬甘草附子湯の証に悪寒という。

附子瀉心湯の証に悪寒という。

附子粳米湯（附子・半夏・甘草・大棗・粳米）の証に切痛という。

麻黄附子甘草湯の証は具らず。

麻黄附子細辛湯の証は具らず。

八味丸の証に少腹不仁といい、又腰痛、少腹拘急、小便不利という。

薏苡附子散（薏苡仁・附子）の証に胸痺という。

薏苡附子敗醬散の証に腹皮急、之を按ずるに濡、腫状の如し云々。これ腸内に癰膿ありとなすという。

弁誤の項には、附子は大熱・大温の性質であると言われているが、味や性質は関係なく、附子は水を逐うものなのだと言っています。しかるに熱がある証といえども水気ある者は附子を用いることができると言っています。品考では、附子は今烏頭を用いると言っています。烏頭と附子は一物なり、弁別するのはおかしいと言っています。

● 張仲景薬証論

附子	烏頭
脈沈微と痛証を主治する。	附子と主治するものは似ている。相違点は、烏頭は痛証に多く用いられ、腹中の激痛、あるいは関節が疼痛して手足が逆冷する、脈沈緊の者を主治する。

● 中薬学

附子	烏頭
回陽救逆　補火助陽　散寒止痛	祛風湿　散寒止痛

中医学的臨床応用：

★附 子

　附子は「走面不守」で、身体中を走り回るとみてよいです。内にも外にも達し、上昇も下降もします。身体の中に久しく凝り固まった寒証に対し開、温、痛、散の作用をします。

1、回陽救逆、すなわち、強心作用によりショック状態から回復させる作用です。
　　例えば、大汗・大吐あるいは大瀉の後に、亡陽（ショック）・顔面蒼白・チアノーゼ・四肢の厥逆（冷たくて温まらないこと）・脈が微弱などの症候があるときに人参・乾姜・甘草などと用いる。

　　　代表方剤：四逆湯（附子・乾姜・甘草）
　　　　　　　　参附湯（人参・附子）

　人参・附子の組み合わせで、回陽・益気・固脱の作用が強まります。人参と附子の比率は２対１がよいとされています。附子と乾姜の組み合わせで回陽救逆の効果が強まります。先人は「附子は乾姜がなければ温めず」といっています。

あたためる⇒炮附子がよい

2、補火助陽、附子は全身機能が低下した状態、すなわち陽虚に用います。
　①腎陽虚で、膝や腰がだるく無力・頻尿あるいは排尿困難・性機能減退などの症候がみられるときには肉桂・熟地黄・山茱萸などと用いる。

　　　代表方剤：八味丸（地黄・山薬・山茱萸・沢瀉・茯苓・牡丹皮・肉桂・附子）
　　　　　　　　右帰丸（熟地黄・山薬・山茱萸・枸杞子・杜仲・菟絲子・附子・肉桂・当帰・鹿角膠）

　②脾陽虚で、食欲不振・腹部の冷え・泥状〜水様便などが見られるときには人参・白朮・乾姜などと用いる。

　　　代表方剤：附子理中湯（附子・人参・乾姜・白朮・甘草）

　③心陽虚による、動悸・息切れ・心臓部の鈍痛などには人参・桂枝などと用いる。

　④陽虚の自汗には黄耆・五味子などと用いる。黄耆と附子の組み合わせは、ショック状態、すなわち、脈微、四肢厥冷、大汗の状態をそなえたものに用いられます。

　⑤陽虚の表寒で、寒気・冷え・発熱・頭痛などの症候に麻黄・細辛と用いる。

　　　代表方剤：麻黄附子細辛湯（麻黄・附子・細辛）

3、散寒止痛
　①寒湿痺、すなわちしびれ痛み・関節の運動障害や拘縮・冷え・むくみなどの症候に桂枝・白朮などと用いる。

　　　代表方剤：桂枝加朮附湯（桂枝・白芍・甘草・生姜・大棗・蒼朮・附子）
　　　　　　　　甘草附子湯（甘草・白朮・附子・桂枝）
　　　　　　　　鎮痛⇒加工附子がよい

　②腹中寒気により、寒邪上逆して腹痛・腹鳴・嘔吐・食欲不振・手足不温などの症候に用いる。

　　　代表方剤：附子粳米湯（附子・半夏・大棗・甘草・粳米）

4、その他
　①温陽利水：陽虚水乏といわれる状態に用います。脾腎陽虚で、水気が内停し、小便不利・浮腫などが見られる時には白朮・茯苓などと用いる。慢性腎炎・心不全などでよく見られ

ます。

　　　代表方剤：<u>真武湯</u>（附子・茯苓・白朮・白芍・生姜）

②寒秘、すなわち寒冷による便秘に大黄を配合して用いる。

　　　代表方剤：<u>大黄附子湯</u>（大黄・附子・細辛）
　　　　　　　　<u>温脾湯</u>（附子・乾姜・党参・甘草）

［用量］：1～9g

［使用上の注意］：
1、妊婦には用いない。
2、陰虚・熱証・出血傾向のあるものは慎重に用いる。
3、暑い季節・老人・体の弱い人は減量する。
4、一度に多量に服用すると、動悸・のぼせが起こり、次いで口唇や手足のしびれ感が起こる。更に量が多いと、引きつけ・けいれんなどを起こすことがある。口唇や手足のしびれ感があるときは、分量オーバーと考える。重症には胃洗浄・保温などの一般的な救急措置とアトロピン注射を行い、軽症には生姜120g、甘草15gを煎じるか、緑豆90～120gを濃く煎じて服用すると一定の解毒効果がある。
5、30～60分先に煎じた方が良い。毒性が弱まる。
6、実験によると、附子は甘草か乾姜と一緒に煎じると毒性が低下する。

［炮製］：
1、炮附子：塩のにがりにつけて水洗いし、黒豆と煮る過程をくりかえす。毒性はあまりない。
2、加工附子：高圧加熱により減毒して粉末にする。毒性はほとんどない。
3、生附子：生のまま、あるいは塩のにがりや石灰水などにつけたもの。毒性が強い。

［選品］：炮附子：切片が大きく均整で、黄褐色半透明で、堅硬なものが良品とされている。芯まで熱の通っているものがよい。（芯の白いものは毒性が強い）

★烏 頭

1、祛風湿　散寒止痛

　　風寒による痺痛に用いる。

　　　　代表方剤：<u>烏頭湯</u>（烏頭・麻黄・白芍・黄耆・甘草・蜂蜜）
　　　　　　　　<u>烏頭桂枝湯</u>（桂枝・芍薬・大棗・生姜・甘草・烏頭・蜂蜜）
　　　　　　　　<u>赤石脂丸</u>（蜀椒・烏頭・附子・乾姜・赤石脂）

　寒湿痺痛・腹痛・頭痛・片頭痛・打撲の疼痛など散寒止痛の効能は附子より強い。強心作用・祛寒の効能は附子より弱い。（大熱でなく温性だから）

［用量］：1.5～6ｇ　附子よりも少量を用いる。

［使用上の注意］：
　1、川烏頭：栽培品種の烏頭の塊根
　2、草烏頭：野生の烏頭の塊根、毒性強

28、半夏

基原：サトイモ科（*Araceae*）のカラスビシャク *Pinellia ternata* Breitenbachのコルク層を除いた塊茎。（日本薬局方）

　カラスビシャクは、日本各地で農道やあぜ道などに生える多年草、畑の雑草として普通にみられ、北海道〜沖縄、朝鮮半島、中国に分布します。蛇のように鎌首をもたげ舌を出したように見えますし、あるいはコートを羽織ったようにも見えます。このように、コートを羽織る植物は他にもカラーとか、ミズバショウ、アンスリウム等があり、それほど珍しくはありません。このコートは仏炎苞（ぶつえんほう）といわれるもので、ちょうど仏様の背後にある炎のようにも見えます。

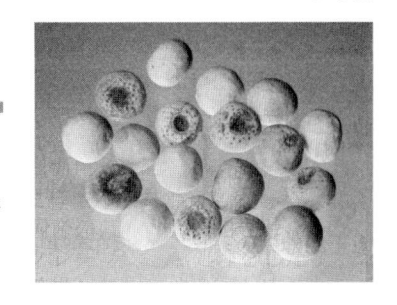

　半夏という名前は、七十二候[36]の半夏生のころ花が咲くことに由来しています。半夏生とは、夏至から数えて11日目、夏至（6月21日）と小暑（7月7日）の間、7月2日頃のことです。

　カラスビシャクは、地中にある塊茎（球茎）から通常3小葉の葉を展開し、葉柄の下部と小葉のつけ根にむかご（珠芽）を形成します。葉はこの珠芽が成熟するころ黄変して枯れ、珠芽から新しい個体を発生させます。また、地中の塊茎は生育過程で分球して増殖します。5〜8月に高さ20〜40cmの花茎をのばし、仏炎苞に包まれた肉穂花序をつけます。

　カラスビシャクはサトイモ科の植物ですから、地中深くにイモ（球茎）を持ちます。カラスビシャクの球茎の形は栗のようであり、茎を抜くとその部分が凹んで臍のように見えるということから、臍栗（ヘソクリ）といわれてきました。実は、漢方薬には欠かせない生薬として結構高い値段で薬屋に売れたため、農家の人の貴重な副収入源となったようです。農家の収入は天候に左右されやすいから、困った時に足しになるように、奥さんがコツコツとカラスビジャクを売って貯めていたのでしょう。内緒でお小遣いを貯めることをヘソクリというのはそこからきているといわれています。

　しかし、このカラスビジャクは、田畑によく生えている雑草で、作物の生長のためにはあまり好ましくありません。しかも、引っこ抜こうとしても、土中にある球茎を残して抜けてしまうため、いくら抜いても生えてきます。そのため、農家ではこの植物は、非常に嫌われていました。今では、除草剤に殺されています。除草剤には極めて弱い植物です。

---

[36] 二十四節気は、春分、夏至、秋分、冬至といったような1年を24の期間に分けた区分。二十四節気だけでは、農作業の基準が分かりづらかったためさらに細かく分け、それぞれに特徴的な自然現象名をつけ、季節を知る目安として設けられたものが七十二候。

|産　地|：四川省・甘粛省・貴州省・雲南省・安徽省・湖北省産のものが多く、質も良いといわれています。そして韓国です。

　日本の近年における半夏の生産量は極めて少なく、市場品の大部分は中国および朝鮮半島からの輸入品に依存しています。平成4年、5年は国内生産量1tに対して、輸入量900tで、国内産はますます減少傾向にあります。

|成　分|：フェノール類：3、4-dihydroxybenzaldehydeなど。

　半夏を噛むと、強いえぐみと粘膜に対する刺激があります。この成分が半夏のえぐみの本体といわれています。このえぐみは生姜と一緒に服用すると軽減することが知られています。

　アルカロイド：l-ephedrineが単離されています。
　アミノ酸：arginine、aspartic acidなど。

　その他：水溶性多糖、精油成分、β-sitosterol、palmitic acid、シュウ酸カルシウムなど。口や唇に対する刺激感は、粘液細胞中のシュウ酸カルシウムの針状結晶によるといわれています。この刺激感は煎じることによって消失しますが、これは煎じ液にすることで粘液の膨化によって針晶が包まれるためと考えられています。

|薬理作用|：
- 鎮吐作用：半夏煎液はアポモルヒネおよび硫酸銅によるイヌ、ネコの嘔吐を抑制すること、半夏煎液の経口投与でウサギの唾液分泌を促進し、咽痛の緩和作用が示唆されることが報告された。
- 消化管に対する作用：拘束水浸ストレスマウスの胃潰瘍に対する抗消化性潰瘍作用、皮下投与により有意な胃液分泌抑制作用などを示している。
- 鎮咳去痰作用：　半夏の煎液を内服することによってネコを用いたヨード溶液による咳嗽に対して鎮咳作用を示し、その効果は5時間以上持続した。
- 免疫系に対する作用：ストレス負荷マウスのマクロファージ貪食能低下に対し回復作用を示すなどの免疫賦活作用が報告されている。
- その他：抗炎症作用・抗ウイルス作用など。

|性　味|：辛　温　有毒　有毒であるというところから、陶弘景は、「およそこれを用いるには10回ほど湯で洗って滑らかなことをことごとくなくさないと、毒があってのどを刺激するものである。処方の中に半夏があるときには必ず生姜を用いる。それは毒を制するためである」と述べています。

28、半夏

帰経：脾　胃　肺

薬能：

●神農本草経は下品に収載されています。

　　傷寒、寒熱、心下堅きもの、気を下し、喉咽腫れ痛み、頭眩、胸脹、咳逆（咳嗽して気が上逆するもの・噦の俗称）し、腸鳴し、止汗を主る。

●重校薬徴

　痰飲、嘔吐を主治す。兼ねて心痛、逆満、腹中雷鳴、咽痛、咳悸を治す。

　「主として水分の停滞、代謝障害、嘔吐を治す。また、胸痛、下から胸腹部につき上げるように膨満するもの、腹がゴロゴロ鳴るもの、咽喉部の痛み、咳、動悸を兼治す」

考徴

大半夏湯（半夏・人参・白蜜）の証に嘔吐という。嘔吐して心下痞鞕するものを治す。
　←2升
小半夏湯（半夏1升・生姜半斤）の証に嘔吐し、穀下るを得ずといい、又噦という。
　（簡）
小半夏加茯苓湯の証に卒に嘔吐し、心下痞すといい、又眩悸という。
半夏厚朴湯の証に咽中炙臠[37]あるが如しという。
　←1升
　ここまでの大量方で、半夏は嘔吐、および咽喉症状の治療に用いられていることがわかります。

附子粳米湯（附子・粳米・半夏・大棗・甘草）証に腹中雷鳴といい、又胸脇逆満嘔吐という。
半夏瀉心湯の証に嘔して腸鳴という。
甘草瀉心湯の証に腹中雷鳴といい、又乾嘔といい、又食臭を聞くを悪むという。
生姜瀉心湯の証に乾噫食臭、脇下に水気あり、腹中雷鳴という。

旋覆花代赭石湯の証に噫気除かずという。
小柴胡湯の証に嘔といい、又咳といい、又乾嘔といい、又心下悸という。
大柴胡湯の証に嘔止まずといい、又嘔吐という。

---

[37] 咽喉部の引っかかるような違和感のある状態を咽中炙臠という。吐こうとしても飲み込もうとしてもとれず、梅の種があるような感じに似ているところから梅核気ともいう。半夏厚朴湯の使用目標となる。

黄連湯の証に嘔吐せんと欲すという。
六物黄芩湯の証に乾嘔という。

小青竜湯の証に心下水気あり乾嘔すといい、又咳すといい、又涎沫を吐すという。
越婢加半夏湯の証に咳すという。咳喘のために半夏を加えています。

葛根加半夏湯の証に嘔という。
黄芩加半夏生姜湯の証に嘔といい、又乾嘔という。この２方は嘔吐のために半夏を加えています。
芩甘姜味辛夏湯の証に嘔という。
厚朴生姜半夏甘草人参湯の証は具らず。類聚方広義には胸腹満して嘔するものを治す。

<u>生姜半夏湯</u>（半夏半升・生姜汁１升）の証に喘に似て喘ならず、嘔に似て嘔ならず、噦に似て噦
　（簡）　　　　　　　　　ならず、心中に徹し憒々然（かいかい）として奈何（いかん）ともするなしという。
栝楼薤白半夏湯の証に心痛背に徹すという。
小陥胸湯の証に小結胸痛、正に心下あり、之を按ずる時は則ち痛むという。
　　←半升
甘遂半夏湯の証に利するといえども心下続いて堅満という。
　　←12枚
半夏苦酒湯の証に咽中傷つき瘡を生ずという。
　　←14枚
半夏散の証に咽中痛むという。
<u>半夏麻黄丸</u>の証に心下悸すという。
　（簡）

<u>半夏乾姜散</u>の証に乾嘔吐逆涎沫を吐すという。
　（簡）

　　←等分
最簡方の方剤によると、嘔吐して、不渇あるいは涎沫を吐すものに用いられることがわかります。
乾姜人参半夏丸の証に嘔吐という。
　　←２両

　　以上の諸方を歴試するに半夏は痰飲嘔吐を主治するや明らかなり。故に諸病にして痰飲あって嘔吐するものは一に是れ皆半夏の治にあり。

28、半夏

● 張仲景薬証論

　嘔して不渇の者を主治し、咽痛、咳喘、声のかれ、心下悸を兼治する。嘔吐には、悪心・乾嘔・喜嘔・胃反の区別があるが、半夏はこれらすべてを主治する。と述べています。また、患者の多くは喉の渇きがなく、舌苔はかならず膩苔であるといっています。

● 中薬学

　燥湿化痰　降逆止嘔　消痞散結（化痰止咳平喘薬の中の温化寒痰薬）

中医学的臨床応用：

1、燥湿化痰

　半夏は辛散温燥の性質で、燥湿化痰、止咳作用がある。

①湿痰の咳嗽で、痰が多い・胸苦しい・身体が重だるい・舌苔が膩・脈が滑などの症候がみられるときに陳皮・生姜・茯苓などと用いる。寒湿の薄くて多量の痰、冷えなどの症候がみられるときには、細辛・乾姜などの温肺化痰薬と用いる。

　　代表方剤：二陳湯（半夏・陳皮・茯苓・生姜・甘草）
　　　　　　　小青竜湯（麻黄・桂枝・乾姜・甘草・細辛・白芍・五味子）
　　　　　　　苓甘姜味辛夏仁湯（茯苓・半夏・杏仁・五味子・細辛・乾姜・甘草）

[山本巌先生語録]

止咳の薬物（中枢性に働く半夏、款冬花、百部）

中枢性の鎮咳薬といいますか、中枢性に咳を止めるもので、日本で最もよく使われるのは半夏です。半夏というのは、咳止めによく効きます。例えばかぜを引いていて、咳が止まらないで、別に風邪薬を出すほどではないときは、ふだんの処方の中に半夏を入れてやると、それだけで咳が止まります。半夏というのは、非常に鎮咳作用が強いです。中国では化痰のほうに分類されているけれども、私はどちらかというと鎮咳を主目的にして使います。坂東正造：『漢方治療44の鉄則』

　半夏は六陳（枳実、橘皮、麻黄、半夏、狼毒、呉茱萸）の一つで、陳旧品が良いとされています。昔は採取後3年を経過しないものは使ってはいけないと言われていました。
「八新」と呼ばれ新しいほどよいと評価される生薬もあります。蘇葉・薄荷・菊花・赤小豆・桃花・沢蘭、槐花・款冬花です。

②脾胃気虚により食欲不振・胸脘痞悶・悪心嘔吐・大便不実をみるものには四君子湯に陳皮とともに用いる。半夏—陳皮はどちらとも脾系に入って促進しあいます。

　　代表方剤：六君子湯（人参・白朮・茯苓・炙甘草・半夏・陳皮・大棗・生姜）

2、降逆止嘔

　辛散温燥の性質で悪心・嘔吐を抑制する。古人は経験的に「胃寒による嘔吐には半夏が最適である」としています。臨床では以下のような嘔吐に使用しています。

①寒湿による胃気逆の悪心・嘔吐・口がねばる・舌苔が膩・脈が滑などの症候がみられるときに生姜と用いる。

　　代表方剤：小半夏湯（半夏・生姜）

②胃熱・湿熱による悪心・嘔吐・呑酸・胸焼け・煩燥・不眠・口がねばり苦いなどの症候には黄連・竹筎・山梔子などと用いる。竹筎は清熱止嘔・下気消痰作用があり、半夏—竹筎の組み合わせで、熱と寒の両方が作用し、健脾燥湿・和胃止嘔の効果が増強されます。

　　代表方剤：竹筎温胆湯（半夏・陳皮・茯苓・甘草・枳実・竹筎・大棗・柴胡・黄連・香附子・桔梗・麦門冬・人参）

③脾胃不和で、上腹部の痞え・悪心・嘔吐・腹鳴・下痢がみられるときには黄連・黄芩と乾姜・桂枝などにより寒熱を調和し、悪心・嘔吐・痞えをとるために半夏を配合する。

　　代表方剤：半夏瀉心湯（半夏・黄連・黄芩・乾姜・人参・甘草・大棗）
　　　　　　　生姜瀉心湯
　　　　　　　甘草瀉心湯
　　　　　　　黄連湯（黄連・半夏・乾姜・人参・大棗・甘草）

④半表半裏証の往来寒熱・悪心などの症候に柴胡・黄芩を主体に半夏を配合する。

　　代表方剤：小柴胡湯（柴胡・黄芩・半夏・人参・生姜・甘草・大棗）
　　　　　　　大柴胡湯（柴胡・黄芩・半夏・枳実・大黄・白芍・生姜・大棗）
　　　　　　　柴胡桂枝湯（柴胡・黄芩・半夏・生姜・白芍・人参・大棗）

3、消痞散結

　のどの異物感や胸の痞えを取り除く作用です。

①痰熱互結による胸悶・上腹部の痞え・嘔吐・咳嗽などの症候に黄連・栝楼仁と用いる。

　　代表方剤：小陥胸湯（黄連・半夏・栝楼仁）

②痰気鬱結、ストレスなどによって咽の梗塞感が生じた場合（梅核気）に、厚朴・蘇葉・茯

苓などと用いる。

　　代表方剤：半夏厚朴湯（半夏・厚朴・茯苓・紫蘇・生姜）

用量：5～10g

使用上の注意：
1、温燥の性質なので、陰虚の燥咳には用いないか、慎重に投与する。
2、半夏の中毒により、舌や咽のしびれ、灼熱痛、さらに、呼吸困難、窒息などを生じた場合には、生姜で解毒する。一般的には、十分に炮製してから使用すべきである。
3、習慣的に半夏と烏頭の配合は禁忌とされている。いくつかの動物に投与した実験によってはとくに重篤な反応は起こらないといわれている。

　半夏の妊婦に対する使用法が議論されることもあります。重校薬徴では、弁誤の項を見ていただきたいと思いますが、「本草綱目の半夏の条に別録を引いて堕胎と曰う。張元素は孕婦は半夏を忌むと曰う。思わざるの甚だしきなり」と書いてありまして、「若し其の疾ありて薬を用うるには唯其の証に随うのみ、禁忌あることなし故に妊娠嘔吐止まざると曰う者は乾姜人参半夏丸を用う。余亦嘗て孕婦の留飲胸脇引痛する者を治するに十棗湯数剤を用う、期に及んで免じ、母子に害なし、所謂故ありなしとは確かに明徴あり、孕婦の半夏を忌むとは虚語に従うのみ」としています。

　実際、妊娠悪阻には、小半夏加茯苓湯、半夏厚朴湯など半夏含有方剤が主に用いられています。また、半夏厚朴湯と茯苓飲合半夏厚朴湯の2種類の漢方エキス剤坐薬なども用いられることがあります。ただ、用いるべき証があれば、半夏、生姜を含む方剤を使用していますが、毒性の少ない法半夏を使用すべきであるといわれています。一方、半夏は流早産の危険性があるので長期間の使用は避けるべきだとの報告もあります。中国では、生まれた子どもの頭の発達が悪いという統計結果から、最近は妊娠悪阻にはあまり使われていないという報告もあります。
　「服用は3日くらいにしておくのがよい」←織部先生より御助言いただきました。

★日本医科大学多摩永山病院女性診療科医局のホームページ：

http://www.nms.ac.jp/hahanet/

　妊娠悪阻の発症時期が胎児奇形の臨界期に一致しているため、安易な薬物使用は避けるべきであるが、嘔吐が著明な場合は、中枢性制吐剤としてメトクロプラミドを用いる。また、漢方薬では小半夏茯苓湯、半夏厚朴湯、五苓散などが用いられる。

★発表者	河上　祥一（産婦人科）	発表年月日	平成10年9月9日(水)
演　題	主題：制吐剤としての漢方エキス剤坐薬の効果検討 副題：妊娠悪阻を中心に、他疾患への応用		
場　所	エネルギーセンター6階大会議室		
現在、妊娠悪阻に対する治療法は、輸液療法を基本とした待機的治療となっている。制吐剤の投与は、妊娠悪阻の出現時期が妊娠初期の器官形成期に一致しているため、一般には行われていない。一方、つわり、妊娠悪阻に対し有効で且つ安全とされる漢方薬は、その独特の匂いのためかえって嘔気を誘発するなど服用しづらい欠点がある。以上より、半夏厚朴湯と茯苓飲合半夏厚朴湯の2種類の漢方エキス剤坐薬を作製し使用してきた。今回、妊娠悪阻への使用効果を中心に、他疾患の応用として化学療法時の制吐剤の補助剤として使用経験等を報告する。			

★福岡県薬剤師会薬事情報センター：

http://www.fpa.or.jp/contents/yakuji-enter/

　妊娠悪阻について、用いるべき証があれば、半夏、生姜を含む、小半夏加茯苓湯、半夏厚朴湯などを使用できる。ただし半夏は流早産の危険性があるので長期間の使用は避ける。

　炮製：現在、日本薬局方では「根茎の肥大する7～8月ごろに採集し、泥砂を洗った後、ひげ根と外皮を去って、陽乾又は加熱乾燥する。乾燥後イオウで薫蒸して漂白して白色に仕上げることがある」としか記されていませんが、中国では様々な加工がなされています。中国では半夏は加工方法の違いによって以下のように分類されています。中国では、炮製して用いるのが一般的です。

1、生半夏：生で用いる。有毒、主として外用。煎剤にする場合は生姜と同煎する。
2、姜半夏（製半夏、法半夏）：生姜汁につけて干したもの、毒性が少なくなり、燥湿・祛痰・制吐の力が強い。
3、清半夏：10日間ほど冷水に浸し、その後明礬で煮て処理したもの。辛燥の性質が非常に弱くなる。

28、半夏

|選品|：乾燥が良く、粒が大きく丸く、質が堅く、充実し、外皮（コルク層）がきれいに除かれ、色が白く、粉性に富み、泥などが付着しないものを良品とする。質が充実したものがよい。小粒のものは次品である。なお、白いものがよいとされるが、あまりに純白のものは漂白しすぎている思われるものがあり、注意を要する。近年は無漂白のものも流通している。褐色のものは古い可能性がある。（保存状態悪く、湿気による変色）

29、芫花

　　分類は、作用の激しい、下痢によって大量の水分を排出させるという峻下逐水薬になります。ほとんどなじみのない生薬だと思います。峻下逐水薬というもの自体あまり現在では使われないと思いますが、重校薬徴には、今まででてきましたように、葶藶子・大戟・甘遂、そして今回の芫花と、4種類が収載されています。この辺にも、毒をもって毒を制するという東洞の方針が伺えるのではないかと思います。

基原：ジンチョウゲ科（Thymelaeaceae）のフジモドキ*Daphne genkwa* SIEB. et Zucc.の花蕾です。フジモドキは江戸初期に薬草として中国から入った落葉低木で、ジンチョウゲ科に属する木であり、フジモドキと呼ばれるが、花がヤマフジなどの藤の仲間に似ているわけではありません。おそらく紫色に由来する名前で別名では、サツマフジ、チョウジザクラとも言います。チョウジザクラという別名は、花の形をスパイスの丁子（ちょうじ・チョウジノキの蕾を乾燥させたもの。クローブ）に見立てたものでしょう。なお「フジモドキ」という名前よりも好まれるのか、「チョウジザクラ」の名で流通することが多いようです。樹高は1～1.2ｍほど。4月ごろに、ソメイヨシノと同じように、葉が展開する前に、香りのある淡い紫～桃の花を沢山につけ、後に白い実もつけます。ジンチョウゲ科に属するだけあって芳香が強いです。この花は有毒であります。葉もジンチョウゲとは違い、薄く細長い、微毛のある葉を持ちます。小さな花をいっぱい付けるので、盆栽に使われることが多い植物です。

産地：中国（安徽省・江蘇省・浙江省・四川省・山東省など）

成分：genkaninゲンカニン、フジモドキの乾燥花の中にアピゲニンその他と共に含まれる淡黄色針状結晶、フラボン類に分類。
　　apigenin、アピゲニン、ダリアの黄色花、フジモドキの花等に存在する。ほとんど無色の結晶。sitosterol、刺激性の油状物。

薬理作用：
1、瀉下作用：genkaninは腸粘膜を刺激して激しい下痢と腹痛をおこす。
2、利尿作用：実験によると芫花の煎液には利尿作用があるが、多量ではかえって抗利尿作用があり、応用上の安全域は狭い。花蕾のほかにも根皮にも利尿作用がある。

性味：辛・苦　温　有毒

29、芫花

帰経：肺　腎　大腸

薬能：
- 神農本草経　下品に収載されています。
  治咳逆上気、喉鳴喘、咽腫短気、蠱毒[38]鬼瘧[39]、疝瘕癰腫[40]、殺虫魚。

- 重校薬徴
  水を通利するを主る。

　この効用は葶藶子、大戟、甘遂の記載と同じです。中でも甘遂の効がもっとも勝ると書かれています。

考徴

十棗湯の証に心下鞕満し脇下に引いて痛むといい、又、支飲咳し煩し胸中痛むという。
大戟・芫花・甘遂の等分の粉末0.5～3gを大棗8～15gの煎じ液で服用。大戟・芫花・甘遂はつよい毒性があるので必ず散剤として少量をカプセルに入れるなどして服用すべきで、煎剤として用いても水溶しないので効果はない。

為則芫花一味を試服するに大いに水を瀉す。すなわちその水を治するや明らかなり。

　弁誤の項には、三国志の魏の青牛先生の見かけは5、60歳だったが、直接の面識があるものによると、すでに100余歳だったという。扈累は嘉平年間に8、90歳だったが、わずか4、50歳に見えたとある。それから1、2年の後、病気で亡くなった。若く見えたのは、青牛先生の術に健康法・養生法のようなものがあったのかもしれない。それは常に芫花を服していたからであるということ。下品の毒物というが、その証ありてその薬を用い、もってその病を治す。久服するに耐えられないことはないといっています。

- 中薬学
  瀉水逐飲　袪痰止咳　殺虫療瘡（外用）

---

[38] 異常な気に感染して起こる。蠱毒はある種の急性症、血吸虫病・重症肝炎・アメーバー赤痢などに見ら
[39] マラリア
[40] 風邪が熱とかして下焦に伝わり湿と相結して起こるもので、小腹が熱痛し、尿道より白色粘液の流出あり。前立腺炎に類似。

中医学的臨床応用：
甘遂と同様に使用する。ただし逐水力は甘遂より弱い。

1、瀉水逐飲

　　浮腫、腹水および胸水などに用いる。咳嗽・呼吸困難・便秘・乏尿・胸脇痛などの症候に甘遂・大戟を配合して用いる。湿性肋膜炎などの胸水、肝硬変の腹水などに用いる。

　　　　代表方剤：十棗湯（朱雀湯）（甘遂・芫花・大戟・大棗）

　　古代中国の考え方では、東西南北の四つの方位と春夏秋冬の四つの季節に、それをつかさどる神としてそれぞれ空想上の動物が、次のように配置されていました。
　　●東方の春 → 青竜（青い竜）
　　●南方の夏 → 朱雀（赤い鳳凰）
　　●西方の秋 → 白虎（白い虎）
　　●北方の冬 → 玄武（黒い亀と蛇が合体したもの）
　　漢方では、これら動物の四神に対応して、青竜湯・朱雀湯（十棗湯）・白虎湯・玄武湯（真武湯）の四つの優れた処方を命名しています。

2、祛痰止咳

　　現代では、慢性気管支炎で寒湿型のものに用いる。たとえば「補缺肘後方」の中で咳嗽を治療するには、芫花と大棗と一緒に煮てから、大棗を服用する。

3、殺虫療瘡

　　頭瘡、白癬菌性皮膚症、たむしなどに用いる。外用として、殺虫療瘡の効果がある。単味あるいは雄黄（硫化砒素）とともに粉末にして、ラードに混ぜて外用する。

用量：1.5～3ｇ　散剤とする。

使用上の注意：虚弱体質と妊娠中の婦人には禁忌。

30、五味子

基原：マツブサ科（*Schisandraceae*）のチョウセンゴミシ Schisandra chinensis Baillonの果実。

　中国東北地方、サハリン、アムール地方、朝鮮半島北部、日本の中部以北に野生します。軽井沢地方でよく見かけられます。落葉性のつる植物です。雌雄異株で、5〜7月に直径1.5センチほどの淡黄白色の花をつけます。秋に直径5〜7ミリの球形のブドウ状の液果をたくさんつけ、この果実を乾燥したものが「五味子」です。五の味を持つというところから五味子といわれています。本草綱目を繙くと、曰く「五味は、皮、肉は甘く酸く、核中は辛く苦く、全体に鹹味がある。それで五味が具わるのだ」これが五味子の謂われであります。これを北五味子と呼んでいます。中国では南五味子と呼ばれるものがありますが、南五味子は、マツブサ科のサネカズラ（ビナンカズラ）の果実です。中薬学の教科書にも載っていますが南五味子は、止咳平喘に優れる。滋補の効能に劣る。虚証の咳嗽には北、風寒の咳嗽には南を用いるとのことです。日本では現在は流通していません。

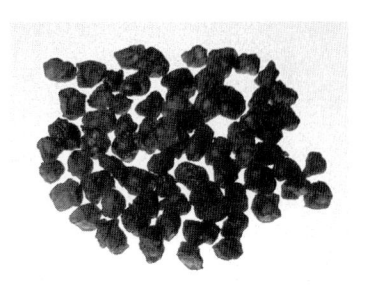

産地：中国（吉林省・遼寧省・黒龍江省）、北朝鮮

成分：精油：シトラール citral、カミグリン β-chamigrene、β-chamigrenal、sesquicarene、α-chamigrene、α-ylangeneなど。

　リグナン類：シザンドリン schizandrin A〜D、deoxyschizandrin、ゴミシン gomisin A〜D、F〜H、J、N、プレゴミシン pregomisin、wuweizisu Cなど。

　有機酸：citric acid、malic acid、tartaric acid、protocatechuic acid、ascorbic acidなど。

薬理作用：
- 中枢作用・鎮痛作用・鎮咳作用・抗潰瘍作用：gomisin Aは中枢抑制的に働きトランキライザー様の鎮静作用、筋弛緩作用などが認められる。また、schizandrinはマウスの酢酸writhing法および圧刺激法で鎮痛作用を示した。gomisin Aはモルモット気管の機械的刺激による咳に対しリン酸ジヒドロコデインおよび塩酸モルヒネの約1／10の強さの鎮咳作用を示す。schizandrin・gomisin Aはラット拘束水浸ストレス潰瘍を抑制した。
- 肝障害改善作用：schizandrin・gomisin A・wuweizisu Cなどのリグナン成分は、四塩化炭素、D-ガラクトサミンなどによる実験的肝障害に対し、肝細胞障害抑制、肝繊維化抑制、肝再生修復促進、肝機能亢進、利胆などの作用を示した。
- 抗アレルギー作用：gomisin AはPCA反応、アルサス反応、ピクリルクロリド-DTH反応、Schultz-Dale反応などを有意に抑制した。また、アナフィラキシー性ケミカルメディエータ

の遊離抑制に拮抗した。
- その他：平滑筋収縮抑制作用、抗痴呆作用、感覚器（とくに視覚）の感受性増強などの実験報告もある。古人も経験的に、五味子には"補虚明目"の効能があるとしている。エーテル抽出物には副腎皮質の機能を促進する作用がある。

|性味|：酸　温

|帰経|：肺　心　腎

　酸味の基本作用は、収斂です。熱をもって散乱しようとする気血を内側に収めます。ただし温性ですから、身体の上部・表面に近い部分に働こうとします。五臓では肺に働くことが多いでしょう。

|薬能|：
- 神農本草経は上品の収載です。
　益気、咳逆上気、労傷羸痩を主り、不足を補い、陰を強め、男子の精を益す。

- 重校薬徴
　咳逆を主治し、兼ねて渇を治す。

考徴
小青竜湯の証に咳逆といい、又咳して微喘といい、又渇すという。
苓桂五味甘草湯の証に咳逆といい、又多唾、口燥という。

　　薬徴に曰く　五味子咳而冒する者を治することを主どるなりと。重校薬徴では、冒するの記述が消えています。そして「渇を治す」が加えられています。

- 張仲景薬証論
　咳逆上気して時に冒するものを治す。咳逆上気は呼吸困難のこと。冒するとは目の前が布で覆い隠された様に暗くなることであります。

- 中薬学
　斂肺滋腎　生津斂汗　固精止瀉　寧心安神（固渋薬）

|中医学的臨床応用|：
1、斂肺滋腎

五味子の酸は収斂でき、薬性は温潤で、斂肺滋腎の作用があり、肺虚による慢性咳嗽と肺腎不足による咳嗽、呼吸困難に適していて、止咳平喘の効力がある。
①肺腎両虚の慢性咳嗽・痰が少ない・吸気性呼吸困難・腰や膝がだるく無力などの症候に、熟地黄・山茱萸・山薬・麦門冬などと用いる。

　　代表方剤：<u>都気丸</u>（六君丸＋五味子）
　　　　　　　<u>麦味地黄丸</u>（六味丸＋麦門冬・五味子）

②気血両虚などの慢性咳嗽には、八珍湯などを基礎に五味子を配合する。

　　代表方剤：<u>人参養栄湯</u>（人参・黄耆・白朮・茯苓・熟地黄・当帰・芍薬・桂枝・陳皮・五味子・遠志・大棗・生姜・甘草）

③寒飲の咳嗽・呼吸困難・うすい痰・背部の冷感・舌苔が白などの症候には、辛散の細辛・乾姜を配合し、五味子の収斂作用により邪をとどめる弊害を辛散で防止し、逆に辛味で温性の乾姜・細辛による過度の発散を収斂で防止し「一散一収」で調和をとる。古人は、五味子は乾姜がなければ肺気を降ろし、腎気を収めることはできないといっています。ただし、この場合の五味子は３ｇ以下の少量を用います。

　　代表方剤：<u>小青竜湯</u>（麻黄・桂枝・乾姜・甘草・細辛・半夏・白芍・五味子）
　　　　　　　<u>苓甘姜味辛夏仁湯</u>（茯苓・半夏・杏仁・五味子・細辛・乾姜・甘草）

　補腎作用については、薬徴中では排気を収め、腎を補する効は、「治に於いて益なし、従うべからず」と否定されています。古方薬議においても補腎作用は否定されています。強壮薬として用いるという記載もありますが、収斂作用の結果、腎の固摂、腎納気作用をあらわすと考えてよいかと思います。

２、生津斂汗
　津液不足による口渇・自汗・盗汗に用いる。
①表を固めて止汗に働く。陰虚の盗汗、陽虚・気虚の自汗のいずれにも有効で、白朮・牡蛎・麻黄根などと用いる。

　　代表方剤：<u>柏子仁丸</u>（柏子仁・半夏・牡蛎・人参・麻黄・白朮・五味子・麻黄根・大棗）

②脱水のショックに人参・麦門冬などの生津薬とともに用いる。

　　代表方剤：<u>生脈散</u>（人参・麦門冬・五味子）

　人参で気力を益し、麦門冬で清熱し、五味子で収斂し汗を止めます。夏場の疲労には最高

の効果を発揮します。

3、固精止瀉

　遺精・滑精・慢性下痢に用いる。

①腎虚による遺精・滑精・頻尿・多尿などに桑螵蛸・竜骨などと用いる。

　　代表方剤：<u>桑螵蛸丸</u>（桑螵蛸・五味子・竜骨・附子）

②脾腎陽虚の慢性下痢や五更瀉（夜明け前の下痢）に肉豆蔻・補骨脂などと用いる。

　　代表方剤：<u>四神丸</u>（補骨脂・五味子・肉豆蔻・呉茱萸・大棗・生姜）

4、寧心安神

　心血虚・陰虚の不眠・不安感・健忘などに、酸棗仁・柏子仁・熟地黄・茯神などと用いる。

　　代表方剤：<u>天王補心丹</u>（生地黄・当帰・五味子・麦門冬・天門冬・柏子仁・酸棗仁・人参・茯苓・玄参・丹参・桔梗・遠志）

5、その他

　慢性肝炎に用いる。単味、あるいは茵蔯蒿・大棗を配合した蜜丸を投与するとトランスアミナーゼ値を低下させる。

　用量：1.5g～6g

　使用上の注意：薬性は酸渋収斂であるので、表邪や実熱があるときの咳嗽には用いない。

　選品：乾燥がよく、果皮が赤紫色で、味は甘く酸味が強く、大きく肉厚で、潤いと光沢を備え、しわのあるもの。種子は渋みのあるものを良品とする。早い時期、果実が成熟する前に採取したもので果皮が淡い紅色で皮がもろく、肉が薄く、油分のないものは次品である。時々、五味子の表面に白い粉が見られることもあるが、これは普通カビではなく、クエン酸が析出したもので、品質がよいことを意味する。

31、栝楼仁・栝楼実

[基原]：カロニンとして日本薬局方外生薬規格にも収載されており、ウリ科（*Cucurbitaceae*）の *Trichosanthes kirilowii* Maximowicz（シナカラスウリ、トウカラスウリ、チョウセンカラスウリともいう）、キカラスウリ *Trichosanthes kirilowii* Maximowicz var. japonicum Kitamura、又はオオカラスウリ *Trichosanthes bracteata* Voigtの種子です。

日本では種子だけを用いていますが、中薬学では、「瓜蔞」として、ウリ科（*Cucurbitaceae*）のシナカラスウリ *Trichosanthes kirilowii* MAXIM、*T.uniflora* HAO などの成熟果実と規定されています（全栝楼）。
あるいは果実の皮殻（栝楼皮、栝楼殻）。
あるいは種子（栝楼仁）。
あるいは種子を圧搾し油分を除いたもの（栝楼霜、楼仁霜）と使い分けられています。

傷寒論・金匱要略の処方中の栝楼実は本来果実、すなわち全栝楼のことでありますが日本では一般に栝楼仁が用いられています。

キカラスウリは本州、四国、九州各地の林縁、やぶなどに生えるつる性多年草です。夏の盛りから初秋に咲く花（花期は6〜9月）は宵の口に開き始め、翌日の午前中に閉じます。黄色で長さ10cmほどの卵形の実をつけます。キカラスウリという名は、カラスウリ（*Trichosanthes cucumeroides*）に似て黄色の実をつけることからきた。カラスウリより大型です。葉の形と表面に光沢があるので区別できます。

このキカラスウリの根が天花粉とも呼ばれる栝楼根であります。
[性味]：甘・酸、寒
[薬能]：清熱潤燥・排膿消腫・生津止渇

○関連処方
　柴胡桂枝乾姜湯、柴胡清肝湯

カラスウリの実は長さ5〜7cm程度。秋に朱赤色に熟した実を割ると、中から無数の黒褐色の種が現れます。この種は生薬で王瓜子（オウガシ）・王瓜仁（オウガニン）といい、根も薬用とされ、土瓜根といいます。清熱涼血作用。喀血・鼻血・下血・黄疸などに用い、果汁や果肉はシモヤケやアカギレの外用薬としても用います。

青く若い果実は塩漬けや粕漬けにすると、歯ざわりのよい漬物になります。また塊根にはでんぷんが多く含まれており、食糧難のときには「烏瓜餅」を作って食べたといわれています。
　重校薬徴中では、品考のところで、「カラスウリを用いて効き目があった、しかも全てを用いる」という記載があります。

キカラスウリとカラスウリの比較

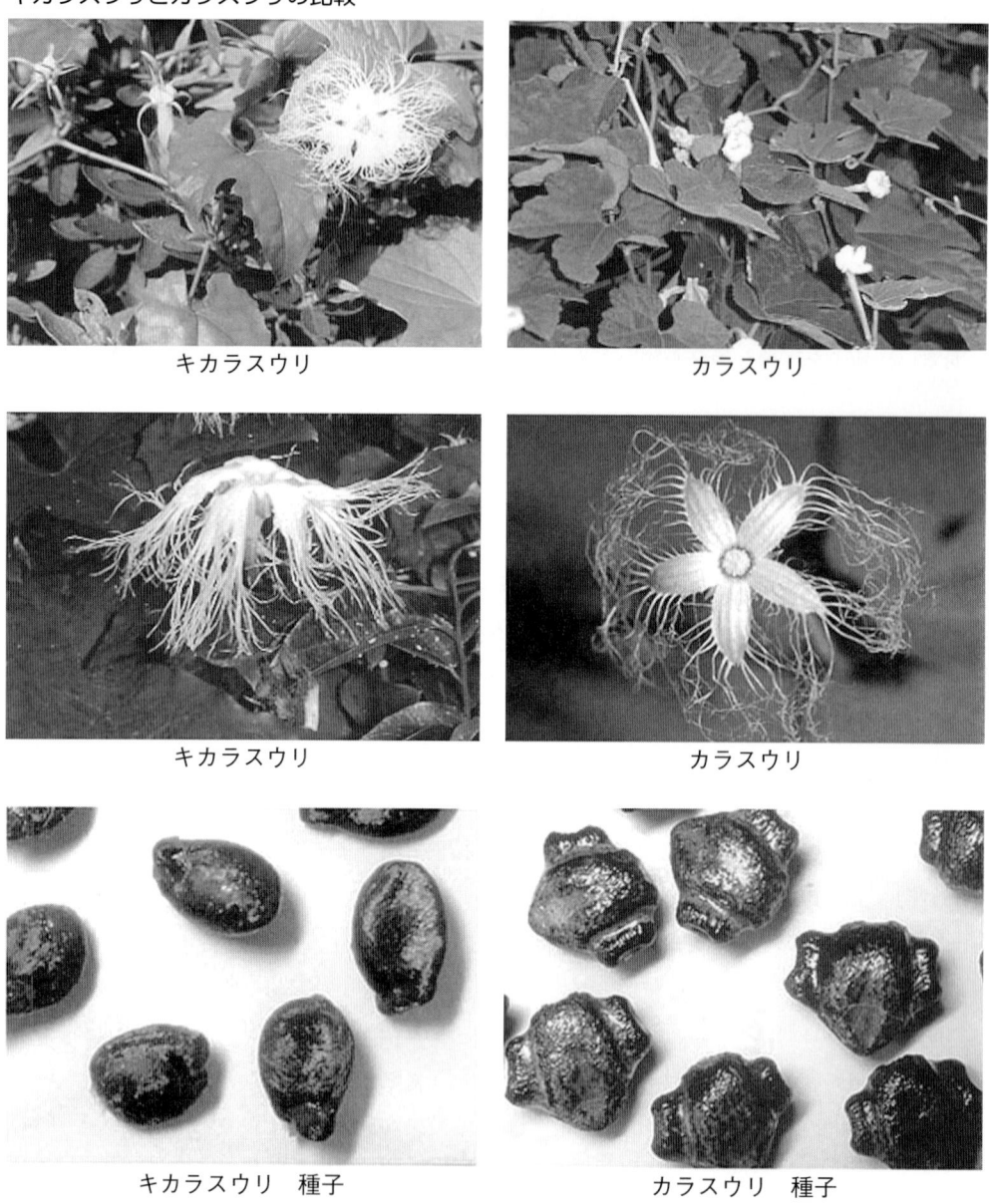

キカラスウリ　　　　　　　　　　　　カラスウリ

キカラスウリ　　　　　　　　　　　　カラスウリ

キカラスウリ　種子　　　　　　　　　カラスウリ　種子

〔神戸教育情報ネットワーク：白岩先生の植物教室
http://www2.kobe-c.ed.jp/shimin/shiraina/karasu/karasus.html〕

産地：中国（安徽・河南・山東省など）日本各地に自生しており、国内で自給も可能といわれているが、近年はほとんど輸入品である。

成分：脂肪油：oleic acid、linolic acid、linolenic acid、trichosanic acidなど。
トリテルペン：karounidiolなど。
その他：蛋白質など。

最近の報告では、このtrichosanic acidに血小板凝集をかなり強力に抑制作用（トロンボキサン産生を強力に抑制）があることがわかっています。狭心症に相当する胸痺に用いたりします。

薬理作用：
- 抗菌作用 in vitroにて大腸菌・チフス菌・赤痢菌などに対して抑制作用がある。

性味：甘　寒

帰経：肺　胃　大腸

薬能：
- 神農本草経　記載なし

- 重校薬徴
  痰飲を主治す。故に、結胸、胸痺[41]、心痛、喘息、咳唾を治す。

考徴

小陥胸湯の証に小結胸は病正に心下にあり、之を按ずるときは則ち痛むという。
栝楼薤白半夏湯の証に胸痺し、臥するを得ず、心痛背に徹する者という。
栝楼薤白白酒湯の証に胸痺、喘息、咳唾、胸背痛という。
枳実薤白桂枝湯の証に胸痺、心中痞という。

以上の4方を歴試するにすなわちもって栝楼実の全効を知る。とされています。

---

[41] 中医学で狭心症に相当するものを胸痺といいます。胸痺の臨床特徴：胸悶、胸痛、甚だしければ胸痛が背中まで響き、呼吸促迫、喘息、眠れないなどの症状が起こるもの。

● 張仲景薬証論

　胸中から心下にいたるまで悶痛して大便不通なる者を主治する。

　結胸とは心下痛で、按じてみると硬満、大便不通を特徴とする。故に大便不通は栝楼実の主治するところであることは明らかであるとしています。

● 中薬学

　栝楼皮（栝楼の果実の皮）：清肺化痰・利気寛胸

　栝楼仁（栝楼の成熟した種子）：潤肺化痰・滑腸通便

　栝楼実・全栝楼（栝楼の果実）：以上の効果を兼ね備えている

　（化痰止咳薬の中の清化熱痰薬）

中医学的臨床応用：

1、清肺化痰

　肺熱咳嗽、粘稠な痰で喀出できない証に用いる。栝楼は甘寒で潤なので、清肺潤燥の作用がある。清肺泄熱・化痰止咳の知母・浙貝母などと配合して、痰がすっきりと喀出できない症状に適している。痰熱内結による痰が黄色で粘稠・胸部苦悶・便秘などの症候に対して、栝楼仁に黄芩・天南星・枳実などを配合して用いる。

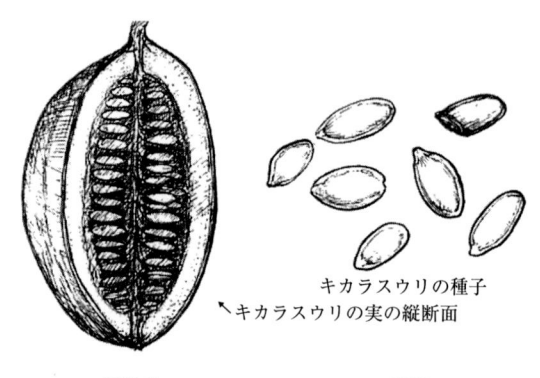

栝楼実　　　　　栝楼仁

キカラスウリの種子
キカラスウリの実の縦断面

神戸中医学研究会編：『常用漢薬ハンドブック』

　　代表方剤：清気化痰丸（陳皮・苦杏仁・枳実・黄芩・栝楼仁・雲苓・胆南星・法半夏）

　栝楼と枳実の組み合わせ、栝楼は油分を多く含み、粘り気が多い性質で、めぐるとともに守る作用が主で、湿を助けて胃に邪を留めやすい。枳実は辛散でよくめぐって気滞を破るので走る性質が主作用だが、正気を損ないやすい。そこで両者を組み合わせると互いに治療効果を高める。

2、利気寛胸　寛胸とは胸のつかえをすっきりさせることです。

　栝楼は寛胸理気散結の作用があるので、胸痺・結胸・胸膈痞悶などの症候に宣痺化痰の薬と配合、あるいは半夏・黄連などと用いる。

　　代表方剤：栝楼薤白半夏湯（栝楼仁・薤白・半夏・白酒）

　　　　　　　小陥胸湯（黄連・半夏・全栝楼）

栝楼と薤白の組み合わせ、薤白は辛散苦降・温通滑利の性質によって辛散温通するのを主作用とし、栝楼は甘寒滑潤の性質で清を降ろすのを主作用とし、胸膈をすっきりさせて閉塞を通じる。両者を組み合わせると通陽行気・清肺祛痰・散結止痛・潤腸通便の効能がさらに強くなります。

3、滑腸通便
　腸燥便秘に用いる。栝楼には潤腸通便の効能があるので、栝楼仁に麻子仁・郁李仁・枳殻などを配合して使用されている。滑腸通便作用なので妊婦の便秘には栝楼仁がよいとされています。

4、その他
①最近では栝楼が、冠状動脈硬化心臓病の治療に用いられて、良い効果が報告されている。
②全栝楼に蒲公英・乳香・没薬などを配合して乳腺炎に使用される。

用量：6〜18g

使用上の注意：烏頭との配合は禁忌。

32、葛根

基原：日本各地、東アジアに広く分布するマメ科（Leguminosae）のクズ Pueraria lobata Ohwi の周皮を除いた根。(日本薬局方)

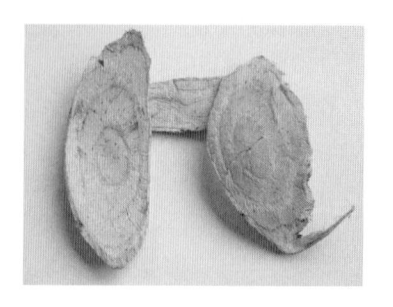

　クズは日本各地に分布し、東〜東南アジアに広く分布するツル植物。クズはマメ科植物であるので痩せ地にも生育できる秋の七草の一つ。8月の終わり頃から9月にかけて房状の花を咲かせますが、花は葉群の下になって目立ちません。伐採跡地や放棄畑、道路端などに繁茂し、大群落を形成していることも多い。盛夏には1日で1m程も伸びると言われるほど成長し、太い茎を伸ばして繁茂します。林業的にはせっかく植栽した樹木に巻き付いてしまう害草でもあります。一応多年生草本に分類されますが、長らく生きたものは木本といってもよいほど太くなります。私の勤務する安東調剤薬局 野田店は、大分市野田の山の中にありまして、薬局の後ろが林、隣が空地になっております。夏から秋にかけて葛の太い茎がうちの敷地にもどんどん侵入してきます。

産地：長野県・徳島県・九州、四川省・湖北省・湖南省、韓国からの輸入も多いようです。

成分：フラボノイド：daidzein、daidzin、puerarin、genistein、formononetin、puerarol、kakkonein など。
　トリテルペノイド：soyasapogenol A、B、kudzusapogenol A、B、C、kudzusaponin A1、B1、C1、sophoradiol など。
　その他：でんぷん、D-mannitol、miroestrol、succinic acid、allantoin など。

　根には大量のデンプンが貯蔵されており、これからクズ粉を採ります。根に多く含まれるクズデンプンは食用としても葛湯や葛餅、葛きり、葛粉などの原料として用いられています。市販の葛粉のほとんどはジャガイモデンプンであります。

薬理作用：
- 解熱・鎮痙作用：温刺法あるいはペプトン投与により発熱させたウサギに葛根末を経口投与すると4〜5時間持続する解熱作用が認められ、また水製エキスも発熱物質投与ウサギに体温上昇を軽度であるが抑制した。
- 循環器系に及ぼす作用：葛根のエタノールエキスを高血圧症イヌに経口投与するとき、緩和な血圧下降作用が認められるとともにノルアドレナリンによる昇圧反応ならびにメタコリン

による降圧作用も減弱する。粗イソフラボンおよびpuerarinが脳血管と冠状動脈の血流量を増加させ、血中の酸素供給量を増加させたという。
- 血糖降下作用：水製およびエタノールエキスは、経口投与でウサギの血糖値を上昇後下降させた。
- 卵胞ホルモン作用：daidzein、genistein、formononetinは幼若ラットの子宮重量を増加し、卵胞ホルモン様作用を示す。
- 抗アルコール作用：daidzein、daidzinの経口投与でアルコール誘発睡眠時間を短縮し、daidzinの経口投与で血中アルコール濃度は低下した。

性味：甘　辛　平（涼）

帰経：脾　胃

薬能：
- 神農本草経　中品に収載。
  消渇、身大熱、嘔吐、諸痺を主り、陰気を起こし、諸毒を解す。

- 重校薬徴
  項背強急[42]を主治し、喘して汗出ずるを兼治す。

　　　　考　徴
葛根黄連黄芩湯の証に喘して汗出でという。
桂枝加葛根湯の証に項背強ること几几(しゅしゅ)[43]という。
葛根湯の証に項背強几几という。
葛根加半夏湯の証は具らず。

- 張仲景薬証論
  項背強痛して下痢するものを主治する。
  葛根黄連黄芩湯は「太陽病、桂枝証、医かえって之を下し、利ついに止まず‥」葛根湯は「太陽と陽明の合病者、必ず自下利す」となっており、葛根は下痢に対して用いることがうかがえるとあります。

---

[42] うなじや背中がこわばり、板のように張る状態。
[43] 羽の短い鳥が飛び立とうとして首を前に突き出す有様で肩や頭のこわばった人を形容している。

●中薬学

解表　透疹　生津止渇　升陽止瀉（辛涼解表薬）

中医学的臨床応用 ：

1、解表

①風寒表証の悪寒・発熱・頭痛・身体痛・脈が浮などの症候があり、とくに項背部のこわばりをともなう場合に適している。葛根は頸・背部の筋緊張をゆるめる作用があり、解表するので、桂枝・麻黄・生姜・白芍などと配合して用いる。

　　代表方剤：葛根湯（葛根・麻黄・生姜・桂枝・甘草・白芍・大棗）
　　　　　　　桂枝加葛根湯（桂枝・白芍・甘草・生姜・大棗・葛根）

②気虚の表寒で強い発汗が望ましくないときは、紫蘇葉・生姜などで軽度に発汗させるとともに葛根の生津の効能を利用し、人参・茯苓などを配合して用いる。

　　代表方剤：参蘇飲（半夏・茯苓・桔梗・陳皮・葛根・前胡・人参・大棗・蘇葉・枳殻・生姜・木香・甘草）

③血虚・陰虚の表寒でもほぼ同様の配慮を要し、葱白・淡豆豉・葛根で軽度に発汗させるとともに、生津滋陰の麦門冬・生地黄などを組み合わせる。

　　代表方剤：七味葱白飲（葱白・葛根・淡豆豉・生姜・麦門冬・生地黄）

④風熱表証の発熱・軽度の悪寒あるいは熱感・頭痛・咽痛・口渇・脈が浮で数などの症候には、柴胡・薄荷・菊花あるいは麻黄・石膏などと用いる。

　　代表方剤：柴葛解肌湯（柴胡・葛根・甘草・黄芩・羌活・白芷・白芍・桔梗・石膏）
　　　　　　　（傷寒六書）
　　　　　　　葛根湯加石膏

このように葛根は性質にあまり偏りがありませんので、表寒・表熱を問わず用いられ、また解表薬というものは汗をださせますのでどうしても津液を消耗させるものが多いのですが、葛根は生津作用がありますので陰虚など体液が不足している状態であっても用いてよいわけです。

2、透疹

葛根は発散の効能により麻疹の透発を促進し、生津・止瀉・解熱にも働くので、麻疹に発熱・口渇・下痢をともなうときに適している。麻疹の透発が不十分なときに薄荷・牛蒡子・蝉退・升麻などと用いる。

代表方剤：升麻葛根湯（葛根・芍薬・升麻・甘草・生姜）

葛根と升麻の組み合わせにて葛根の軽い昇散の性質の解肌透疹作用と升麻の軽浮で上昇の性質にて透疹解毒ができる。両者を組み合わせると体表の内外に働き、昇陽を収め、邪気を散じて透発疹毒の作用を現します。

3、生津止渇

葛根は甘潤で生津に働き、胃気を鼓舞して清陽を上昇させ、津液を輸布することにより口渇をとめる。津虚の口渇・咽の乾燥・舌の乾燥・少苔などの症候に、単味あるいは、麦門冬・天門冬・五味子・人参などと用いる。

代表方剤：麦門冬飲子（麦門冬・人参・天花粉・知母・葛根・生地黄・茯苓・五味子・甘草・竹葉）

葛根/生津 or 升津？

古今の医家が葛根の薬性について言う時、生津か又は升津か、論の分かれる所である。筆者は葛根の性味は辛甘であり、酸甘ではないと思う。だから滋陰生津の作用はないと思う。

所謂、「升津」とは胃気を鼓舞することにより、胃陽を升発し、陽が升ると陰が動きだし、陰津が上部を潤すと消渇を治し、経脈を濡潤するという効果に結び付くのである。

故に漢代の張仲景は葛根の辛甘升散の性を借りて体内の津液を経輸に升入してその経を濡潤し、太陽病の"項背強几几"を治したのである。これを見れば葛根は升津であり、生津ではないと分かる。故に温熱傷津か或いは陰虚火旺の証では盲目的に葛根を選用してはならない。さもないと辛甘升散の葛根は更に陰津を耗傷することになる。

童増畢：「黄河医話」より

4、升陽止瀉

葛根は清陽を上昇させて下痢をとめる。

①湿熱の下痢・腹痛・舌苔が黄などの症候に黄連・黄芩などと用いる。項背部のこわばり・発熱・口渇をともなうときにもよい。

代表方剤：葛根黄連黄芩湯（葛根・黄連・黄芩・甘草）

②脾虚の泄瀉、すなわち食欲不振・消化不良などにともなう泥状～水様便に、党参・白朮・茯苓・木香などと用いる。表証をともなうときにもよい。

代表方剤：七味白朮散（白朮・茯苓・人参・炙甘草・木香・藿香・葛根）

5、その他

①冠不全に用いる。冠状動脈の拡張作用があるので、中国では葛根片を用いると狭心痛の緩

解と心電図の改善に効果があるとされています。葛根片というのは葛根の錠剤のことです。1錠中に葛根フラボンが100mg含有されている製剤です。また成分のプエラリンの注射薬を冠動脈性の心臓病や不整脈などにも用いているということです。狭心症や血瘀一般に用いられる代表方剤冠心Ⅱ号方に葛根を加えた方剤もよく用いられています。冠心病関係の処方にはほとんど葛根が配合されていることがわかります。

②高血圧症に用いる。頭痛・めまい・耳鳴・項強・肢体のしびれなどの症状の改善に、他の降圧薬と配合して用いる。肝陽上亢の高血圧には牡蠣とともに用いたりします。活血散瘀・鎮静降圧の効果が強まります。

③突発性難聴の初期に用いる。内耳の血管の痙攣による難聴に一定の効果がありといわれています。

④乳汁分泌促進作用があります。田舎ではお乳がでるように葛餅を沢山食べさせたりします。葛根湯を乳房が張らず、肩がこって乳汁が不足するものに用います。

|用量|：6 g～15g

|炮製|：
1、生葛根　主に解表・透疹・生津に働く。
2、煨葛根　水にぬれた和紙にくるんで蒸す。主に止瀉に働く。

|選品|：よく肥大し、切面が白く、デンプン質の多いものを良品とする。あまりにも白いものには晒したものがあり、デンプン含量が少ないので注意を要する。また、中国産の粉葛根と称するものは色が白くて非常に粉性であるが、別基原のものであるので薬用には用いない。

|附薬|：

★葛花（葛の花蕾）

［性味］：甘　平

［薬理作用］：解酒醒脾

飲酒過度・頭痛・口渇・嘔吐などに単品で、あるいは人参・白豆蔲・橘皮などを配合して用いる。
　二日酔いの妙薬といわれているそうです。二日酔いに8～9月に採取した花を乾燥させ、煎じて服用する。

32、葛根

代表方剤：葛花解醒湯（葛花・縮砂・白豆蔲・青皮・白朮・乾姜・神麹・沢瀉・人参・猪苓・茯苓・橘皮・木香）

33、防已

　防已は神農本草経においても中品に収載され、傷寒論以来、要薬として用いられていますが、その基原植物となりますと、日本におきましても、中国におきましても防已と称する植物は数種類あります。また、日本薬局方における防已と、中国における防已が全く異なる基原であり、その上、中国で用いられていた防已が腎障害などの重篤な副作用を起こし、ヨーロッパなどで、また日本におきましても厚生労働省から安全性情報が出た例もありますので、厳重な注意が必要です。

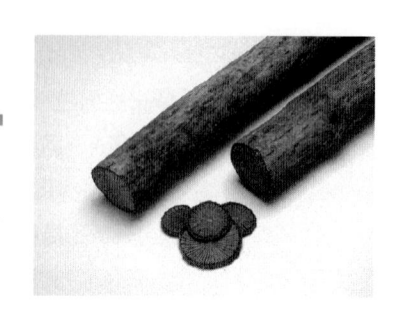

基原：日本薬局方におきましては、ツヅラフジ科（*Menispermaceae*）のオオツヅラフジ *Sinomenium acutum* Rehder et Wilson のつる性の茎及び根茎。これのみの規定です。市場品はほとんどが茎です。下に産地別に表にしてあります。

日本産	基原	産地
①漢防已 日本薬局方ボウイ	ツヅラフジ科オオツヅラフジ *Sinomenium acutum* Rehder et Wilson の茎・根茎。	日本（九州・四国）
②木防已	ツヅラフジ科アオツヅラフジ *Cocculus trilobus*(Thunb.)DC. の茎・根。	

中国産	基原	産地
③粉防已	ツヅラフジ科シマハスノハカズラ *Stephania tetrandra* S.Moore の根。	中国（浙江・安徽）
④広防已 （木防已）	ウマノスズクサ科 *Aristolochia fanchi* Wu の根。	中国（広東・広西）
⑤漢中防已	ウマノスズクサ科 *Aristolochia heterophylla* Hemsl. の根。	中国（陝西・四川）
⑥木防已	ツヅラフジ科アオツヅラフジ *Cocculus trilobus*(Thunb.)DC. の根。	中国（陝西）

　①局方のボウイ。オオツヅラフジは、落葉つる性木本。関東南部～九州・四国の山野に生える。葉っぱは円形・もしくはハート型・卵型。花期は7月。淡緑色の小花をつけた円錐花序をつける。果実は核果で黒色に熟す。

33、防已

　自生しているオオツヅラフジのある場所のポイントは、杉や檜の林の中（ただし、間伐などの手入れもされていなくて、日も入らないような所ではかずらは枯れてしまうそうです）。または尾根沿いではなく、谷沿いの湿り気がある所、オオツヅラフジは、地面に這うように広がっていて、そこから木の上に上って行きます。

　オオツヅラフジのツルは、昔から細工物によく使われ、今でも土瓶の柄やかごなどの材料としてつかわれています。細工に使うには、手頃な太さのツル（特に地上をはっているものがよい）を陰干しにしておき、使う前に水にもどして使います。こうすれば、折れることなく簡単に編むことができます。かずら編みで最高の素材になるものだそうです。確かに、すごく丈夫で全然折れないし、光沢があって、とっても味わいのある作品が出来ます。そして何より、編みやすいとのこと。

　そのほかには、②木防已ツヅラフジ科アオツヅラフジ *Cocculus trilobus*(Thunb.)DC.の茎・根がありますが、現在流通していません。あるいは、オオツヅラフジの茎の部分を木防已と呼んだり、いろいろな説があります。これについては重校薬徴中でも誤りであるとしています。そして木防已は試してみたが寸効なしとしています。木防已湯という処方がありますが、①のオオツヅラフジが使われています。

　この日本の防已、オオツヅラフジは中国では、清風藤という別の名前でよばれています。中国ではあまり使われておらず、民間薬的にしか使われていないようです。従って、資料もとても少ないのが現状です。日本向けの生薬として輸出専門であるようです。現在では、日本で流通しているオオツヅラフジはほとんどが中国産であります。

　中国産は次の4種があります。③粉防已、④広防已、⑤漢中防已、⑥木防已であります。中薬学の教科書で、防已とされていますのは、③・④すなわち、粉防已と広防已（広東・広西などで生産される）であります。現在では、アリストロキア属の防已は中国でも流通していません。すなわち④広防已、⑤漢中防已は中国でも今は流通していません。全く使われていないということです。⑥の木防已は不明な点が多いので、結局中国では粉防已のみと考えてよいかと思います。日本におきましては、粉防已は治験薬品として、特別に輸入する例がありますが、極めて稀です。

　現在は使われていないアリストロキア属の防已ですが、
「平成16年（2004年）4月　厚生労働省医薬食品局医薬品・医療用具等安全性情報」にありますように腎障害を誘発した症例が知られています。

　ベルギーのErasme Hospitalのグループが、「防已」を含む製剤を服用して腎障害に陥った症

例を報告しています（Toxicology、181：577-580、2002）。

　「防已」を含む生薬エキス剤を長期間服用していた女性が体調不良となり、大学病院で精密検査を受けたところ間質性腎症であることが判明し、透析や腎移植を余儀なくされる事態に陥ったというものです。防已を含む生薬製剤の商品名や方剤名は述べられていませんでしたが、症例の女性はこの生薬製剤を「痩身薬（痩せ薬）」として購入し服薬していたのです。このエキス剤の内容物を大学で分析した結果、アリストロキア酸というウマノスズクサ科の植物に含有する成分が含まれていることを突き止め、腎障害を発症した女性の疾患名はChinese-herb nephropathyと診断されたのです。

　患者の女性が常時服用していたのは、アリストロキア酸を含むウマノスズクサ科の*A. fangchi*＝「広防已」であったのです。このように、当該症例対照の女性は痩身を目的に正条品の「防已（*S. tetrandra*）」を服用しようとしたが、購入した防已製剤には正条品が入っておらず、この生薬の代用品である「広防已（*A. fangchi*）」が混入した製剤を服用し続け、その結果として中薬腎症になってしまったのです。

アリストロキア酸を含有し注意を要する薬草：

　「防已」以外にアリストロキア酸が含まれている薬草について見てみると、馴染みの生薬である「細辛」、「木通」、または「木香」といった生薬があります。「細辛」について、厚労省の医薬品安全情報（H12.7月　第161号）によれば、「日本薬局方サイシンはウスバサイシン*Asiasarum sieboldii* F.Maekawa又はケイリンサイシン*Asiasarum heterotoropoides* F. Maekawa var. mandshuricum F. Maekawa（Aristolochiaceae）の根及び根茎と規定されている。根及び根茎にはアリストロキア酸は含まれていないが、地上部にはアリストロキア酸が含まれる」とあり、我々が薬用利用する根および根茎の箇所にはアリストロキア酸は含まれないとされる。

　また、「木通」は「日本薬局方モクツウはアケビ*Akebia quinata* Decaisne又はミツバアケビ*Akebia trifoliata* Koidzumi（Lardizabalaceae）のつる性の茎とされている。中国等では、アリストロキア酸を含有する関木通（キダチウマノスズクサ*Aristolochia manshuriensis* Kom.）が「木通」として用いられることがある（同年同月　第161号）」とされ、いわゆる防已と同じく異物同名の混用が問題となりますが、局方規定の正条品（アケビあるいはミツバアケビ）の「木通」を使用すれば問題ないでしょう。最後に「木香」ですが、「日本薬局方モッコウは*Saussurea lappa* Clarke（Compositae）の根であるが、中国等ではアリストロキア酸を含有する青木香（マルバウマノスズクサ*Aristolochia contorta* Bge、ウマノスズクサ*Aristolochia debilis* Sieb.et Zucc）及び南木香（雲南馬兜鈴*Aristolochia yunnanensis* Franch）が「木香」として用いられることがある（同年同月　第161号）」とあり、これも異物同名の混用が問題となる事例でしょう。

　高雄病院の江部洋一郎先生は、約2年間広防已を使用した経験があるとのことですが、その間、幸いにも近位尿細管障害などの発生はなかったということですが、最悪の場合、腎不全に

至ることもあるので使用しないほうがいいとしています。粉防已で効果は十分であるとのこと。

日本では、江戸時代から今日まで、オオツヅラフジを使用して来ました。

成分：ツヅラフジ科の防已からは、多くのイソキノリン型塩基（アルカロイド類）が見出されていますが、ウマノスズクサ科の植物には塩基性成分はわずかにしか存在していません。

オオツヅラフジの成分は、アルカロイドとして主成分sinomenine、disinomenine、sinactine、tuduranine、acutumine、acutumidine、magnoflorine、isotetrandrineなど。

中国産粉防已には主成分テトランドリン、別名ハンファンチンA・ファンチニン（ビスカランリン型アルカロイド、抗腫瘍性で注目）、fanchinolineなどが知られています。

広防已は、magnoflorine、（厚朴・黄連・黄芩・淫羊藿中の成分）と酸性成分としては、aristolochic acid。

オオツヅラフジ中のsinomenine magnoflorine含量は、夏より冬が多く、また、根のある茎は季節を問わず、根のない茎よりsinomenineを多く含んでいるという報告や、また、栽培品のシノメニン含量は、茎で平均0.06～0.59％、根茎で2.28～3.73％と地下部で高い含量をあらわします。マグノフロリンは逆で、茎で高く、根・根茎で低い傾向が見られました。
〔鈴木幸子：資源の枯渇が懸念される薬方来原料植物（オオツヅラフジ）の国内栽培に関する研究　東京都健康安全研究センター年報　54.59－63.2003〕

日本薬局方の規定は、茎および根茎となっていますが、実際流通している生薬は、採取の容易さから、専ら茎が使われています。日本でも江戸時代から清水藤太郎の漢方薬物学1934年まで茎を使った様子はないとのこと。その後、昭和初期に茎を用いるようになったようです。

オオツヅラフジの野生品が採取され、現在資源の枯渇が懸念されているオオツヅラフジですが、栽培化の研究がすすんでおり、よい製品が栽培され始めています。
オオツヅラフジは野生品は根が細くて貧弱であり、収穫しがたいとのことですが、栽培品の根は太く、シノメニン含量も高いので、地下部を使用した方がよいとのことです。

薬理作用：オオツヅラフジについては、主成分sinomenineの薬理が解明されています。

●抗炎症作用：防已をpH4.8で熱水抽出したエキスおよびsinomenineは、ホルマリンのラット

関節腔内投与によって惹起させた実験的関節炎に対して抑制する傾向がみられた。
- 抗アレルギー作用：防已をpH4.8で熱水抽出したエキスは1～2週間の連続皮下投与によりウサギのシュワルツマン反応、モルモットのヒスタミン誘発喘息を抑制した。
- 抗体産生抑制作用：sinomenineをマウスに皮下投与すると、投与量に従ってヒツジ赤血球に対する抗体産生が抑制され、免疫抑制作用が推定されるとの報告がある。
- 血圧・心臓への作用：sinomenineは静脈内注射によって著名な血圧降下がみられ、門脈血圧の上昇、胸管リンパ流の増加、血液凝固の遅延作用を認めた。
- 鎮痛作用：sinomenineをマウスに皮下投与すると、持続性の鎮痛効果がみられた。（継続投与により、次第に増加、7日目で最も強い作用、その後投与を中止しても鎮痛作用は7日間観察された。）消化管吸収は弱い。

防已の利尿作用については実験的には確認されていません。そのほかに、鎮静作用、ヒスタミン放出作用、シノメニンは植物中の含まれる最も強いヒスタミン放出剤の一つです。皮膚掻痒などの副作用をみることがあります。

粉防已の薬理作用については、テトランドリンの実験データがあります。それによると、鎮痛作用、消炎および抗アナフィラキシー作用、循環系への作用、横紋筋への作用、平滑筋に対する作用、抗菌、抗原虫、抗悪性腫瘍作用などが認められています。

マグノフロリンに関しては、坐骨神経麻痺腸筋の収縮を抑制し、神経筋結合部位で、アセチルコリンに拮抗し、弱いクラーレ様作用を示す。神経節遮断作用、頸腺唾液の分泌抑制作用あり。アドレナリンで引き起こした血圧上昇を増強する作用。

|薬能|：
- 神農本草経
  風寒、温瘧[44]の熱気、諸癇を主る。邪を除き、大小便を利す。

- 重校薬徴
  水を主治す。

  「主として水分の偏在・代謝障害を治す」

---

[44] 内に伏邪があり、夏季に暑熱をうけて発生する瘧疾のひとつ。

考徴

防已黄耆湯の証に<u>身重</u>しといい、又腰以下腫れ、陰に及び以って<u>屈伸し難し</u>という。
　　　体内に水がたまり、浮腫が多くなること　　　　　　　　腰以下の浮腫によるもの

木防已湯の証に支飲喘満という。
木防已去石膏加茯苓芒硝湯の証は同上。
防已茯苓湯の証に皮水の病たる<u>四肢腫れ、水気皮膚中にあって四肢聶聶</u>として動くものという。
　　　　　　　　　　　　　　　　　　浮腫が主証になっている

已椒藶黄丸の証に腹満して口舌乾燥するは、此れ腸間に水気ありという。

　　以上の諸方を歴試するにその水を治するや明らかなり。

● 張仲景薬証論
　浮腫。特に腰以下に顕著な浮腫があるものを主治する。浮腫には様々な種類があり、

　一身浮腫：　麻黄証
　足のみ浮腫：芍薬証
　下肢の浮腫：防已、この種の浮腫は按じてみると陥没状態になり、更に腰痛腰重、膝関節の
　　　　　　　疼痛や運動抑制、身体困重ないしは腹満、喘息などといった証を伴う。

中医学的考察：

★粉防已（中国）　シマハスノハカヅラ Stephania tetrandra S.Moore

防已という漢字も日本では、防已（フセギヤム）と書き、日本薬局方でもこの名が用いられていますが、中国では、防己（オノレヲフセグ）と書いています。ボウキと呼んでいます。昔は防已と書いていたこともあったそうです。昔の書物の文字が曖昧であったためと思われます。日本では江戸時代、本草家が字義の解釈から「防已」として用いるようになっています。

[性味]：苦　辛　寒

[帰経]：膀胱　腎　脾

[薬理作用]：利水　祛風湿　止痛（利水滲湿薬、あるいは祛風湿薬）
　　　　　　　　　粉防已＞木防已
　　　　　　　　　　利水　　祛風といわれています。現在では木防已は使わな
　　　　　　　　　　　　　　いので主は利水作用といえるかもしれません

1、利水

防己は「苦寒降泄」に働いて清熱利水し、下焦の湿熱を清利することができる。組織間の水分を血中に吸収し、利尿作用によって除去するので、浮腫・肺水腫・胸水・関節水腫・腹水などに用いられる。この作用は木防已より漢防已のほうが優れている。

①水腫（浮腫・腹水・関節水腫）には、黄耆・白朮・茯苓・桂枝などの健脾益気薬、あるいは、葶藶子・椒目・大黄など利水退腫薬を配合する。防己と黄耆の組み合わせで、黄耆は主に上昇し、防己は主に下降するので両者を配合すると昇降が調和し、利水消腫の効果がさらに強くなる。

　　代表方剤：<u>防己茯苓湯</u>（防己・黄耆・桂皮・茯苓・甘草）
　　　　　　　<u>防己黄耆湯</u>（防己・黄耆・白朮・生姜・大棗・甘草）
　　　　　　　<u>己椒葶黄丸</u>（防己・椒目・葶藶子・大黄）腹水・腹満・呼吸困難に用いる

②支飲、すなわちうっ血性心不全による呼吸困難・チアノーゼ・肝腫・脾腫・胸水・腹水などの症候に、通陽の桂枝・利水の茯苓、瀉下の芒硝、補気の党参などと用いる。

　　　　代表方剤：<u>木防已湯</u>（木防已・石膏・桂枝・人参）

木防已湯の木防已は、1世紀頃の『神農本草経』には「防已、一名解離」とあり、仲景とほぼ同時代3世紀前半の『呉普本草』にも「木防已、一名解離」とある。すると解離の別名が一致するので、3世紀頃までの防已と木防已は同一物だったらしい。このようなことで、いま日本は一般に両者を区別せず、木防已湯にも防已を配剤する。一方、3～5世紀頃の『名医別録』は解離について「防已は輻（車軸と外輪を放射状に支える棒、スポーク）のように紋様の解離したものが良い」と語源を説き、「漢中地方に生える」という。他方、陶弘景（452～536）の注は「青白色で虚軟なものが良い」としたが、659年の『新修本草』注は「漢中の防已は黄実で香りがあり、青白で虚軟なものは木防已といって使えない。これを陶弘景が良品というのは漢中産を見ていないからだ」と批判した。同様に6世紀頃の『雷公炮炙論』も「木条以（木防已）を使うなかれ」という。

この見解が普及した唐以降、それまでの文献で混用されていた防已・木防已は次第に防已の表現に統一され、その防已は漢中防已つまり後世の漢防已に理解されていった。現在の仲景医書に木防已が少なく、防已が多いのは恐らくこうした結果らしい。

〔真柳誠「漢方一話処方名のいわれ34－木防已湯」『漢方診療』14巻5号14頁、1995年10月〕

2、祛風湿　止痛

防己は辛散風湿するので、脈道を通利して止痛する。この効は木防己が優れている。

①風湿痺痛の関節痛・動かしにくい・むくみ・身体が重だるいなどの症候に、防風・羌活・蒼朮などと用いる。

代表方剤：疎経活血湯（当帰・白芍・地黄・蒼朮・牛膝・陳皮・桃仁・威霊仙・川芎・防已・羌活・防風・白朮・竜胆草・茯苓・甘草・白芷）

②風寒湿痺のはげしい関節痛・冷えなどの症候に、肉桂・附子などと用いる。
　寒湿による痺痛に対しては、温経止痛薬を配合しなければならない。

代表方剤：小続命湯（人参・麻黄・川芎・黄芩・白芍・甘草・防風・肉桂・附子・杏仁・防已）

[用量]：5～10g

[使用上の注意]：
1、苦・寒の性質が強いので、大量を用いてはならない。
2、食欲不振及び陰虚には、湿熱をともなうとき以外は用いない。

★清風藤（日本薬局方ボウイ） オオツヅラフジ *Sinomenium acutum* Rehder et Wilson

[性味]：苦　辛　温、中薬大辞典によると苦、平。平成薬証論、渡辺武先生は苦　温としています。苦いものはだいたいが寒性のものが多いのですが、防已は苦いのに温める変則的な薬物であるとしています。同じ苦　温に麻黄・蒼朮などがあり、こうした個性豊かな変わり者を特殊技能を生かして適材適所上手に使いこなすのが一人前の方術家であるとしています。すなわち、中国の防已は寒性、日本の防已は温性ということになります。

[帰経]：肝　脾

[薬理作用]：祛風除湿　通経活絡　散瘀消腫　利小便（祛風湿薬）

[中医学的臨床応用]：
1、祛風除湿　通経活絡
　関節リウマチで、関節に発赤・腫脹・熱感・疼痛があるときに用いる。単味を煎熬し膏にするか、酒につけて服用する。熱痺で関節痛・熱感・発赤・腫脹を呈するときは、防已・薏苡仁などと使用する。

代表方剤：清防飲（清風藤15g、漢防已9g）

2、散瘀消腫
　　打撲・捻挫による内出血・腫脹に単味の煎汁を外用するか、当帰・紅花などと内服する。

3、利小便
　　浮腫・尿量減少あるいは下腿浮腫に、茯苓皮・薏苡仁・防已などと使用する。

［用量］：9～15g

［選品］：乾燥がよく、菊花紋理のあるもの、とりわけ道管が著しいものがよい。菊花紋理がひび割れているもの、極端に黒ずんでいるものはよくない。また、味の苦いものが良品である。横断面の色は、カットの時期や方法により暗褐色のものと淡黄褐色のものの両者が流通している。従来、暗褐色のものがよいとされていたが、一部では製剤上の理由で淡黄褐色のものも好まれる。

　中国で余り使われていないせいか、資料が少なく、民間薬的な用い方をされているようです。
【処方例】
1、一切の諸風（風寒、風熱、風湿など）の治療
　青藤を2～3月にとり、適量を釜に入れ、とろ火で7日間煮詰めて膏（エキス）にし、磁製のびんに入れておく。用いるときは、まず3～5つかみ溶いて、患者の虚・実の状態に応じ、酒といっしょに1茶匙服用し終えたら、患者の体を1度掌でたたく。その後、全身がかゆくてたまらなくなるから急いで溶く。かゆみを止めるにはすぐ冷水を1口飲むと治る。風に当るのを数日避ける。（瀕湖集簡方）青藤膏。
2、骨節風気痛（骨、関節痛）の治療
　　大青木香の根または茎葉を適量煎液にし、痛むところを常に洗う。（貴州民間薬物）

　これらの資料によりますと、日本の防已（清風藤）が温性で作用的には祛風止痛作用が強く、中国の粉防已は寒性で、現在も木防已も使われていないことからも利水作用が強いようであります。高温多湿な中国南部の防已証、それに比べて低温多湿の日本における防已証には地道薬剤的な違いでこのような植物になったのかもしれません。
　なお、防已黄耆湯にしても、日本で使用される防已は、本来の寒性の漢防已ではなく、中医学における温性の清風藤が使用されているために、黄耆の温性とも相俟って、方剤的にも温性にかたより、思うような効果が得られないことも多いとする意見もあります。

　近年の温暖化と暖房設備の充実、豊か過ぎる飽食の時代による湿熱を伴いやすい現代社会においては、日本製の防已黄耆湯単独では、温める作用が勝ちすぎて、思うような効果が得られ

ないことがあるので、寒熱を調整する為の一工夫（黄柏あるいは石膏や地竜を加える、あるいは越婢湯を合方するなど）が必要なことが多いということです。

　兵庫県立東洋医学研究所の西森婦美子先生は、「日本防已が効くのはわずかにだけ含まれるシノメニンによる抗炎症作用によるものではなく、利水作用・袪風湿作用によるところが大きいだろう、しかし、頑固な炎症性疾患である関節リウマチには日本防已では力不足の観が否めず、変形性関節炎で大活躍する防已黄耆湯が奏功する例はぐっと減る。そこで粉防已に頼ることになる」と言っています。

　これはシノメニン含量が少ない茎の部分を中心に用いているからだと思います。実際に使用したイメージでは清風藤は平性、すなわち、茎の部分ですと平性に近いのではないかと。そして作用も利水に傾くのではないかと・・もし栽培化が軌道に乗り、シノメニン含量が多いとされる根の部分を中心に用いられるようになれば抗炎症作用もアップして清風藤の使用感まで変わるのではないか、すなわち、文献の記載に近づくのではないか。そんな気がします。

34、沢瀉

基原：オモダカ科（Alismataceae）のサジオモダカ *Alisma orientale* Juzepczukの塊茎で、通例、周皮を除いたものである。（日本薬局方）サジオモダカは、本州の中部以北から北海道、朝鮮半島、中国大陸、シベリア東部に分布していて、薬用植物として栽培されます。

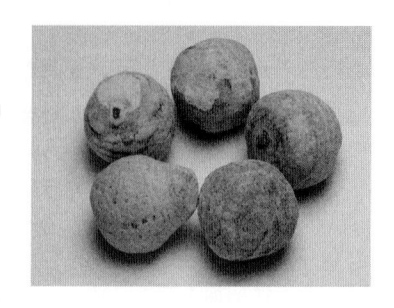

オモダカ科の植物は水に沈んだまま、あるいは浅い水底から直立して水面上に出て生育するといった特徴をも持った単子葉植物のグループで、おせち料理でおなじみのクワイは、オモダカの変種であります。

サジオモダカの分布は、「おもに北日本の湖沼、ため池、河川や水路などの浅水域に生育する多年草」（日本水草図鑑　角野康郎　1999）となっています。「西日本にも稀に見られるが、薬用植物として栽培されているものが逸出したものである」とも記述されています。その名の通り、さじ状の葉をつけるのが特徴です。葉は、さじ状で長さ10〜20cm、幅6〜13cm。夏から秋に高さ60〜90cmの長い花茎をのばし、小さな両性の白花を多数つける。サジオモダカは、10〜11月ころ球茎を掘り取ります。ひげ根を取り除き、外皮をナイフで薄くはぎとり、日干しにして乾燥させます。これが生薬沢瀉です。

産地：四川省・広西省・江西省・福建省

北海道や信州で栽培されていますが、市場品は中国からの輸入品のみです。四川省及びその周辺地域から産出される川沢瀉、福建省及びその周辺地域から産出される建沢瀉がよく知られている。近年は川沢瀉の流通量が多い。以前は台湾産、国内産の生薬も見られたが現市場では見られない。

「本草綱目啓蒙」（1803年）には、「薬舗に販売する所、舶来の者を上品とすれどもいまは少なし。仙台より出る者多し。舶来についで上品とす。いにしえは丹波、近江、越後より水沢瀉を出すが、いまはなし」との説明がある。これによると、中国産の沢瀉の舶来品は上等品だが、仙台でも質のよいものが作られていたことがわかる。しかし、いまは仙台では生産していない。また、近年、長野県から「信州沢瀉」が市場に出荷されていたが、これもいつの間にか生産がストップしてしまった。いまでは、市販されている沢瀉の大部分が、中国や台湾、韓国からの輸入品に頼っている。

成 分：トリテルペノイド[45]：alisol A、B、Cおよびそのacetateなど

セスキテルペノイド：alismol、alismoxideなど。

糖：D-glucose、D-fructose、sucrose、lactose hexaphosphateなど。

その他：β-sitosterol、アミノ酸、lecithine、choline、K塩、ビタミン類、でんぷんなど。

薬理作用：

- 利尿作用：沢瀉の水製エキスはウサギ耳静脈投与で利尿作用を示し、とくに沢瀉成分のalisol A、alisol Bが活性を示した。また、メタノールエキスはマウス皮下投与で尿量増加傾向を示し、その作用はalisol Amonoacetateが、尿中のカリウム排泄量を有意に増加させることによる。ラットでは、alisol A monoacetateとalisol Bがともに緩和な利尿作用を示し、ナトリウム排泄量を有意に増加させた。さらに水製エキスは、マウスの実験的尿毒症に対して、延命効果が認められている。
- 循環器作用：沢瀉抽出物をイヌ、ウサギに静脈注射をすることによって、軽度の血圧下降が観察されている。沢瀉中の一種のセスキテルペノイドが、アンギオテンシンIによる血管収縮を抑制し、さらにカルシウムイオンを含まない栄養液中におけるカルシウムイオン及びノルアドレナリンによる血管収縮をも抑制することが認められている。alismolに、動脈収縮抑制、心拍出量減少及び冠血流量増加作用などが認められている。
- 血液凝固抑制作用：沢瀉煎液は、フィブリン平板法によるウロキナーゼの線溶活性を軽度亢進させる。ヒト血漿で、活性化部分トロンボプラスチン時間を延長させ、凝固抑制作用を認められる。
- 抗脂肪肝作用：沢瀉粉末、脂溶性分画中のアリソールAモノアセテートは、脂肝性飼料で飼育されたラットに対し、肝臓への脂肪の蓄積を抑制した。この作用はcholine、lecithinのほか、ベンゼン-アセトン可溶分画中の成分にもみられ、後者はラットの脂血症の清澄化作用を有するほか、四塩化炭素によるラットの肝障害の予防ならびに治療に有効であった。
- コレステロール血症の改善作用：ベンゼン－アセトン可溶分画中の成分は、ウサギの粥状硬化症の改善作用を示した。また、沢瀉のalisol Aおよびそのacetate、alisol Bのacetate、alisol Cのacetateは、高コレステロール食飼育のラットの肝および血中コレステロールを低下させる作用が認められた。

　　沢瀉には血中コレステロールの低下作用があります。沢瀉含有成分であるアリソール類は

---

[45] 6個のイソプレン単位からなるC30のイソプレノイド。遊離またはエステル（ろう）、もしくは配糖体として植物界に広く分布する。多くは多環性で、五環性、あるいはステロイド型の四環性の炭素骨格を持ち、スクアレンから生合成される。リーベルマン・ブルヒアード反応によって存在が確認される。

水溶性の分画と脂溶性の分画をもっていて、水溶性の分画で利尿効果を発揮し、脂溶性の分画で血液中に存在するリポ蛋白と結びつき駆瘀血効果を発揮して尿から排出されます。アリソール類の脂溶性分画は水に殆ど溶出してこないので、水性エキス製剤には血中コレステロールの低下作用を示しません。沢瀉の配合処方の多くは丸剤・散剤として服用する所以もここに有るのです。(八味地黄丸や当帰芍薬散)

●性ホルモンに対する作用：沢瀉エキスは血中progesteroneを有意減少させた。

　重校薬徴の弁誤の項に、「陶弘景曰く、沢瀉を久しく服すれば、人して子無からしむと」とあり、東洞は、「孕むと孕まぬとは則ち天なり」と書いてあります。ホルモンや妊娠に関して沢瀉が何か作用しているように思われますが、このことについてはいろいろと研究されていますが、多くは根拠がない、定かではないというのが結論のようです。

●免疫賦活作用：沢瀉多糖成分に強い細網内皮系賦活作用が認められた。
●血糖作用：沢瀉の抽出物をウサギに 6 g/kg 皮下注射すると、注射後 3～4 時間で血糖値はわずかに初期値の約16％低下したにすぎないが、軽度の血糖降下作用がみられた。

性味：甘　淡　寒

帰経：腎　膀胱

薬能：
●神農本草経（上品）
　風寒湿痺、乳難、水を消し、五蔵を養い、気力を益し、肥健ならしめるを主る。

●重校薬徴
　小便不利を主治す。故に支飲、冒眩[46]を治し、吐・渇・涎沫[47]を兼治す。

考徴
沢瀉湯（君薬）の証に心下に支飲ありその人冒眩に苦しむという。
五苓散（君薬）の証に小便不利、消渇、又渇して水を飲まんと欲し水入る時は則ち吐すといい、

---
[46] 冒とはあたかも布で覆い隠されてしまったかのように感じること。眩とは目がかすんではっきりと見えないことを指す。
[47] あわのまじった涎

又、涎沫を吐して顛眩[48]すという。

茯苓沢瀉湯（佐薬）（茯苓、沢瀉、朮、桂枝、生姜、甘草）の証に吐して渇し水を飲まんと欲す。

八味丸（佐薬）の証に短気し、微飲ありといい、又小便不利すといい、又消渇し小便反って多しという。

猪苓湯（佐薬）の証に渇して水を飲まんと欲し小便不利すといい、又嘔渇という。

牡蠣沢瀉散（佐薬）（牡蠣・沢瀉・蜀漆・葶藶子・商陸根・海藻・栝楼根）の証に腰より以下に水気ありという。

　　以上の諸方を歴試するに、沢瀉の主治するところは弁ぜずして明らかなり。

● 張仲景薬証論
　眩冒して小便不利のものを主治する。

● 中薬学
　利水滲湿　泄熱（利水滲湿薬）

中医学的臨床応用：

1、利水滲湿　泄熱

　沢瀉は甘寒で淡であり、寒性で清熱し、「淡滲利水」するので、湿熱に使用される。あきらかな利尿作用をもち、補益の効能はないので、水湿がある場合に使用します。大量に用いると滑精をひきおこすことがあります。長期間の服用により腎陰を消耗する可能性があります。利水の効能もつよいので注意が必要です。

①水湿の浮腫・泥状～水様便・尿量が少ない・口渇・脈が滑などの症候に、白朮・茯苓・猪苓などと用いる。

　　代表方剤：五苓散（猪苓・沢瀉・白朮・茯苓・桂枝）
　　　　　　　猪苓湯（猪苓・茯苓・滑石・沢瀉・阿膠）

②膀胱湿熱の排尿痛・排尿困難・残尿感などの症候に、沢瀉は寒性で、軽度の消炎作用を持つので湿熱に適します。木通・車前子・滑石・山梔子・黄芩などと用いる。

　　代表方剤：五淋散（芍薬・山梔子・茯苓・当帰・甘草・黄芩・地黄・沢瀉・木通・滑石・車前子）

---

[48] たおれるように目がくらむこと、又は地の中へでも引き込まれる様な気がして目が見えなくなること。

③あるいは、脾胃湿熱の悪心・口がねばる・腹満・下痢・舌苔黄膩・脈が滑数などの症候に、茵蔯蒿・茯苓などと用いる。

　　代表方剤：茵蔯五苓散（茵蔯蒿・沢瀉・猪苓・茯苓・白朮・桂枝）

④胃内停飲のめまいには、「痰無くしてめまい起こらず」といわれ、水毒症状の代表としてめまいが起こる胃弱で胃内停水（胃に不良水分が溜まっている状態）があると、のぼせて身体の上部（頭部）に眼疾患・めまい・鼻水など症状を起こしやすい。白朮と用いる。

　　代表方剤：沢瀉湯（沢瀉・白朮）

〈めまいの時に使用する代表的な漢方方剤〉
立てば苓桂、回れば沢瀉、歩くめまいに真武湯
立ちくらみには苓桂朮甘湯、回転性眩暈には沢瀉湯（エキス剤がないため五苓散で代用）、歩く時浮動感があるようなめまいは真武湯が有効なことが多い。

---

⑤痰濁上擾のめまい（脾胃の虚した方の胃内停水が水毒となって上衝し、発作性の頭重と眩暈が来た場合）・悪心・嘔吐には半夏・天麻・白朮・茯苓などと用いる。

　　代表方剤：半夏白朮天麻湯（半夏・陳皮・麦芽・茯苓・黄耆・人参・沢瀉・蒼朮・天麻・神麹・白朮・黄柏・乾姜・生姜）

⑥腎陰虚、陰虚火旺の腰や膝がだるく無力・手のひらや足の裏のほてり・口乾・盗汗・舌質が紅で乾燥・脈が細数などの症候に沢瀉の腎火をさます効能を利用する。必ず地黄・山茱萸・山薬などの滋補腎陰薬を主体的に配合し、茯苓・牡丹皮などと併用する。

　　代表方剤：六味地黄丸（熟地黄・山茱萸・山薬・沢瀉・牡丹皮・茯苓）

使用上の注意：補益性がないので気虚・陽虚には慎重に用いる。

用量：3〜9g

選品：形が大きく、黄白色で質が堅く充実し、重質で粉性に富み、わずかに甘味を感じるものを良品とする。福建沢瀉（肥大して茶色っぽい）が最良とされていたが、現在の研究では必ずしもそうとは言えない。古いものや調整の悪いものは褐色に変色している。

34、沢瀉

　古方家は白色の沢瀉を好んで用いました。この記載は荒木性次先生によるものであると思われますが、実際は白色の沢瀉がよいという根拠はないようです。

35、薏苡仁

ハトムギ茶や、いぼとり・美肌ダイエットなどの健康食品としても有名で、お肌によいといってハトムギ含有の石鹸やローションなど化粧品なども多数あり、よく目にする最もポピュラーな生薬ではないでしょうか。

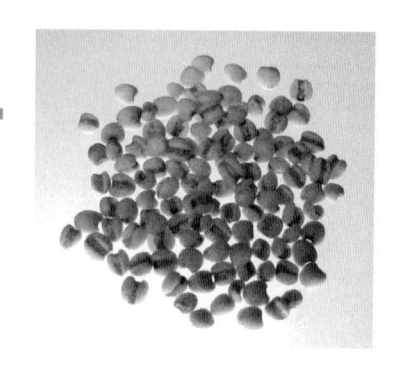

基原：イネ科（*Gramineae*）の１年生草本でありますハトムギ *Coix lacryma-jobi* L. var. ma-yuen Stapfの種皮を除いた種子。（日本薬局方）このラテン語は「ジュズダマ属・ヨブの涙」となります。ヨブ記16章20節に「わたしのために執り成す方、わたしの友、神を仰いでわたしの目は涙を流す」（新共同訳）とあり、そこから付けられた名称だと思われます。

ハトムギは、ベトナム・ラオスなどの東南アジアを原産地とし、中国を経て、江戸時代中期、今から約280年前に日本に渡来したといわれています。植物名としてハトムギの名前が定着しましたのは明治以降のことで、ハトが好んでその実を食べることから、その名がついたといわれます。薬用部分は種子。花期は８～10月。９月～10月に果実を採取し、果皮と種皮を取り除き日干します。日本西南部の暖地で栽培されます。

似た植物にイネ科のジュズダマがあります。ハトムギは植物学的には、ジュズダマの近縁植物として分類されています。昔は、河川敷などを探すと自生していますジュズダマは、子供の遊び道具として、使われていました。東京でも、ジュズダマが群生するような空き地が昭和20年代にはいくらもあったそうです。ジュズダマは、縦に穴があいているので、そこに糸を通して、ネックレスにして遊びます。お手玉の中味として小豆などと一緒に使われます。軽くていい音がでます。ジュズダマの生薬名は、「川穀」（せんこく）ですが、日本では、薬草としては、あまり使用されません。但し、中国では、このジュズダマを薏苡仁としており、川穀をハトムギの基原としています。（中薬大辞典においてもこの記載）成分などもほとんど同じといわれています。でもジュズダマは日本では用いられません。

産地：湖南省・タイ

日本各地でも栽培されていますが、国内産は極めて少なく、大分県・福島県・青森県を中心に約190トンの収穫とされています。これに反し、輸入品は2000～5000トンとされています。生薬の中では甘草に続いて２番目に多い輸入品になります。しかしその大部分は食品や健康茶として利用され、薬用としては数％にも満たないのが現状です。

成分：えぐ味成分：3、4-dihydroxybenzaldehydeの配糖体など。

テルペノイド：fredelin、isoarborinol、feruloyl stigmasterol、feruloyl campesterol、β-sitosterolなど。

多糖類：coixan A、B、Cなど。

脂肪油：palmitic acid、myristic acidなど。

その他：でんぷん、蛋白質。

アミノ酸、RNase、ビタミンB など。

薬理作用：
- 抗癌作用：メタノールエキスはEhrlich腹水担癌マウスで制癌作用を示した。また、マウス皮膚二段階発癌試験、経口で紫外線照射発癌試験を行ったところ、明らかな抑制作用が認められた。
- 抗疣贅作用：薏苡仁が青年性扁平な疣贅や尋常性疣贅などのウイルス性疣贅疾患に有効であることが示されている。

薬理学的作用機序は明らかではありませんが、好中球の産生する活性酸素を抑制し、好中球・リンパ球の細胞膜のメチルトランスフェラーゼ、ホスホリパーゼA2活性抑制によるウイルス性疣贅への作用やヨクイニンが単球—マクロファージ系細胞に作用し、IL－1の産生増強を介して抗体産生細胞を増強する作用を持つことなどの報告があります。

- 排卵誘起作用：薏苡仁を主剤とする漢方方剤を投与すると視床下部の機能が改善される。kondoらはゴールデンハムスターを用いて排卵誘起活性を指標として検討したところ、活性成分としてferuloyl stigmasterol、 feruloyl cam p esterolを見いだした。
- 血糖降下作用：薏苡仁の水エキスをマウス腹腔内に投与することで血糖値の下降が観察された。血糖下降作用を指標として有効成分の検討がなされたところ、coixanA・B・Cと命名された多糖体が得られた。coixan Aはアロキサン糖尿病マウスに対して血糖降下作用を示した。エーテルエキスはウサギへの皮下投与で血糖値を低下させた。
- 中枢抑制作用：ヨクイニンの主として根に含まれるcoixolは、ラット腹腔内投与実験で、正常体温の下降作用、解熱作用、チオペンタール麻酔剤による睡眠時間の延長作用、ペンチレンネテトラゾールによる痙攣の抑制作用を報告している。

性味：甘　淡　微寒

帰経：脾　胃　肺

薬能：
- 神農本草経

　筋急拘攣し、屈伸すべからず、風湿痺、気を下すを主る。久しく服すれば身を軽くし、気を益す。

- 重校薬徴

　癰膿(ようのう)を主治し、浮腫、身疼を兼治す。

考徴

薏苡附子散の証に、胸痺という。胸中痺し、悪寒し、あるいは浮腫ある者を治す。

薏苡附子敗醤散の証にその身甲錯し腹皮急、之を按じて濡なること腫状のごとし云々、という。此れは腸内に癰膿ありとなす。

陽気が損傷して、皮膚がかさつき収縮して圧すと柔らかく腫れ物のような状態を呈し、発熱のない四肢が冷たい患者が対象になっています。

麻黄杏仁薏苡甘草湯の証に一身尽(ことごとく)く疼(いた)むという。まさに浮腫・身疼の証あり。

　以上の三方は以って薏苡仁の治する所を知るに足る。

　薬徴を見ますと、「主治浮腫也」主として浮腫を治す。と記載されています。重校薬徴では癰膿を主治するとしています。最大量方であり、最簡方である薏苡附子散の方意が薏苡仁の治する所になりそうなので、それを鑑みますと「胸中痺し、悪寒し、あるいは浮腫ある者を治す」ということで、薬徴のとおり浮腫を主治す、ということになりそうです。癰膿という効能がでてくる薏苡附子敗醤散ですが、これは薏苡附子散に清熱解毒排膿作用の敗醤草（オミナエシの全草　清熱解毒・排膿）が加わったものですので、癰膿に対するのは敗醤草の効能ではないかと考えてしまうのですが、いかがでしょう？

　いずれにしてもどれも薏苡仁を用いているものの、配合の違いによりその効能に変化が加えられていることがわかります。附子を合わせて温経止痛に、敗醤草を合わせて排膿消腫に、麻黄を合わせて解表祛湿に働くということではないかと思います。

- 中薬学

　利水滲湿　健脾　除痺　清熱排膿（利水滲湿薬）

35、薏苡仁

中医学的臨床応用：

　重校薬徴には薏苡仁含有の方剤は３種のみしか記載されていませんでした。薏苡仁は神農本草経の上品に収載されていますように古くから用いられている薬草ですが、用法も時代に応じてすこしずつ変遷が見られます。中医学的臨床応用を見ながらその変遷についても触れてみたいと思います。

1、利水滲湿　健脾

　傷寒・金匱の時代には重校薬徴にありましたような用い方、すなわち、腸癰であるとか、浮腫・疼痛などに用いられていました。
　薏苡仁は利水滲湿の効能によりむくみ・浮腫・下痢などを消退させるが、性が寒なので湿熱に適する。滲湿もできるし、筋肉の痙攣を緩解することもできるのです。

①風湿表証で、頭重・身体が重だるい・関節の鈍痛・腫れて痛むとき・悪風・発熱などの症候が見られるときに、麻黄・杏仁などと用いる。

　　代表方剤：麻杏薏甘湯（麻黄・杏仁・薏苡仁・甘草）

②湿温の初期で、頭痛・頭重・身体が重い・悪風・発熱・身体痛・自汗・胸苦しい・悪心・下痢・乏尿・むくみなどがみられるときには藿香・杏仁・茯苓などと用いる。薏苡仁は清の時代以降、温病とりわけ湿熱病への応用が注目されています。

　　代表方剤：三仁湯（杏仁・白豆蔲・薏苡仁・厚朴・通草・滑石・淡竹葉・半夏）

温病条弁の湿熱病の代表方剤です。三仁とは杏仁（上・中焦）、白蔲仁（カルダモンの果実）（中焦）、薏苡仁（上・中・下全て）を指しています。３つの組み合わせで上焦を宣散して開かせ、中焦の運化と通降を調え、体内の湿熱を下焦に導いて排出させる作用を持ちます。

　　代表方剤：藿朴夏苓湯（藿香・半夏・赤茯苓・杏仁・薏苡仁・白豆蔲・猪苓・淡豆豉・沢瀉・厚朴）

③湿熱下注の足腰の疲れ・腫れ・しびれ・運動障害・帯下などに牛膝・黄柏・蒼朮と用いる。

　　代表方剤：四妙散（黄柏・蒼朮・牛膝・薏苡仁）

健脾作用として、効力は山薬より弱いですが、食欲を増して消化を助けます。

④脾気虚の食欲不振・泥状〜水様便・帯下・むくみ・小便不利などに党参・白朮・茯苓・山薬などと用いる。

代表方剤：参苓白朮散（人参・山薬・白朮・茯苓・薏苡仁・桔梗・甘草・白扁豆・蓮子・縮砂）

脾虚による慢性下痢に用いる方剤です。

2、除痺　組織中の水分を吸収して除き、しびれ痛みを止める作用です。この項は利水作用と関連する作用です。去湿除痺とまとめることもできそうです。
①湿痺のむくみ・浮腫・関節のしびれ痛み・運動障害などやや慢性化した痛みには麻黄・蒼朮などと用いる。

代表方剤：薏苡仁湯（薏苡仁・当帰・白朮・麻黄・桂皮・芍薬・甘草）

②湿熱痺のむくみ・しびれ痛み・発赤・熱感などには石膏・防已・滑石などと用いる。

代表方剤：宣痺湯（原蚕砂・防己・杏仁・滑石・連翹・山梔・薏苡仁・半夏・小豆・鬱金・海桐皮：同量配合）温病条弁
加減木防已湯（防己・石膏・桂枝・薏苡仁・杏仁・滑石・木通（通草））温病条弁

3、清熱排膿　重校薬徴における「癰膿を主治す」にあたる効能です。
　　薏苡仁は清熱解毒と排膿に働く。化膿性疾患に用います。
①肺癰（肺化膿症）の咳嗽・胸痛・腐臭のある黄痰などには、芦根・冬瓜仁・桃仁などと用いる。

代表方剤：葦茎湯（芦根・薏苡仁・冬瓜子・桃仁）

②腸癰の腹痛・発熱・便秘あるいは悪臭のある下痢などには腸癰には敗醤草・牡丹皮・桃仁などを配合する。

代表方剤：腸癰湯（薏苡仁・冬瓜子・牡丹皮・桃仁）
薏苡附子敗醤散（薏苡仁・敗醤・附子）

薏苡附子敗醤散は化膿の進んだ腸癰に用いられています。現在では慢性虫垂炎、虫垂周囲の膿腫に用いられます。

③思春期（女子）の痤瘡に桂枝茯苓丸に配合する。

代表方剤：桂枝茯苓丸加薏苡仁（桂枝・茯苓・赤芍・牡丹皮・桃仁・薏苡仁）

4、その他

①疣贅に奏効することが経験的に知られている。薏苡仁30gを1～3ヶ月ぐらい服用するとよい。あるいは60gを白米に混ぜて炊くか粥として煮込み、毎日1回連続して治癒するまで摂取する。精白した薏苡仁は硬いので、粥を作る場合は前もって一晩水につけてから6～7倍の水で時間をかけて芯がなくなるまで柔らかくゆでる必要があります。

ヨクイニンエキス錠

［効能又は効果］：青年性扁平疣贅、尋常性疣贅。

青年性扁平疣贅は若い方の顔面、頚部、手背、腕などにできやすい傾向がある。パポバウイルス群のヒト乳頭腫ウイルスの感染によってできる。

［用法及び用量］：ヨクイニンエキスとして、通常成人1日1.0～2.0gを3回に分割経口投与する。（ヨクイニンエキス錠は、通常成人1日9～18錠を3回に分割経口投与する）なお、年齢、症状により適宜増減する。

一般的に薏苡仁は皮膚の乾燥を潤し、シミ、そばかす、肌荒れによく、肌がきれいになる薬と言われています。しかし、美肌やイボとりという効能は中薬学的には無くて、日本で見出された薬効です。古くに貝原益軒が、民間で行われていた療法を「大和本草（1708）」に紹介したのが始めてではないかといわれています。イボに対する有効性がどれほどあるのかに関するまとまった報告はないようですが、効果はあるようです。いずれにしましても薏苡仁だけでは解決できないことがあります。証に従って桂枝茯苓丸や小柴胡湯など薏苡仁に加える必要があると思います。イボでもポリープでも同じでしょう。

②湿熱による淋病にも適用している。たとえば「楊氏経験方」は単味で石淋（尿路結石）を治療する。

景岳全書や本草綱目などの書物に薏苡仁を使った薬膳のレシピが載っています。

1、「本草綱目」には「薬糕(こう)」による治療が載っています。これは薏苡仁などの中薬と米の粉、ムギの粉、あるいは豆の粉を固めてビスケット状にした食物です。健脾養胃・益気和中の効能があります。お菓子として日常的に食べさせるのです。

2、「聖済総録」には「薏苡仁餅」は虚労の病を主治すると記載されています。まず薏苡仁適量を水で研いでから粉に挽き、それを大棗の果肉と乳汁でこねて平たく餅状にして蒸して火を通す。それを食べたいときに食べます。

3、「医学衷中参西録」「珠玉二宝粥」、老人や久病で、胃気が損傷しているものに、薏苡仁と山芋・干し柿の白い粉を使ってつくる粥をつくって食べさせるとよい。脾胃を補益する作用

があるので食べると確実に回復が早まります。

用量：10〜30g

使用上の注意：
1、実験的にcoixenolideは抗腫瘍作用が認められるとの報告がある。
　　→WTTC（藤瘤・訶子・菱実・薏苡仁）という方剤があります。
2、効力はおだやかなので大量に用いたほうがよい。
3、多量にとると流産のおそれがあるといわれている。妊婦の服用を禁じている本草書もある。これは、体を冷やす作用と、「滑利」の性によって流産を促す恐れがあるからです。
4、便秘、皮膚の色が黒く、皮膚や唇がカサカサして荒れがちな人、喉が渇く、舌が痩せて赤い舌苔がないか少ない、いわゆる陰虚体質の人は慎重投与。

炮製：
1、生薏苡仁：利水滲湿・祛風湿・清熱解毒の効能がつよい。
2、炒薏苡仁：健脾止瀉の効能がつよい。

選品：皮付きは種皮を除いて用いる。大粒・白色で充実し、重く歯間に粘着するものがよい。

　湿気の多い日本では水滞証になる人が多いですから、清熱利湿作用の薏苡仁は格好の健康食品です。ゴマ・ハチミツとともに健康になる食品3種の神器といわれています。食物繊維も米の8倍含まれ、栄養価も優れています。ハトムギの常食により皮膚と粘膜が滑らかに美しくなります。

36、香 豉（淡豆豉）

基原：マメ科（Leguminosae）一年生の植物、大豆 *Glycine max* Merr. の成熟種子を加工して製成したものです。大豆の茎は直立し、毛があり、高さは30cm〜1m。葉は3枚の小葉からなる複葉で、7〜9月に白また紫色の5ミリに満たないような小さな花、蝶形花（ちょうけいか）をつけます。

　農作物として世界中で広く栽培されており、苦み成分であるサポニンが多く含まれており、人類の主食にまではなっていませんが、植物の中では唯一、肉に匹敵するだけのタンパク質を含有することから、近年の世界的な健康志向の中で、「ミラクルフード」として脚光を集めています。「畑の牛肉」の異名もあります。また、日本料理やその調味料において中心的役割を果たします。日本では非常に珍重され、米・麦・粟・稗・豆（大豆）を五穀とし、節分には大豆による豆まきが行なわれるほどです。

　日本では色々な形に加工され利用されています。まず、大豆を暗所で発芽させるともやし、畑で育てて未熟大豆を枝ごと収穫し茹でると枝豆、さらに育てて完熟したら大豆。大豆を搾ると大豆油、煎って粉にするときな粉、蒸した大豆を麹菌で発酵させると醤油・味噌、また蒸した大豆を納豆菌で発酵させると納豆。熟した大豆を搾ると液体は豆乳、その残りはおから、豆乳を温めてラムスデン現象によって液面に形成される膜を湯葉、にがりを入れて塩析でたんぱく質を固めると豆腐、豆腐を揚げると「油揚げ」「厚揚げ」、焼くと「焼き豆腐」、凍らせて「凍み（高野）豆腐」。（ウィキペディア）http://ja.wikipedia.org/

　薬用には、黒豆を用いることになっています。秋に栽培した、黒豆の種子を、日干しにして乾燥させます。これを生薬で、黒大豆といいます。蒸した種子を発酵させてから乾燥させたものが、香豉という生薬です。実際は、黒豆は高価なので大豆を用いています。発酵させることで黒くなるのです。通常2種類の製法があります。

産地：中国各地　日本は現在大部分を輸入に頼っているため、2003年に世界的不作から価格が高騰したときには大きな影響を受けた。最大の生産国、輸出国はアメリカ合衆国、ついでブラジル。日本の輸入量は世界第3位。中国では経済成長に伴う食生活の変化により消費量が増加しており、これからも増え続けると見られている。この需要に応えるためブラジルでは天然林伐採を伴う大豆農地の拡大が進んでおり、問題視されている。

成分：蛋白質・脂肪・コリン・キサンチン・ヒポキサンチン・カロチン・ビタミンB_1・B_2・ニコチン酸・アスパラギン・グリシン・アラニン・イソロイシン等。黒大豆の最大の特徴である黒色の皮にポリフェノール成分のひとつのアントシアニンが多く含まれていることか

ら、健康食材として大きな注目を浴び始めました。

　大豆は低カロリーながらタンパク質やカルシウムを多く含むため、栄養源として重要である。さらに大豆に含まれるゲニステイン、ダイゼイン、グリシテインなどのイソフラボンは大豆イソフラボンと総称され、弱い女性ホルモン作用を示すことから骨粗鬆症や更年期障害の軽減が期待できる。これらの作用から、大豆製品の中には特定保健用食品に指定されている物もある。また、大豆イソフラボンはサプリメントとしても用いられる。イソフラボンはヒトに対する悪影響も懸念されており、内閣府食品安全委員会は食品とサプリメントを合わせた安全な一日摂取目安量の上限値を、一日あたり70～75mgに設定している。なお日本人の食品由来の大豆イソフラボン摂取量は15～22mg、多い人でも40～45mg程度であり、サプリメントとは違って通常の大豆食品により健康を害することはない。

薬理作用 ：未詳

性味 ：辛・甘・微苦　涼あるいは微温

香豉の気味と効用について
○新古方薬嚢（荒木朴庵）香豉は味甘寒、胸心中の鬱熱を除くの効あり。故に梔子豉湯、枳實梔子豉湯、瓜蒂散等には欠くべからざるものなり。
○呉氏宗《素問・至真要大論》の銀翹散の解説に「方中豆豉因制法不同而有辛温辛涼之異、但呉氏於本方后有"衂者、去荊芥、豆豉"之明文。在銀翹散去豆豉加細生地、丹皮、大青叶、倍元参湯的方論中又明確指出："去豆豉、畏其温也。"所以本方的豆豉還応作辛温為是」とあります。ここで指摘されているのは淡豆豉は温薬であると言う事です。

　淡豆豉は制法（修治）によっては涼薬にも温薬にも、どちらにもなります。

1、通常は夏期に黒豆を洗浄、蒸した後、広げて桑葉と新鮮な青蒿で上を覆い発酵させる。黄芭になった後に取り出し、桑葉、青蒿を除き、清水の中に攪拌した後、瓶に入れて蓋をして露天に3週間放置する。その後取り出して日陰干ししたものを用いる。

2、百斤（50kg）の黒豆を蘇葉・麻黄各2kgとともに水浸する。黒豆を煮て透明にした後、さらに煮つめて干して竹筒に入れる。8日間日陰干して乾燥させた後、大壺に入れて、夏期は3日間、冬季は5日間放置し十分に発酵させる。取り出して日陰干しの後、再度蒸して日陰干しを行い使用する。

1の方法で製したものの味は辛・甘・微苦、性は寒である。
2の方法で製したものの味は辛、性は微温である。
一般的には辛涼解表薬に分類されています。

帰経：肺　胃

薬能：
● 神農本草経には収載されていません。

● 重校薬徴
心中懊憹を主治し、心中結痛及び心中満して煩するを兼治する。
「胸中が何とも形容のできないように苦しいものを主治し、胸中の痛み、及び胸中満して煩するものと兼治する」

考徴

枳実梔子豉湯の証は具わらず。

　これはその後の「互考」の項にありますように、枳実梔子豉湯の条文に心中懊憹の証無し、しかしそれは脱文であると。為則按ずるに枳実梔子豉湯中に大黄を加えるものにして心中懊憹の証あり。すなわちこの条文は心中懊憹を脱するや明らかなり。

（枳実）梔子大黄豉湯の証に心中懊憹、熱痛という。

　この２方が香豉１升を用いる最大量方です。

梔子豉湯の証に心中懊憹といい、又胸中塞ぐといい、又心中結痛すという。

　梔子豉湯は山梔子と香豉２味の処方ですので、最簡方になります。

梔子甘草豉湯の証は上に同じ。もし少気[49]するものは梔子甘草豉湯これを主る。
梔子生姜豉湯の証は上に同じ。もし嘔するものは梔子生姜豉湯これを主る。
瓜蒂散（瓜蒂・赤小豆・淡豆豉）の証に心中満して煩すという。

　「傷寒論」では、瓜蒂と赤小豆を粉末にして、香豉の煎益で沖服すれば、痰涎が胸を塞い

---

[49] 呼吸が浅いこと。

だり、宿食が胃益に停留している証に催吐の作用をはたす。瓜蒂には袪湿熱の作用がある。たとえば「千金翼方」では、瓜蒂散を大豆ぐらいの大きさにして、病人の鼻に吸い込ませ、黄色い水が鼻から流れ出て、黄疸による眼球の黄色が退く。寒湿による頭痛、鼻づまりの者には瓜蒂散を鼻中に入れ、黄色い水が流れ出ると、治療効果が見られる。

以上の諸方を歴試するに心中懊憹を主治するや明らかなり。

● 張仲景薬証論
記載なし

● 中薬学
解表　除煩（辛涼解表薬）

[中医学的臨床応用]：

1、解表

①外感風寒あるいは風熱による発熱・悪風寒・頭痛などの証に用いる。外感風寒に対して葱白を配合する。葱白はネギの白い部分。発汗解表、辛温解表薬です。

　　代表方剤：<u>葱豉湯</u>（葱白・淡豆豉）

風寒感冒初期の頭痛や鼻閉など邪気・病状が軽いものに用いられます。葱白は辛温で発汗、上昇、香豉は下降、両者の組み合わせで上昇・下降ともにはたらき、それぞれの長所を発揮します。

②外感風熱に対して、薄荷・荊芥・牛蒡子などを配合する。

　　代表方剤：<u>銀翹散</u>（連翹・金銀花・薄荷・竹葉・荊芥穂・淡豆豉・牛蒡子・生甘草）
　　　　　　<u>桑杏湯</u>（桑葉・杏仁・浙貝母・沙参・香豉・梔子・梨皮）

両方とも温病条弁の代表方剤です。桑杏湯は頭痛・発熱・鼻や喉の乾燥感・唇の乾燥・口渇などの燥熱の表証に用います。

2、除煩

熱病による胸中苦悶・心煩・不眠症に用いる。常に山梔子を配合する。清熱除煩の効能がある。

　　代表方剤：<u>梔子豉湯</u>（山梔子・淡豆豉）

山梔子は清熱瀉火、煩悶感を取り除く作用、香豉との組み合わせで、清解の効能が強まり、

心中懊憹・イライラ・不眠などに用います。インフルエンザの発熱にも使用できます。外感初期で、銀翹散などでは熱が下がりきれないとき心下に鬱熱があり、不快なときに有効です。

3、その他

　　血尿に用いる。血尿に対する方剤に淡豆豉を加えると止血作用が強まる。淡豆豉30〜45gに<u>路路通</u>[50]30g、地骨皮15gを配合して水煎服用した方が効果がある。

用量：6〜12g

使用上の注意：乳汁分泌抑制作用があるので、授乳中の婦人には用いない。

---

[50] 基原：マンサク科（Hamamelidacese）のフウ *Liquidambar formosana* HANCEの成熟果実
　　性味：苦、微渋/平
　　帰経：肝、胃
　　効能：行気寛中、活血通絡、利水消腫

37、薤白

|基原|：ユリ科（Liliaceae）のラッキョウ*Allium bakeri* Regel、チョウセンノビル*A. macrostemon* Bge.の地下鱗茎。すなわち、ラッキョウの食用とする部分を乾燥したものです。普通私たちが食べているものは酢に漬けてありますが、薤白はそのまま、生を乾燥したものです。

　別名を大韮（オオニラ）、里韮（サトニラ）といい、原産地は中国です。日本へは9世紀ころに薬用として渡来しました。広く栽培されるようになったのは江戸時代からです。草丈は15～40センチくらい。葉は線形で柔らかく、中空。根際から束になって生え、（束生）。葉は冬でも枯れません。開花時期は9～10月。茎先から散形花序（茎先からたくさん枝が出て、その先に1個ずつ花がつく）を出し、小さな紫色の花をたくさんつけます。夏から秋に、鱗茎（りんけい）を植えつけると、翌年春に葉が出て、新しい鱗茎が増えます。この鱗茎が、ラッキョウです。英語でもRakkyoといいます。エシャロットというのは通常ラッキョウを若採りしたものの商品名です。

|産地|：中国・日本では栃木、福井、茨城、静岡などで栽培されています。

|成分|：フルクトース、グルコースなどの糖類と精油、アリシン

|薬理作用|：あまり研究されていないとのことですが、Allium抽出物の経口服用により、平滑筋は短時間興奮した後抑制される。他のAllium属の植物がヨーロッパで胸痛などに用いられていることから薤白が胸痺に有効であるヒントになるのかもしれません。

　ニンニクやねぎなどにも含まれるアリシンという成分は、強い抗菌作用があり、胃腸を丈夫にして腸のはたらきを整え、血液をサラサラにして動脈硬化や狭心症、脳梗塞を予防する効果がある。また糖質を分解するビタミンB_1のはたらきを高め、乳酸などの疲労物質を分解するはたらきがあるので、夏バテや疲労回復にも効果がある。カリウムも多く、余分なナトリウムを体外に排出して高血圧の予防も期待できる。水溶性食物繊維の一種であるフラクタン（フラクトースの重合体）には、炎症を鎮める効果がある。

|性味|：辛　苦　温

|帰経|：肺　胃　大腸

37、薤白

薬能 :

● 神農本草経　中品に収載

金瘡[51]や瘡の敗れたる[52]を主る、身を軽くし飢えず老に耐える。

● 重校薬徴

胸痺、胸背痛を主治し、喘息、咳唾を兼治す。

考徴

枳実薤白桂枝湯の証に胸痺心中痞すという。
栝楼薤白白酒[53]湯の証に胸痺、喘息、咳唾、胸背痛という。
この処方が最簡方になります。薤白の効能を表しています。

栝楼薤白半夏湯の証に胸痺し臥することを得ず心痛背に徹するという。

以上の三方を歴試するに薤白は胸痺の主薬たるや弁を俟たず。

処方名＼薬味	栝蔞實	薤白	白酒	半夏	枳實	厚朴	桂枝
栝蔞薤白白酒湯	5	8	1合4勺				
栝蔞薤白半夏湯	5	3	2合	5			
枳實薤白桂枝湯	5	8			2.8	4	1

（新古方薬嚢の薬味の分量）
（漢方処方と薬味の相違）http://shizennori.exblog.jp/

● 張仲景薬証論

薤白は胸腹痛を主治し、咳唾喘息・裏急後重[54]を兼治する。

張仲景薬証論には薤白の効能に「裏急後重」がでてきますが、これは「四逆散加薤白」という処方条文に「泄利後重なる者、まず水5升をもって、薤白3升を煮、煮て3升を取り、滓を去り、散三方寸匕をもって、湯中に納め、煮て1升半を取る」というものがあります。四逆散は胸腹痛を治療することができ、その胸腹痛が激烈でかつ裏急後重を伴うものに対して薤白を加えます。

---

51 外傷・切り傷のこと
52 できものや傷口が化膿すること
53 中国の蒸留酒の総称（パイチュウ）
54 腹中が不快で、排便しても残便感があること。俗に言う"しぶり腹"のこと。

●中薬学

通陽散結　行気導滞　理気薬の分類です。

[中医学的臨床応用]：

1、通陽散結
①肝痰湿濁が胸中に凝滞し、陽気が宣痛できないことによる胸苦しくて痛み、あるいは呼吸促迫、咳が見られる胸痺の症候に使用する。（狭心症、胸膜炎、肋間神経痛など）
よく化痰散結・理気寛胸の作用がある栝楼を配合する。

　　　代表方剤：<u>栝楼薤白白酒湯</u>（栝楼仁・薤白・白酒）
　　　　　　　　<u>栝楼薤白半夏湯</u>（栝楼仁・薤白・半夏・白酒）
　　　　　　　　<u>枳実薤白桂枝湯</u>（栝楼仁・薤白・桂枝・鬱金・香附子・紅花・桃仁）

浅田宗伯によれば栝楼薤白白酒湯は喘息・胸痛、栝楼薤白半夏湯は心痛が背に徹するもの、枳実薤白桂枝湯は脇下から突き上げるものに適するということです。

②胸痺と同時に血瘀阻滞を兼ねるものには、前の処方のうえに丹参・紅花・赤芍など活血祛瘀の作用のあるものを加減して配合する。

2、行気導滞
胃の気滞による下痢・下痢後の渋り腹に使用する。薤白は行気導滞の作用があるので、柴胡・白芍・枳実などを併用することができる。蠕動を調節して腸管のけいれんを緩徐し、ガスを排泄する。もし、湿熱の証があるときには、清熱燥湿の作用がある黄柏・秦皮などを配合することができる。

　　　代表方剤：<u>四逆散加薤白</u>（柴胡・白芍・枳実・甘草・薤白）

民間薬的には、食欲のないときに生のラッキョウに味噌をつけて食べるとか、腹痛に煎じて飲むとか、切り傷や虫指されに生のラッキョウをすりつぶしたものを外用するなどの使い方があるそうです。

[用量]：3～9g

[使用上の注意]：
1、酒で煎出する方が効果がある。
2、気虚で痰濁の停滞がみられないものには禁忌である。

37、薤白

　赤・白の二種類がある。白いものは益を補い、赤いものは金瘡を治し、蜂蜜と一緒にすり潰したものを火傷に塗ると即効がある。

38、乾姜

　　ショウガ科（Zingiberaceae）の多年草ショウガ Zingiber officinale Roscoe であります。南アジア原産で、中国では紀元前500年頃には薬用にされていました。日本には3世紀頃中国からもたらされたらしく、古くから香辛料としても用いられてきました。ヨーロッパにも薬用として古くから伝わっていたようですが、あまり一般的ではありませんでした。14世紀頃にはコショウに次ぐ東洋産の貴重なスパイスとしてもてはやされるようになり、17世紀英国でのジンジャー・ブレッド（卵を使わない英国のお菓子）の流行とともに普及していきます。インドのアーユルベーダ医学でも用いられています。

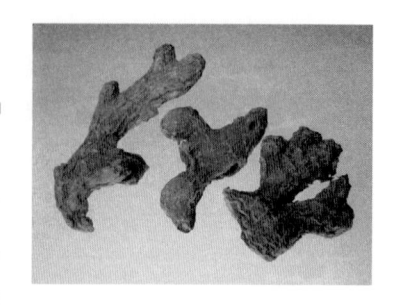

　　多年草で、地下に手の指を曲げて連ねた様な形の根茎（塊根・肥大した地下茎）が、広がっています。この枝分かれの根茎の先端から芽が出て、地上部で茎になります。地上部の茎は高さ1m程度まで伸び、笹の葉に似た幅広い葉を着けます。

　　熱帯地方では秋に黄緑色の花が咲ますが、日本では咲くことはありません。気温が低い環境では育ちにくく、適度な湿度と適度な気温がある地域で生育します。そのため、インドやナイジェリア、日本、中国、オーストラリアなどの地域では昔から栽培され生活の中で色々と使われてきました。日照時間が長く地下を水分が循環できる環境が生姜の栽培には必要なため、河川が豊富な日本には生姜栽培に適した地域が多いようです。一般的に生姜の栽培では、保湿力の高い粘土質の土壌が生姜栽培には向いているといわれています。そのため水田だった場所を生姜の栽培地として転用することも多いようです。

　　冷奴の薬味や寿司の口直しの"がり"、豚肉のショウガ焼きなど、ショウガをちょっと添えるだけで食欲が増進、独特の香りが和食や中華料理に欠かせない風味を作り出します。味や風味付けだけの作用ではありません。生の魚は体を冷やす性質を持っています。豚肉も体を冷やす性質を持ちます。ですからそれを食べることで胃が冷え、消化が悪くならないように、温める性質の薬味を一緒に食べて胃を温め、胃腸の働きを活発にしているのです。また、冷奴を食べるときにはねぎやショウガをきざんで一緒に食べます。大豆から作られる豆腐は体を冷やします。ですから温める性質のねぎやショウガと共に食べるのです。それだけではなくショウガには魚蟹類、鳥獣肉の毒を解く作用もあります。ショウガを添えるのは口直しのためだけでなく、健康のために生姜という薬を一緒に食べてきたというわけです。それで「薬味」と呼ばれるのです。生姜は薬食同源の見本的な植物であります。

38、乾姜

　その生姜について、重校薬徴には「乾姜」として収載されていますが、加工方法によって乾姜と生姜に分けられます。乾姜と生姜ですが、日本と中国でその名称が異なりまた複雑です。エキス剤にしても同じ処方でもメーカーによって異なる場合もあります。古典での加工法と現在の加工法が同じかどうかも問題になります。

基原：日本薬局方の分類では、

乾姜	生姜
ショウガ科（Zingiberaceae）のショウガ *Zingiber officinale* Roscoeの根茎を湯通し又は蒸したものである。	ショウガ科（Zingiberaceae）のショウガ *Zingiber officinale* Roscoeの根茎。

一方、中国では、乾燥したものを乾姜、生のもの（水分含有）を生姜と呼んでいます。

　日本薬局方では「生薬は、別に規定するもののほか乾燥品を用いる」とあるように、日本の生姜は乾燥したものであります。すなわち、日本の生姜は中国の乾姜とイコールということになります。中国の生姜（水分含有）は日本ではほとんど使われません。日本の乾姜、すなわち湯通し又は蒸したものですが、加熱方法が全く同じではありませんのでイコールとはいえないのですが、中国には炮姜（ほうきょう）・煨姜（わいきょう）と呼ばれる熱を加えた生姜があります。

炮姜：乾姜を黒くなるまで加熱し、辛味を除いたもの。姜塊を鍋に入れ、気泡がでてきて膨れ、外皮がキツネ色内部は黄色を呈するまで強火で炒り、清水を少し吹きかけた後取り出し、日干しする。（温中散寒↑・止血↑）吐血・不正性器出血などのうち陽虚の出血に用いる。産後の血虚・裏寒・瘀血による腹痛に川芎・当帰・桃仁・甘草を配合して生化湯として用いる。

煨姜：生姜を紙に包んで濡らし、熱灰中で蒸した後乾燥したもの。生姜より散寒の効能がやや強い。

	生ショウガ（水分含有）	乾燥したショウガ	加熱したショウガ
中国名	生姜	乾姜	煨姜・炮姜（加熱）
日本名		生姜	乾姜（湯通し）
性味	辛・微温	大辛・大熱	辛・苦・温
効能（中薬学）	発汗解表 温中止嘔 温肺止咳	温中散寒 回陽通脈 温肺化痰	温経止血 温裏止痛 止瀉
成分	ジンゲロール	ショウガオール	ショウガオール

まとめますと、

日本では、方剤中に生姜を用いる際、すなわち日本の乾燥させている生姜を用いるのですが、その場合、処方中の生姜（中国）の配合量の3分の1から4分の1の量に換算して日本における生姜を用いています。

産地:

乾姜（日局）	生姜（日局）
広東省・雲南省・四川省	貴州省・雲南省・インド

日本市場品にはタイ・ベトナム・台湾などに産するものが出回っています。原産地はインド、東南アジアとする説が一般的ですが、春秋戦国時代の文献にも記載がみられることから、中国とする見方もあります。日本では高知・千葉が主産地ですが、最近は中国からの輸入が消費量の半数近くを占めています。日本産は食用です。

中国においては、基原植物は同じでありますが、採取時期などは異なります。

　　乾姜（中国）冬期茎葉枯萎時の母姜　　　　生姜（中国）夏期の新根茎

成分:

乾姜（日局）	生姜（日局）
精油：zingiberene、β-pinene、camphene、limonene、cineole、geraniol、borneol、nerol、など 辛味成分：zingerone、［6］-shogaol、zingeroneなど 加熱産物として	精油：zingiberol、zingiberene、curcumene、sesquiphellandrene、β-pinene、camphene、limonene、p-cymene、cineol、geraniol、borneol、linarool、neral、geranial、cumene、heptanol、nonanol、nonylaldehyde、decylaldehyde、methylheptenoneなど 辛味成分：gingerol（とくに［6］-gingerolは生姜に多い）ガラノラクトンも多い 根茎は1-4%の精油とオレオレジン（oleoresin）を含む。精油の主な成分はジンギベレン（zingiberene）、クルクメン（curcumene）、ビサボレン（bisabolene）など。ほかにterpineol、nerol、borneol、sabinene、camphene、cineole、phellandrene、myrceneなどのテルペノイドを含む。刺激（辛味）成分は主にジンゲロール（gingerol）、デヒドロジンゲロン（dehydrogingerone）など。ショーガオール（shogaol）およびジンゲロン（gingerone）は加熱やアルカリ処理により生じた二次的

| | 産物である。またhexahydrocurcumin、desmethylhexahydrocurcuminなどのジアリルヘプタノイドを含有する。 |

　生姜と乾姜（中国）を比較して成分にどのような変化があるかは明らかではありませんが、ギンゲオールが減少してショウガオールが増加するという報告があります。ギンゲロール類はアルカリで処理すると炭素の長い鎖が切れたジンゲロンが生成することがわかっており、熱をかけるとギンゲロール類から水1分子が脱水した化合物であるショウガオール類を生成することがわかっています。（石灰による処理でも生じる。）すなわち生姜の主成分はギンゲロール、乾姜はショウガオールです。

6－Gingerol

$C_{17}H_{26}O_4 = 294.39$

薬理作用：含有成分も共通するものが多く、薬理作用もほとんど共通しています。

乾姜（日局）	生姜（日局）
●鎮吐作用：乾姜エキスはカエルの硫酸銅による嘔吐を顕著に抑制した。ガラノラクトン（含有少ない）が5－HT3受容体に拮抗作用あり。アポモルヒネ注射による催吐作用は抑制しない。すなわち、末梢性であり、中枢性嘔吐には効かないということ。 ●鎮静作用：乾姜エキスはマウス、ラットで自発運動抑制、ヘキソバルビタール睡眠延長作用がある。 ●鎮痙作用：乾姜エキスはモルモット摘出腸管、モルモット摘出気管でアセチルコ	●鎮吐作用：古くは、生姜汁はイヌの硫酸銅による嘔吐を抑制するとの報告がある。また、生姜の95％エタノールエキスは、麻酔ウサギの胃内投与で胃の緊張低下と蠕動運動を抑制する傾向を示す。ガラノラクトンが5－HT3受容体に拮抗作用あり。 ●鎮痙作用：新鮮ショウガ根茎の精油成分はマウスの摘出小腸で弱い鎮痙作用が認められている。 ●抗潰瘍作用：生姜の水エキスは360mg/kgの腹腔内投与でマウスの拘束水浸ストレス胃潰瘍を抑制するが、

リン、ヒスタミン、塩化バリウムによる収縮を抑制した。 ●抗潰瘍作用：乾姜エキスは経口投与でマウスの拘束水浸ストレスを軽度抑制した。また、皮下投与により有意な胃液分泌抑制傾向がみられた。6－ショウガオール（含有多い）、β－セスキフェランドレン（少ない） ●腸管内輸送促進作用：乾姜エキスはマウスで経口投与により硫酸バリウムの腸管移動を促進する傾向がみられた。 ●利胆作用：乾姜のアセトンエキス、6－shogaol（多い）はラットの胆汁分泌を促進させた。 ●血圧降下作用：乾姜メタノールエキスは0.25mg/kg静脈内投与で一過性の血圧上昇後、下降作用を示した。6－ショウーガオール（多い） ●強心作用：乾姜エキスはモルモット摘出心房の自発運動を増加させた。 ●抗炎症作用：乾姜エキスは、マウス皮下投与で酢酸腹腔内投与による毛細血管透過性亢進を抑制する傾向がみられた。	120mg/kg皮下投与と1200mg/kg腹腔内投与では効果のなかったことを報告している。生姜の水エキスまたはエタノールエキスは、ウサギ経口投与で胃液・胃酸ペプシン分泌を抑制した。6－ショウガオール（含有少ない）、β－セスキフェランドレン（多い） ●消化促進作用：生姜の水進液はヒト唾液によるデンプンの消化を促進するとの報告や、唾液分泌亢進作用があるとの報告がある。辛味成分6－ショウガオール（少ない）、6－ギンゲロール（多い）

性味・帰経：

乾姜(中国)	生姜(中国)
辛　熱	辛　微温
脾・胃・心・肺	肺・脾・胃

薬能：

- 神農本草経（乾姜）　中品に乾姜として収載

　胸満、欬逆上気（激しい咳で嘔吐しそうになる咳逆、下腹部から胸や喉にかけて気が上昇する上気の病）を主り、中を温め、血を止め、汗を出す。風湿の痺を逐い、腸澼下痢（便血下痢）を主る。

　（ここから先は生姜）生は特に良い。久しく服し、臭気を去る。神明に通ず（長期間食べれば、体臭がなくなり、頭が冴える。）

● 重校薬徴（乾姜）

結滞水毒（水分・体液の偏在・停滞）を主治す。故に乾嘔、吐下、厥冷（手足の冷え）、煩躁、腹痛、胸痛、腰痛、小便不利、小便自利（小便の良く出る者を言います。小便が出すぎる者の事、小便の出が悪いはずなのに反って出の好い者の事）、咳唾涎沫を治す。

考徴

苓姜朮甘湯の証に身体重く腰中冷え、又腰以下冷痛すといい、又小便自利すという。
大建中湯（人参・蜀椒・膠飴・乾姜）の証に心胸中大寒痛し、嘔して飲食する能わずという。

以上4両、最大量方

備急円（大黄・乾姜・巴豆）の証に心腹脹満し、卒痛すという。

半夏乾姜散の証は乾嘔、吐逆、涎沫を吐すという。

乾姜諸薬等分

人参湯（人参・乾姜・甘草（炙）・白朮各3両）の証に胸痺、喜唾、心中痞すという。
桂枝人参湯の証に下利止まずという。
乾姜黄連黄芩人参湯の証に吐下すという。
六物黄芩湯（黄芩3両、人参3両、乾姜3両、桂枝1両、大棗12枚、半夏半升）の証に乾嘔下利すという。
黄連湯（黄連・甘草・乾姜・人参・桂枝・大棗・半夏）の証に腹中痛み、嘔吐せんと欲すという。
半夏瀉心湯の証に嘔して腸鳴すという。
甘草瀉心湯の証に穀を和せず下利し又乾嘔すという。
通脈四逆湯（甘草・附子・乾姜　組成は四逆湯と同じ、乾姜の量が2倍）の証に清穀を下利し、手足厥逆し又腹痛乾嘔すという。
柴胡乾姜桂枝湯の証に小便不利又心煩すという。
苓甘五味姜辛湯の証に胸満し咳すという。
小青竜湯の証に心下に水気あり乾嘔し咳し涎沫を吐し小便不利という。

以上3両

梔子乾姜湯の証は具わらず。大いに下した後の、身熱去らず微煩するものを主治するということですが、これは山梔子の証のことであり、疑うらくは下利乾嘔の証を脱するなりと互考の項に書かれています。
甘草乾姜湯の証に厥、咽中乾、煩燥吐逆すといい、又涎沫を吐すといい、又遺尿して小便数と

いう。
乾姜2両より4両

四逆湯（乾姜附子湯に甘草）の証に清穀を下利し、手足厥冷、乾嘔すという。
1両半より3両

乾姜附子湯の証に煩燥し眠ることを得ずという。夜にして安静、嘔せず、渇せず、表証なく、脈沈微、身に大熱なき者

白通湯（葱白・乾姜・附子・人尿）の証に下利すという。

桃花湯（赤石脂[55]・乾姜・粳米）の証に腹痛、小便不利、下痢止まずという。

乾姜人参半夏丸の証に嘔吐止まずという。
1両より3両

　以上の諸方を歴試するにその乾嘔する者、厥冷する者、胸腹痛する者、吐下する者、咳満する者、身重冷痛する者、小便不利自利する者は皆結滞の水なり。

　生姜については「生姜は嘔を主治するなり。乾姜は結滞の水を主治するなり。混同すべからず」と書かれています。

● 張仲景薬証論

乾姜	生姜
涎唾が多くて不渇の者を主治する。	悪心嘔吐して口内に涎が多く、口乾・口渇しない者を主治する。
嘔吐：半夏	
下痢・厥冷・脈微：附子	生姜は乾姜の「涎唾が多くて不渇」を包含している
咳：細辛・五味子	
腰冷痛：白朮・茯苓	
腹満腹痛：蜀椒	
下痢膿血：赤石脂	
嘔吐不止：人参・半夏を配合する	

---

[55] 赤色の鉱石で、酸化鉄を含むアルカリ性粘土塊。雲母源の粘土であるが、必ずしも統一された一種類のものでなく、含鉄カオリンなどを含む。渋腸止瀉・止血生肌

38、乾姜

●中薬学

乾姜	生姜
温中　回陽　温肺化飲	発表解表　温中止嘔　温肺止咳
温裏去寒薬	辛温解表薬

中医学的臨床応用：

★乾姜（中国）

1、補陽散寒

乾姜は、補陽と散寒の両面の効能をもつので、陽虚にも実寒にも使用される。

①補陽

脾陽虚の食欲不振・寒がる・腹部の冷えや鈍痛・四肢の冷え・泥状〜水様便・浮腫・舌質は淡白で胖大・舌苔白滑などの症候に人参・白朮・茯苓・炙甘草などを配合して用いる。

　　代表方剤：人参湯（理中湯）（人参・乾姜・白朮・炙甘草）

②散寒

乾姜は、大辛・大熱で、腹中をつよく温めて寒邪を駆逐する効能をもつので、寒邪の侵襲による「中寒」、すなわち冷たい飲食物や寒冷の環境による冷え・疼痛に用いる。激しい腹痛や、腹の冷え・嘔吐・下痢・腹鳴などを呈するときに、人参・蜀椒などと用いる。

　　代表方剤：大建中湯（蜀椒・乾姜・人参・膠飴）
　　　　　　　半夏乾姜散（半夏・乾姜）

2、回陽救逆

乾姜は、陽気をつよく振奮させ、身体を温め循環をつよめてショック状態を改善する、「回陽救逆」の効能をもつ。亡陽（ショック）で四肢の冷え・チアノーゼなどの循環不全を来したときに人参・附子などと用いる。

　　代表方剤：四逆湯
　　　　　　　通脈四逆湯（甘草・附子・乾姜）

乾姜と附子の組み合わせ、「附子は乾姜が無ければ温めず」といわれているように両薬を組み合わせると回陽救逆の効果がさらに強くなります。

3、温肺化痰

乾姜は、肺を温めて痰の生成を抑制するので、肺の寒飲に適するが、辛散の性質が強いた

め五味子と配合することが多い。肺の寒飲で、咳嗽・うすい水様の痰・背部の冷え・舌苔が白滑・脈が沈などの症候に半夏・細辛・五味子・杏仁・麻黄などと用いる。

 代表方剤：<u>小青竜湯</u>（麻黄・桂枝・乾姜・甘草・細辛・半夏・白芍・五味子）
     <u>苓甘姜味辛夏仁湯</u>（茯苓・半夏・杏仁・五味子・細辛・乾姜・甘草）
     <u>苓甘五味姜辛湯</u>（茯苓・五味子・細辛・乾姜・甘草）

乾姜と五味子の組み合わせ、辛散と収斂の組み合わせにより、利肺気、平喘逆、化痰、止咳の作用を発揮します。

4、その他

寒熱互結による脾胃不和に清熱薬とともに用いる。

 代表方剤：<u>半夏瀉心湯</u>（半夏・黄連・黄芩・乾姜・人参・甘草・大棗）
     <u>甘草瀉心湯</u>（甘草・黄連・黄芩・乾姜・半夏・大棗）
     <u>黄連湯</u>（黄連・半夏・乾姜・桂枝・人参・大棗・甘草）

乾姜と黄連の組み合わせ、辛散温痛と苦寒降泄、すなわち辛開苦降の作用で、寒積を除き、鬱熱を清し、嘔逆や呑酸を止め、和胃瀉痞開結の作用が強力となります。

［使用上の注意］：
1、熱証、陰虚には禁忌、妊婦には慎重投与。
2、胃に対し刺激性があるので、甘草・大棗などを配合して刺激性を緩和する必要がある。

［用量］：1g〜9g

［炮製］：
1、炮姜：乾姜を黒くなるまで加熱し、辛味を除いたもの。姜塊を鍋に入れ、気泡がでてきて膨れ、外皮がキツネ色内部は黄色を呈するまで強火で炒り、清水を少し吹きかけた後取り出し、日干しする。温中散寒・止血に用いる。
2、淡乾姜：乾姜を湯通しした後、切片を日干しして作ったもの。生姜より温性が強く、散寒・止嘔の効能をもつ。

［選品］：（日局）肥大して辛味が強いもので、切面がアメ色か鼈甲のようなものを良品とする。

★生姜（中国）

1、辛温解表

　　生姜は辛散の性質を持ち、煎汁を服用すると発汗作用があるので、表証に使用する。ただし、補助薬として配合される。風寒表証の悪寒・発熱・頭痛・身体痛・無汗あるいは自汗・脈が浮などの症候に、麻黄・桂枝・紫蘇葉・白芷・荊芥・防風などの補助として用いる。

　　　代表方剤：桂枝湯（桂枝・白芍・甘草・生姜・大棗）

2、温中止嘔

　　悪心・嘔気に対する主薬で、「姜は嘔家の聖薬」ともいわれる。温性であるところから胃寒に適し、生姜汁として服用しても有効である。一般には半夏と組み合わせて用い、半夏の毒性を緩和するとともに制吐作用を強める。胃寒の悪心・嘔吐・上腹部痛・舌苔が白滑などの症候に半夏・縮砂・丁香・桂枝などと用いる。

　　　代表方剤：小半夏湯（半夏・生姜）
　　　　　　　　橘皮枳実生姜湯（橘皮・枳実・生姜）

3、化痰燥湿

　　生姜は痰の精製を抑制し、消化管内の水分の吸収をつよめて燥湿する効能をもつので、痰湿にも補助的に用いられる。湿証や痰証で、悪心・口がねばる・腹満・痰が多い・舌苔が膩などを呈するときに、蒼朮・茯苓・陳皮・半夏などの化痰・化湿・利水の薬物の補助として用いる。

　　　代表方剤：二陳湯（半夏・陳皮・茯苓・甘草・生姜）
　　　　　　　　平胃散（蒼朮・厚朴・陳皮・甘草・生姜・大棗）

4、解毒

　　半夏・天南星[56]などは、生姜で炮製して、毒性、刺激性を緩和したり、生魚やカニなどの中毒に紫蘇葉などと煎じて用いる。

5、その他

　　生姜は、胃腸の蠕動を促進し、消化吸収を高めて食欲を増進するので、大棗・炙甘草などとともに多くの方剤に配合される。

---

[56] サトイモ科Araceaeのテンナンショウ属植物 *Ariaema consanguineum* SCHOTT、*A.amurense* MAXIM.、その他同属植物の塊茎。性味：苦辛/温。有毒。帰経：肺、肝、脾。効能：燥湿化痰、祛風止痙。

［使用上の注意］：
1、燥性があるので陰虚、燥証には用いない。胃陰虚の乾嘔には禁忌である。
2、熱証には、通陽の目的で少量加える以外は禁忌である。

［用量］：3ｇ〜9ｇ

［炮製］：
煨姜：生姜を紙に包んで濡らし、熱灰中で蒸した後乾燥したもの。生姜より散寒の効能がやや強い。

［選品］：（日局）乾燥がよく肉厚で色が黄白色で粉性に富み、味が辛く、ふくらみがあり、得意な香気が強く、カビなどの付いていないものを良品とする。萎びたものや切片のものは不良である。

「乾燥生姜を使用すべきところを、蒸して加工して飴色に黒変した煨姜もどきの代物が、乾姜として使用される我が日本国の漢方界の杜撰さには驚くばかりである。単に生姜を乾燥しただけのシンプルな乾燥生姜を用いればよいものを、わざわざ本来期待される乾燥生姜の効力を台無しにしているのである。生の生姜であるべきところを乾燥生姜を用い、乾燥した生姜を用いるところを、わざわざ蒸して飴色に加工した煨姜もどきを用いるのは、明らかな錯誤である。この、漢方薬の製剤原料としての乾燥生姜を、日本薬局方では「生姜」と名づけているのだから驚くばかりである。これは明らかに中医学における乾燥生姜、つまり「乾姜」なのである。生姜というからには、生のものでなければ生姜と呼べるわけがない。こんなことは、子供でも分かりそうな常識だが、不思議と日本の漢方界は杜撰さを通り越して非常識極まりないのである。たとえば胃がつっかえておなかがゴロゴロなるような時に、漢方では「半夏瀉心湯」が使われるが、日本では「煨姜もどき」が配合されていることが多い。処方集にはちゃんと「乾姜」と書かれているのだから、ひね生姜を乾燥させた「乾燥生姜」を使用すべきである。でなければ、乾燥生姜にある消化促進作用がかなり損なわれる。日本のように蒸した後に乾燥させた煨姜もどきを半夏瀉心湯に使用されたのでは、その人の病症にピッタリ合っているはずでも、効力が台無しになる場合すらある。さいわいに、錠剤や顆粒剤になった漢方製剤でも、煨姜もどきではなく、正しい乾燥生姜を用いている製品も少数ながら製造されているので、大いに助かる。柴胡桂枝乾姜湯という日本漢方では、よく使用される方剤があるが、この方剤も日本漢方では、本当の乾姜が使われずに、煨姜もどきが使われているものだから、体質にフィットしているはずでも、へんに胃にもたれたりして、思ったほど効力を発揮できないことが多い。そんな人にでも、煨姜もどきではなく正しい乾姜（乾燥生姜）が使用されていると、胃にもたれる

38、乾姜

こともなく、良好な結果が得られることが多いのである」（村田漢方堂薬局　村田恭介先生）

〔http://www.choshu.info/kankyo.html〕

　もともと日局乾姜は、長期保存のための副産物であります。三河において長期保存のため加熱して貯蔵する方法が昭和初期に起こりました。大塚敬節先生も絶賛されたといいます。生姜は集荷効率を上げるため根茎を肥大化しています。（おたふく生姜）原種の生姜はとても小さいのです。どんどん肥大化すると乾燥しにくくなります。故に加熱が必要となります。日本の生姜・乾姜は日本の気候・体質・生活様式に合わせて独自に発展してきた使われ方であり、中国における用い方も知識として持っていながら、実状に合わせた用い方をしていく、これが一番なのかなと思います。

　「日本の気候などを考えると日本では日本の乾姜が良い。**環境に合わせて乾姜を用いるのが良い**」織部先生より御助言いただきました。

39、杏仁

基原：バラ科（*Rosaceae*）のホンアンズ *Prunus armeniaca* L.、アンズ *Prunus armeniaca* L. var. *ansu* Maximowicz 又は *Prunus sibirica* Linné の種子である。（日本薬局方）

アンズの原産地は中国北部、中央アジア、ヒマラヤ西北部といわれています。早春、桜より少しだけ早く桜とよく似ているピンク色の花を咲かせます。果実は核果で球形、夏に黄熟し果肉は黄赤色を帯び種子は熟すと果肉からはなれる。核の面には、しわのようなこまかい網紋があります。核の中には種子があり、これを杏仁といいます。

中国では2000年も前から種の中の杏仁を収穫するために栽培されていたようです。取り出された杏仁は、食べるのではなく主に漢方薬として利用されていました。

「杏林」と言う言葉があります。「杏林」は昔、呉の董奉（とうほう）という医者が、診療しても報酬を求めず、重症には5株、軽症には1株の杏を植えさせたので、数年後には鬱蒼たる林を成したという。以後、医者の美称として、「杏林」の語が用いられるようになったということです。

その後、中国からヨーロッパ、中東、アフリカへと渡り、18世紀頃にアメリカに渡ったとされています。日本に渡ってきた時期は定かではありませんが、平安時代の書物に「カラモモ」という和名で登場していることから、その頃には栽培が行われていたと考えられます。ただし、当時は中国と同じように杏仁を収穫するための栽培であったようです。

日本でアンズの果実を食べるようになったのは、明治時代になってからのことで、本格的な栽培が行われたのは、ヨーロッパ品種が積極的に導入された大正時代からといわれています。果肉は生食のほかアンズは酸味が強いため、生食よりもジャム（アプリコットジャム）や洋菓子などに加工されることが多い果物です。またアンズは、梅やスモモ、桃の近縁にあたるので、相互で接ぎ木をすることが可能です。そのため雑種も数多く育成されています。果実酒には、完熟前の実を使います。最近ではヨーロッパ系アンズとの交配により、酸味の少ない生食用品種が増えてきました。一般的にヨーロッパで品種改良されたアンズ（アプリコット）は比較的甘く、アジア地方で品種改良されたアンズは酸味が強いといわれています。

その種子、杏仁ですが、やや扁平で先とがり、卵円形で長さ1～1.5cm、幅0.8cm、厚さ4～5mm、外面褐色でしわがあり、苦味を有す。水とつきくだくとヘンズアルデヒドの芳香あ

り。杏仁水として使用するとき青酸含量は0.09～0.11％に規定されています。またベンズアルデヒドは芳香物資であると同時に、消化管で腐敗発酵防止の作用と去痰作用を有します。

産地：河北省・遼寧省・陝西省、北朝鮮　生薬の杏仁はほとんど中国からの輸入品です。

　日本では長野県があんずの生産量全国一。更埴（こうしょく）市、千曲市などのあんずの里が有名。干しアンズやジャムなどの生産用です。愛媛県宇和島市の市の花にもなっています。

成分：青酸配糖体：amygdalinなど。
　　　脂肪油：oleic acidなど。
　　　ステロイド：estrone、estradiol-17-βなど。
　　　その他：酵素のemulsinなど。

　種子の成分は蛋白質31、脂肪油63、水分4、糖分8、繊維25、灰分3％で、アミグダリン配糖体約3％を含む

amygdalin

　青酸配糖体アミグダリンそのものには毒性はありませんが、エムルシン（emulsin）という酵素によって加水分解されるとグルコース、マンデロニトリルが生成され、さらにマンデロニトリルが分解されるとベンズアルデヒドと猛毒であるシアン化水素（青酸）を発生する。このため多量に服用すると青酸による中毒が現れるといわれています。エムルシンはアミグダリンを含む未熟な果実などと一緒に含まれる事が多く、アミグダリンを含む果実が熟すにつれてエムルシンの作用によりアミグダリンは分解され、濃度が下がっていきます。この時に発生する青酸も時間と共に消失していきます。このため、熟したウメやアンズなどをヒトが経口摂取し

ても青酸中毒に陥る心配はほとんどありません。

　エムルシンは、動物の体内に存在するβ-グルコシダーゼという酵素の一種です。高濃度のアミグダリンが残った果実などを経口摂取すると、エムルシンとβ-グルコシダーゼによってアミグダリンは体内で加水分解され、青酸を発生し、中毒を起こします。ただし、致死量は遊離した青酸の状態でおよそ60mgとされており、この量を満たすためには多くのアミグダリン（未成熟なウメで100～300個ほど）を必要とするため、少量であれば死に至るほどの効果は表れません。

　杏仁は夏の果実が熟しているうちに核の部分が取り出され干されます。およそ秋まで干された後核を割って種子が取り出され天日で乾燥されたものが出荷されます。しかし、「神農本草経集注」には湯の中に浸して皮と尖、すなわち胚の部分を取り去り、黄色くなるまで炒るといった記述あり。これによりエルムシンが熱で失活するといわれています。

　杏仁は普通新鮮なアンズの種を煮沸している湯の中に入れ、シワがよったら取り出して冷たい水に浸して皮を取り去り、日干しにして作ります。この修治の段階でアミグダリンを分解する酵素は失活してしまいます。このような修治を行うということはアミグダリンの酵素による分解を抑えている古代人の知恵なのでしょう。しかし、腸内細菌によりアミグダリンは分解されてしまいます。最終産物としてベンズアルデヒドと青酸が発生します。故に多量に摂ると注意が必要になってきます。

|薬理作用|：現代薬理学的研究は多くありません。

- 鎮咳作用：マウスにデシケーター中で亜硫酸ガスを吸わせると、コントロール群は5分間で平均53回咳反応を示したが、ガス吸入前に杏仁水エキスまたはamygdalinを経口投与することで咳反応を約40％抑制し鎮静作用を示した。ヒスタミンによる気管平滑筋の収縮を抑制し、エフェドリンによる弛緩反応を増強する。この収縮抑制作用が鎮咳効果の発現に関与。

- 鎮痛・消炎作用：アミノピリンの1/2ほどの鎮痛作用を認め、フェニルブタゾンの1/2から同程度の消炎効果を認めている。

- 解熱作用：ビール酵母による発熱に対しては用量依存的に解熱作用があり、投与後6時間にわたり直線的に体温は下降し、その作用態度はアミノピリンと異なることが示された。また、ラットの正常体温に対しては影響を与えなかった。麻黄エキスの経口投与による体温上昇に対して杏仁エキスは抑制する傾向を示した。解熱作用は中枢に対する影響よりも末梢性に発現する作用と推定される。

|性味|：苦　微温　小毒

39、杏仁

|帰 経|：肺　大腸

|薬 能|：
● 神農本草経　下品

咳逆上気、雷鳴、喉痺を主り、気を下し、産乳・金創、寒心、賁豚を主る。

　激しい咳き込みを伴う咳逆の病や、下腹部の方から気が胸、咽喉、頭の方へ突き上げる上気の病、これらのために咽喉がゴロゴロと雷鳴のような音を出したり、腫れ上がって痛み、飲食物や息の通りが悪くなる喉痺の病に用いる。出産時に突然意識を失うこと、（お産による傷が授乳期間まで続いたもの）や金属の刃物による傷、心臓の経脈が寒気にあてられた病や下腹から気が喉に突き上げていまにも死にそうにしているかと思うとけろっとよくなる、いわゆる賁豚の病によい

● 重校薬徴
胸間の停水を主治す。故に能く喘を治し、心痛、結胸、胸満、胸痺、短気、浮腫を兼治す。

「主として胸にたまった水分・痰などを治す。したがって、呼吸困難・咳嗽を治す。また、息切れ、みぞおちのあたりが膨満しつかえて痛むもの、胸痛、むくみなども治す」

考 徴

麻黄湯の証に喘して胸満すという
　　最大量方です。

大陥胸湯（大黄、芒硝、甘遂）の証に結胸の者は項も亦強ばるという
　苓甘姜味辛夏仁湯の証に形腫（顔面が浮腫）の如き者という
茯苓杏仁甘草湯の証に胸痺し、胸中の気塞がり、短気（呼吸が短く促して続かないこと、喘と
　　類似している。但し喘とくらべるとその程度は軽く、多くは胸腹部の悶脹感と伴う）すという。
　麻黄杏仁甘草石膏湯の証に喘という
　桂枝加厚朴杏子湯の証に喘という
　文蛤湯（文蛤・麻黄・甘草・生姜・大棗・石膏・杏仁）の証は具らず
　大青竜湯（麻黄、桂枝、甘草、杏仁、生姜、大棗、石膏）の証は具らず
互考の項に、この２方は薬味の差は１味のみ、文蛤が桂枝に変わったのみです。が方意は同じ
　　ではない煩渇・頭痛・喘咳・急迫するものはこれを主るとしています。

麻黄杏仁薏苡甘草湯の証は具らず
麻黄の項に為則これを歴験するに、一身疼痛・発熱・浮腫・喘咳急迫するものこの方これを主るとしています。

走馬湯の証に心痛（胃脘痛）という

　杏仁と巴豆（トウダイグサ科の常緑高木、ハズの種子。性味：辛、熱。薬能：瀉寒積・通関竅・逐痰・行水・殺虫）の二味からなります。最簡方です。食中毒や他の中毒などで、体外に毒を速やかに排する必要性のある場合に頓服するとされる。下剤としての効果がある処方剤の中では「走馬湯」が最も強力であるとされる。

　　以上の諸方を歴試するに杏仁は胸中の停水を主治するや明らかなり。

●張仲景薬証論
　杏仁は胸満して喘を主治し、腹脹・便秘を兼治する。腹脹・便秘については、最簡方である走馬湯の効能により、杏仁の薬力は巴豆ほど猛烈ではありませんが、腹張と大便不通に対して用いられていることからこう述べられています。

●中薬学
　止咳平喘　潤腸通便（止咳平喘薬）

　中医学的臨床応用 ：
1、止咳平喘
　　杏仁は苦泄降気の働きがあり、止咳平喘の作用を有する。
　①風寒による喘咳には、紫蘇葉・麻黄・桂枝・生姜・細辛などを配合する。

　　　代表方剤：<u>杏蘇散</u>（紫蘇葉・半夏・茯苓・前胡・桔梗・杏仁・枳殻・甘草・生姜・大棗・橘皮）
　　　　　　　<u>麻黄湯</u>（麻黄・桂枝・杏仁・甘草）
　　　　　　　<u>桂枝加厚朴杏仁湯</u>（桂枝・白芍・甘草・生姜・大棗・厚朴・杏仁）

　②風熱による喘咳には、桑葉・菊花・石膏などを配合する。

　　　代表方剤：<u>桑菊飲</u>（桑葉・菊花・杏仁・連翹・薄荷・桔梗・甘草・蘆根）
　　　　　　　<u>麻杏甘石湯</u>（麻黄・杏仁・甘草・石膏）
　　　　　　　<u>五虎湯</u>（麻杏甘石湯＋桑白皮）

　③燥熱咳嗽の治療には、桑葉・貝母・沙参などを配合する。

代表方剤：桑杏湯（桑葉・杏仁・沙参・貝母・淡豆豉・山梔子・梨皮）

　日本で使う方剤には、半夏と桔梗を鎮咳去痰のペアとしてよく用いています。杏仁というのは鎮咳作用はあまり期待できないし、ないと思います。もしも杏仁を咳を止めるぐらい使ったら、呼吸中枢に影響が出ると思うんです。杏仁は利水の意味で使うんです。浮腫とか、湿痰とか顔が腫れたとか、体がむくんでいるとか、肺や気道の浮腫があるときに使います。湿とか白くて粘度の低い痰飲などを取るために杏仁を使うことが多くて、私は中枢性の止咳薬には使いません。あんなものを入れたら大変なことになります。麻黄と杏仁の組み合わせも決して咳という考えではなく、むしろ浮腫を取って喘鳴を緩解させる意味で使います。治喘ですね。（山本巌先生語録　坂東正造　漢方治療44の鉄則）

2、潤腸通便

　杏仁は、豊富な油性成分を含み、腸管内を潤滑にして通便する。腸燥便秘、すなわち老人・産後・虚弱者などの血虚、陰虚による糞便の乾燥に、麻子仁・桃仁・郁李仁などの潤腸薬や、熟地黄・当帰などの滋陰・補血・潤腸薬、あるいは大黄・厚朴などを配合して用いる。

　　代表方剤：麻子仁丸（麻子仁・芍薬・枳実・厚朴・大黄・杏仁）
　　　　　　　潤腸湯（当帰・地黄・麻子仁・大黄・厚朴・桃仁・杏仁・黄芩・枳殻・甘草）

　潤腸湯にて桃仁と杏仁の組み合わせが見られます。ともにバラ科で同属植物のモモ *Prunus persica* とアンズ *Prunus armeniaca* var. ansu. 花や実は一見違うようであるが、実は非常に近縁な植物です。ゆえに、種仁の格好も似ていますし、豊富な油分を含み、主要な含有成分も共通しているにもかかわらず、中医学における両者の扱いはまったくと言ってよいほど異なります。現代中医学においても桃仁は血分に入る活血化瘀薬であり、杏仁は気分を走って降気作用を現し、化痰止咳平喘薬に分類されます。両者を組み合わせて気血ともに作用して行気活血・消腫止痛・潤腸通便・止咳平喘の効果を高めあいます。

　両者の効果の違いが何に由来するのか詳細は依然として不明であり、検討が必要であると言われています。

使用上の注意：
1、多量の服用によりシアン中毒をきたすことがあるので、注意が必要。杏仁は、多量に服用すると、含まれているアミグリンの分解により生ずる青酸の吸収が必然的に多くなり、頭がふらつき、嘔吐などを起こす場合がある。重症の場合はけいれん、意識障害、呼吸困難などの中毒症状が起こる場合があるので量的な注意が必要。子どもには慎重投与。
2、肺虚の喘咳には用いない。一般には外感病に使用する。

|用量|：3～12g

|選品|：粒が大きく、肉厚で、質が豊富で、外面の上皮に赤味があるもの、内色は白く味が苦く、油分が表面に出ず、変色しておらず、砕けたものがない物を良品とし、肉薄で小さく、質が軽く、やせて内色が黄褐色を呈するものは次品である。また砕くとベンズアルデヒドの香気が強いものがよい。刻んだものは桃仁との区別は至難であるので、細刻品の仕入れには注意を要する。

◆甜杏仁（てんきょうにん）

［分類］：止咳平喘薬
［基原］：バラ科RosaceaeのホンアンズPrunus armeniaca L.、アンズ P.armeniace L.var. ansu MAXIM. などの種子。
苦みのあるものを苦杏仁、苦みがなく甘味のあるものを甜杏仁と称するが、植物形態的な違いはない。外形では区別できない。（アミグダリン0.1％、苦杏仁は3％）
［性味］：甘／平
［帰経］：肺、大腸
［効能］：効能は苦杏仁に似ているが、滋潤の作用はより良いので、虚労による咳嗽気喘に使用するともっとも良い。

杏仁豆腐

［材料］：
甜杏仁30g、苦杏仁30g、牛乳200cc、水200cc、ゼラチン10g（ゼラチンを煮溶かすために水100cc）甜か苦か？厳密にはわけられません。作って1日おいたら苦のほうがおいしいという人もいます。有名料理人はミックスして使っている人もいます。
［作り方］：
ゼラチンは水でふやかし、沸騰させないで煮溶かしておく。杏仁は合わせて、水200ccを加えてミキサーで砕く。それを布巾で絞って汁をとる。牛乳と溶かしたゼラチンも一緒に加え混ぜ、型に流し込んで冷やす。杏仁豆腐にかけるシロップは、砂糖を同量の水で煮溶かして冷ましたもの。
［コメント］：
生クリームを入れると濃厚な味になりますが、杏仁の風味がわかりにくくなります。かといって、牛乳を加えずに水だけで作ると杏仁の風味はさらに引き立ちますが、マイルドさに欠

け、薬だと思って食べているという感覚が強くなります。私のレシピだと杏仁の分量は通常より多いかもしれません。杏仁独特の香り（アーモンドエッセンスの香りだと想像してください）がかなりするので、これが苦手な方は分量を少なめに入れることをお薦めします。杏仁霜を使って作ったものより、香りがすばらしいことは請け合います。

〔薬膳情報.net　http://www.yakuzenjoho.net/〕

杏仁と桃仁について

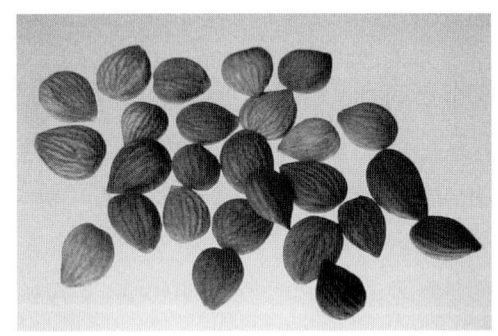

杏仁
形状はハート型で桃仁より
丸く厚みあり。

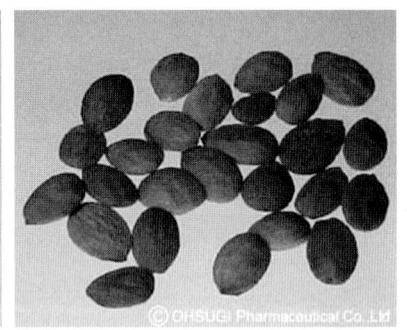

桃仁
形状は先が尖った
卵円形で杏仁より長細い。

　杏仁と桃仁は同じバラ科の植物ですがその作用は陰陽に別れています。桃仁は瘀血をとる血剤になり、杏仁は水滞をのぞく水剤になります。杏仁は漢方的には気管や皮下にたまった水を小便で排泄する水剤です。ひと昔前までは風邪を引くとどこの病院でも杏仁水が処方されたように、咳止めの代表的な薬でした。　　　　　　　　　　　　　　　　「平成薬証論」より

　古方の続命湯、還魂湯、走馬湯、茯苓杏仁甘草湯などは、条文上は、脳や心肺の血栓や梗塞、鬱血に用いられる処方である。古人は又、走馬湯や茯苓杏仁甘草湯を打撲に応用している。大黄䗪虫丸はもとより、"日晡所発熱"の麻杏薏甘湯も血に関係していると思われる。麻杏甘石湯はしばしば痔に用いられるが、私は鬱血による下腿の激痛に使用したことがある。この患者の疼痛は軽減したが、桃核承気湯や黄連解毒湯でも消えそうもない赤ら顔が、服薬数日にして蒼白になってしまい、変方を余儀なくされたことを経験している。
　古来、桃仁の血に対して、杏仁の気が対比されてきた。しかし杏仁には、気というより血、しかも行血というよりは破血の効能が内在しているように思える。この考えは既に椿庭山田業広によって看破されている。「椿庭経方弁」の茯苓杏仁甘草湯の解説に、「本方は蓋し胸中に兔

血あるの胸痺を治す」「是れ杏仁も亦た血を治するの効有り」とある。

(大友一夫　昭和53年3月7日東静漢方研究会誌より)

　鎮咳薬として利用される生薬に共通して青酸配糖体が含まれることからは、青酸に何らかの作用があってもよさそうです。ただ、そうであるなら、桃仁と杏仁の場合、杏仁の鎮咳作用はそれで証明されても、なぜ桃仁が同様に鎮咳薬として利用されないのかが釈然としません。また、アミグダリンには抗炎症作用があり、桃仁の薬効の一部を担っているとする報告もありますが、一方で桃仁よりも杏仁の方がアミグダリン含量が多いことが知られており、やはりアミグダリンを桃仁の有効成分とするには説得力が弱いように思われます。

　昔は桃仁にまつわる、こんなエピソードもあったそうです。原形では無く細刻した桃仁が主に流通する東京に対し、大阪は薬種問屋で刻み加工をしないで原形のまま、納品される事を望む漢方医や漢方薬局が多かったそうです。その理由は桃仁の刻みと杏仁の刻みを混ぜられるのを嫌ったからだという説があります。実際、現在の市況価格で比較しても、桃仁が杏仁よりも1.5倍も高いです。　　　〔聖快堂薬局　http://seikaido.at.webry.info/200606/article_18.html〕

40、大棗

基原：クロウメモドキ科（*Rhamnaceae*）のナツメ *Zizyphus jujuba* Miller var. *inermis* Rehderの果実を乾燥させたものです。

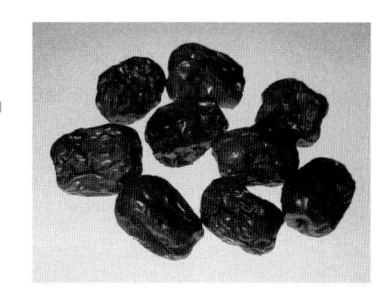

　ヨーロッパ南部からアジア西南部が原産とされているクロウメモドキ科の落葉高木、なつめの成熟果実を用います。地中海周辺のスペインやポルトガルなどで薬用として昔から用いられてきました。日本には奈良時代に渡来しました。日本でも古くから果物（菓子）としても、薬としても用いられ、万葉集の歌にも出てきます。その芽立ちが遅く、初夏に入ってようやく芽を出す特性からナツメと名付けられたといいます。茶の湯の道具「ナツメ」は器の形が「棗」の実によく似ているためといわれています。ケヤキなどの材木をろくろ鉋で刳り抜き、漆を塗って仕上げた抹茶入れです。形は、甲が少し盛り上がり、底部になるにしたがって細くなって、ナツメの果実の形をしています。「利休棗」ともいわれるそうです。日本でもよく庭に植えられていますが中国では子どもの誕生にこの樹を植えて、嫁ぐときに持参するという風習があります。

　初夏に淡黄色の小さい花を付けます。2～3mmの小さく目立たない。果実は核果で長さ2cmほどの卵型、熟すと赤黒くなり次第に乾燥してしわができます。（英語名のとおりナツメヤシの果実に似る）核には2個の種子を含みます。

　薬用には成熟しきらず赤くなったころに採取し、そのまま、あるいは湯通しして用います。

　神農本草経の上品に収録され、傷寒論では113方中40方に配合、金匱要略では365方中44方に配合されるなど漢方ではもっとも繁用される薬味の1つです。

　果実は熟すと甘くなり、生のままでも食べられますが中国では燻製にした烏棗（うそう）や砂糖につけた蜜棗（みつなつめ）などのお菓子もよく親しまれており、宮廷料理の壺蒸し薬膳スープや、豚肉の煮込み料理など、韓国料理の参鶏湯（サムゲタン）に入っている、赤い皮でほんのり甘い実がなつめです。

産地：河南省・山東省・山西省中国北部原産で非常に古くから栽培されてきた。中国山東、河南省に主産するものが品質最良。庭木や街路樹としても用いる。各地で庭木として賞用。中国には立派な並木がある。

日本では、徳島県などで主に栽培されています。殆どが食用です。中国からは年間1000トンにも及びます。

|成分|：トリテルペン：oleanolic acid、betulinic acid、alphitolic acidおよびp-coumaric acidのエステル類、ursolic acidなど。
　サポニン：zizyphus saponinなど。
　糖類の含有量が多く、多糖類：zizyphusarabinanなど。
　その他：malic acid、tartaric acid

また大棗の水浸液中に多量のcyclic AMP、cyclic GMPなどが存在することが報告されています。

|薬理作用|：大棗は多くの漢方処方に配合されていますが、大棗そのものの薬理学的研究報告は少ないです。
- 抗アレルギー作用：熱水抽出エキス、アルコールエキスは、ラットのアレルギー反応で、レアギン抗体の産生を抑制し、48h homologous PCAにおいても、抑制作用がみられ、その活性成分としてethyl α-D-fructofuranosideが確認された。また水抽出液は経口投与により末梢血や白血球内のcyclic AMP値を増加させた。また、大棗中にはcyclic GMPそのものも多量に含まれるが、血中濃度は変化させなかった。中性多糖のzizyphusarabinanには抗補体活性が確認されている。
大棗の効果で注目されているのが「花粉症の予防と体質改善」作用。
花粉症は、リンパ球が花粉に過剰反応し、必要以上に大きな抗体を作ろうとすることから起こります。しかし、なつめが持つ特有の短糖類「フルクトフラノサイド」は、ここでアレルギーを引き起こす抗体が作られないよう、ブロックする働きをしてくれるとのこと。大棗のcAMPを増加させる作用は気管支喘息や、アレルギー性疾患の治癒機転を促進すると推察されます。
- シアリダーゼ阻害作用：水抽出物について、シアリダーゼに対する作用を調べたところ、阻害率は36.8％であった。
インフルエンザウイルス表面に存在するシアリダーゼは、感染細胞（ヒトにおいては上気道粘膜）のシアル酸（Neu5Ac）を切断する酵素であり、複製されたウイルス粒子の出芽と以後の感染に重要な役割を果たしている。本酵素の阻害剤であるザナミビル（Biota/GSK、吸入投与）及びリン酸オセルタミビル（Gilead/Roche、経口投与）は、抗インフルエンザ治療薬として既に世界的に上市されている。
- 抗消化性潰瘍作用：メタノールエキスは経口前投与でストレス負荷マウスの胃潰瘍発生を抑制した。

40、大棗

- 抗ストレス作用：zizyphus saponinは、培養鶏胚脊髄後根神経節や交感神経節の神経成長因子（NGF）による神経線維の修復、成長を増強した。
- 血液凝固抑制作用：水製エキスには、活性化部分トロンボプラスチン時間を延長させる作用が認められた。また、抗プラスミン活性、エピネフリン、コラーゲンによる血小板の凝集を軽度に抑制する作用も認められている。
- 鎮静作用：アルカロイド成分のうち、daechualkaloid-A、C(lysicamine)及びE(nornuciferine)、daechucyclopeptide-I、zyzyphusineなどに、ヘキソバルビタール睡眠延長が認められた。
- 腎障害改善作用：水製エキスは、ラット連続経口投与で抗糸球体基底膜腎炎に対し、BUN上昇を抑制し、糸球体の富核を減少させた。
- 齲蝕予防作用：成分中のoleanolic acid及びursolic acidウルソール酸は、齲蝕病原菌による水不溶性グルカンの形成に対し、阻害作用を認めた。

性味：甘　温

帰経：脾　胃

薬能：

- 神農本草経　上品

　　心腹の邪気を主り、中を安んじ脾を養い、十二経を助く。胃気を平らかにし、九竅[57]を通じ、少気、少津液を補い、身中不足、大驚、四肢重きを主り、百薬を和す。久服すれば身を軽くし、年を長ず。

　　補気・補脾・調和作用といえます。

- 重校薬徴

　　攣引強急するを主治す（主として、強くひきつれるものを治す）。故に能く胸脇引痛、咳逆（上焦の気が上逆して咳になること）、上気（気が順調に下りていかないで逆上して起る症状すべてに応用できます。主なものを挙げると、上から頭冒・不眠・顔が赤い・鼻閉・咽がイガイガ・動悸・心下の痞・小便不利などです）、裏急（排便前に腹痛があり、なおかつ便意を感じたら急いでトイレに行かないと間に合わないこと）、腹痛を治し、奔豚（発作性心悸亢進、ヒステリー発作のことです。体の下から上のほうへ激しくつき上げるような心悸亢進、あるいは物に驚いたり、恐れ、憂思などをきっかけにして、発作的に腹部から胸、のどにむかって衝き上がり、動悸や胸苦しさが起こってきて、いまにも死ぬかと思うような感

---

[57] 人は百骸九竅あり。百骸は100個の骨で九竅は9個の穴です。目・耳・口・鼻・生殖器・肛門など外界へ通じる器官のことです。

覚にとらわれ、やむと何事もなかったように感じる。発作とともに、腹痛や熱感、悪寒といった症状を伴うもの)、煩躁（苦しみもだえるもの)、身疼（身体の痛み)、頸項強、涎沫するを兼治す。

考徴

橘皮竹筎湯（橘皮、竹筎、大棗、生姜、甘草、人参）の証に噦逆するという。
　　　　　　　　　　　　　　　　　　　　　　　　　　30枚—最大量方

十棗湯の証に咳、煩、胸中痛といい、又脇下痛引すという。　10枚
葶藶大棗湯の証に咳逆、上気、喘鳴迫塞すという。　12枚大棗をもって君薬

越婢湯（麻黄、石膏、生姜、甘草、大棗）の証は具らず。
越婢加朮湯の証は具らず。
越婢加半夏湯の証に咳して上気すという。
生姜甘草湯の証に咳、唾、涎沫止まずという。最簡方4味—生姜
苓桂甘棗湯の証に奔豚作さんと欲すという。臍下の動悸が発作的に突き上げてきて激しい心悸亢進が起こるもの。
　　　　　　　　　　　　　　　　　　　　　　　　　　5枚

処方名＼薬味	生姜	人参	甘草	大棗	呉茱萸	白朮	乾姜
生姜甘草湯	5	3	4	5			
呉茱萸湯	6	3		4	5		
人参湯		3	4			3	3

（新古方薬嚢の薬味の分量）

甘草小麦大棗湯の証に臓躁し喜悲傷すという。最簡方3味—甘草
排膿湯（甘草、桔梗、生姜、大棗）の証は欠く。
附子粳米湯（附子、粳米、半夏、大棗、甘草）の証に腹中切痛すという。
　　　　　　　　　　　　　　　　　　　　　　　　　　10枚

桂枝湯の証に身痛すという。
桂枝加黄耆湯の証に身疼し重く煩躁すという。
大青竜湯（麻黄、杏仁、桂皮、生姜、大棗、甘草、石膏）の証に身疼痛すといい、又煩躁すという。

40、大棗

呉茱萸湯（大棗、生姜、呉茱萸、人参）の証に煩燥すという。最簡方4味―生姜
小建中湯の証に腹中急痛すという。
黄連湯（黄連、甘草、乾姜、人参、桂皮、大棗、半夏）の証に腹中痛むという。
黄芩湯の証は具らず。
葛根湯の証に項背強ばるという。
小柴胡湯の証に頸項強ばるといい又腹中急痛すという。
大柴胡湯の証に心下急という。

12枚

柴胡加桂枝湯の証に心腹卒中痛という。　　　　　　　　6から12枚

　以上の諸方を歴試するに皆其の挙ぐる所の諸証にして攣引強急の状ある者は大棗を用うれば則ち治す。不れば則ち効無き也。

　しかしながらこの作用は大棗というよりむしろ他薬の作用に由来するものであり、大棗はむしろ他薬の作用を調和・緩和させる効果があるものととらえられます。

● 張仲景薬証論
　動悸・臓躁・・・・・・・甘草を配する
　嘔吐・咳逆・・・・・・・生姜を配する
　胃気を保護する・・・・・瀉下薬を配する

● 中薬学
　補中益気　養血安神　緩和薬性（補気薬）

|中医学的臨床応用|：

1、補中益気
　大棗の味は甘く、補中、性は温で益気し、脾胃の陰液・陽気を補益するが、陽気の補益が主体で補脾の常用薬として用いられます。ただし補益の効能はよわく、補助薬として用いられる。脾胃気虚で、食欲不振・元気がない・疲れやすい・軟便などの症候に人参・黄耆・白朮・茯苓などの補助として用いる。

2、養血安神
　大棗は営を補って安神に働く。甘潤補脾・滋営生津の効能を有するため、婦人の血虚臓躁（ヒステリー）、子供の夜泣きなどに炙甘草・浮小麦と用いる。

代表方剤：甘麦大棗湯（炙甘草・浮小麦・大棗）
　　　　　　　苓桂甘棗湯（茯苓・桂枝・甘草・大棗）

3、緩和薬性　刺激性のつよい峻烈な作用を持つ薬物に配合して、薬効を緩和する。

　　　代表方剤：亭藶大棗瀉肺湯（葶藶子・大棗）
　　　　　　　十棗湯（甘遂・芫花・大戟・大棗）

　　大棗の煎じ液で服用することにより、峻下逐水薬の峻猛性を緩和するとともに、それらによる正気の損傷を防止して、効能を発揮させます。

4、その他
　　大棗は「健脾養営」の効能を持ち、健脾によって衛を生じ、一味で営衛を産出する。多くの方剤に生姜との組み合わせで用いられる。生姜の発散作用によって衛気を振奮させ、大棗は、生姜の発散傷営を防止しながら補益養血する。両者の作用により、営衛が程よく調和する。腹部膨満感の副作用も防げます。

　　　代表方剤：桂枝湯（桂枝・白芍・甘草・生姜・大棗）

重校薬徴、弁誤の項には、
「本草に大棗は脾胃を養うの説あり。誤なり。夫れ薬は攻むと曰い、食は養うと曰う。故に攻疾には毒薬を以てし、養精には穀肉果菜を以てす。是れ養精を以てする者は、其の好悪に随う。病を攻むる者は其の好悪を問わず、夫子の如きは、姜を徹ず。曽皙は常に、羊棗を食む。皆其の性の好む所にして養精となる所以なり。十棗湯、生姜甘草湯、呉茱萸湯の如きに至っては、其の性の好悪を問わず証に随って之を用う。斯れをしも攻疾と謂わんや一物にして二義、食料に充して、養精の良品と為し、薬材に供して攻疾の利器となす。勿論姜棗は、米麦大小豆酒醋飴蜜の類の如き皆然り。薬材に供するに、豈飲膳の理論を以てすべけんや。十棗湯、引徧大棗湯、皆、大棗を以て君薬となして其の証此の如し、亦以て脾胃を養うの義論を以てすべけんや」

|使用上の注意|：
　　満中（腹部膨満感）の副作用があるので、生姜・縮砂・枳実などの理気薬とともに用いる。

|用量|：6～15g

|選品|：新鮮な紅色で、肉厚で肥大し、潤いがあって甘味が強く、酸味がなく、粘着質で食べて味がよく、核の小さいもの良品とする。表面に果糖の白い結晶が析出しているものはなお

40、大棗

よいとされているが、日本市場では好まれない。河南省産は細長く、糖度が低く、粘り気が少ないので刻み用に多く用いられ、山東省産は丸く大粒のもので、大炮棗とも呼ばれ、糖度が高く、夏には刻んで固まりやすいので、刻み向けには歓迎されない。

41、橘皮（陳皮）

　陳皮の方が一般的かもしれません。名称としては複雑で錯綜し、様々で今後の課題なのですが、神農本草経には橘柚として上品に記載されています。傷寒論や金匱要略の中では橘皮の記載です。宋代（960年〜1127年）の「太平恵民和剤局方（1078）」の中では、橘皮と陳皮などが混在するようになります。すなわちこのころから使い分けられたようです。陳皮の陳というのは古いということ。すなわち古い橘皮、陳橘皮、すなわち陳皮ということです。陶弘景は橘皮の陳旧のものがよい、すなわち陳皮がよいといっています。

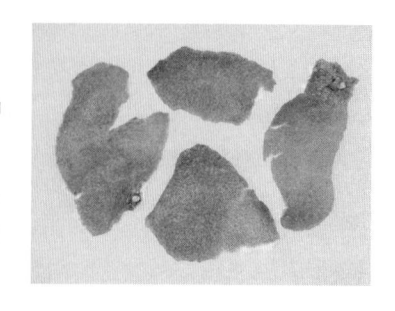

　基原：日本薬局方におきましては、チンピはミカン科（Rutaceae）ウンシュウミカン *Citrus unshiu* Markovich または *Citrus reticulate* Blanco（中国の橘）の成熟した果皮のみを基原としています。

　ミカンはインドから東南アジアが原産地と言われ、その後に中国で栽培されてから日本に渡来して、日本で色々と品種改良が行われ、現在約30種類のミカンの仲間があるそうです。その中でも一般的なミカンが温州みかんと言われます。特徴として樹高が最大3メートルほどの木で刺は無く、楕円形の葉を付け、花期は5月から6月で、白色の小さな5枚の花びらの花を咲かせます。やがて円形で緑色の果実が実り初め、夏から秋、冬にかけて果実が鮮やかな橙色に熟します。熟した果実は酸味と甘味を多く含んでおり、果肉は軟らかくてみずみずしいです。

　キッピも日本薬局方外生薬規格に収載されていまして、「本品はタチバナ *Citrus tachibana* Tanaka、コウジ *Citrus leiocarpa* Tanaka及びザボン *Citrus grandis* Osbeck（Rutaceae）の成熟した果皮（キッピ1）又はウンシュウミカン *Citrus unshiu* Marcowicz及び *Citrus reticulata* Blanco（Rutaceae）の成熟した果皮（キッピ2）である。」とされています。最近見かけなくなりましたが、車のしめ飾りにつけた小さなミカンがタチバナです。タチバナ由来のキッピは1970年頃まで和歌山で生産されていたものが少し流通していました。現在は日本産はほとんどありません。

　陳皮は20年くらい前までは日本産で十分賄えていました。缶詰工場ではたくさんの人々が手でミカンの皮をむいて、それを集めて乾燥させていました。その後、工場は機械化され、皮をむきやすくするために蒸気をあてるようになり、生薬として使えなくなってしまいました。

　現在橘皮・陳皮も流通していますが、中国の橘 *Citrus reticulate* Blancoの果皮であります。ど

う区別しているか？　規格はリモネンを主成分とする精油含量の違いだけです。栃本天海堂では、1年未満のものを橘皮、1年以上保管したものを陳皮、としているとのことです。

■生薬試験　局方規格値　チンピ
純度試験　　総BHC及び総DDT　0.2ppm以下
乾燥減量　　13.0％以下（6時間）
灰分　　　　4.0％以下
エキス含量　希エタノールエキス　30.0％以上
精油含量　　0.2mL／50.0g以上　　キッピは0.3mLと規定されています。

　中薬学の教科書におきましては橘皮が正名で、陳皮は異名とされています。橘皮は*Citrus reticulate* Blancoまたはその他近縁植物の（中国の橘）の成熟した果皮となっております。また、中国では*Citrus reticulate* Blancoの未成熟果皮（6月から夏に付けた緑色の果実を採取して果皮を天日で乾燥した物）を青皮[58]と呼んで区別して用いています。

　すなわち、生薬として使うミカンの皮は、完熟前の緑色の状態の果皮を生薬名で青皮と言い、オレンジ色に完熟した果皮を生薬名で橘皮と言い、その橘皮より古い果皮を陳皮と言います。

青皮 → 橘皮 → 陳皮

産地：和歌山県・静岡県・四国・九州、浙江省・四川省
　現在、ミカンの栽培は日本の中部から南部の気候が温暖な地域で栽培されており、特に愛媛県、和歌山県、静岡県が主な栽培地とされています。

成分：精油：d-limonene、精油の90％　auraptene、auraptin、linalool、terpineolなど。
　フラボン配糖体：hesperidin、（内側の白い部分血管強化作用、ビタミンP）naringin、nobiletinなど。
　その他：synephrine（アドレナリンのベンゼン環の水酸基が1つ少ない）、ペクチン、クエン酸など。
　気管支弛緩作用。

---

[58] 味は苦・辛、性は温　疏肝破気・散積化滞青皮と陳皮の性質は基本的に同じであるが、青皮の方が性質が激しくて疏肝破気・散積化滞の力が強いので、脇痛・腹のつかえ・消化不良・乳房の腫脹に使用し、陳皮は健脾燥湿・理気化痰の力が強いので、上腹部の膨満・嘔吐・下痢・咳嗽・喀痰に使用する。

薬理作用：
- 消化器系に対する作用：古くは胃液分泌促進作用、リパーゼ作用亢進を示すことや、胃内投与で胃運動を亢進したことが報告されている。
- 中枢抑制作用：d-limoneneは、マウス、ラット経口投与により、自発運動の抑制、体温下降、麻酔の延長など中枢抑制作用を示した。
- 抗痙攣作用：d-limoneneは、マウスのnicotineによる痙攣を抑制した。synephrineは、ラット摘出子宮筋のセロトニンによる収縮を抑制した。
- 抗炎症・抗アレルギー作用：水製エキスはラットで、I型アレルギーの実験モデルであるpassive cutaneousanaphylaxis（PCA）を抑制した。またnobiletinに強力なホスフォジエステラーゼ活性を阻害する作用が認められている。成分のsynephrineは感作モルモット肺からのSRS-A遊離を用量依存的に抑制し、またLTD4による気管収縮に対し弛緩作用を示した。
- 肝障害改善作用：hesperidineは、CCl4肝障害に対し抑制的に作用した。

性味：辛　苦　温

帰経：脾　肺

薬能：
- 神農本草経（橘柚きつゆう）　上品
　　胸中の瘕熱かねつ（血が凝滞して起こる病、腹中に生じる結塊）、逆気（衝気上逆）を主り、水穀を利し、久しく服すれば、臭を去りて、気を下し、神を通ず。

- 重校薬徴
　　噦逆えつぎゃくを主治し、胸痺（胸が詰まり痛むこと。心の血脈が十分通じないもので、冠不全に相当）、停痰、乾嘔を兼治す。

考　徴

橘皮竹筎湯（金匱）（橘皮・竹茹・大棗・生姜・甘草・人参）の証に胸中痞し、噦逆するものを治すという。　2斤

橘皮枳実生姜湯（金匱）（橘皮・枳実・生姜）の証に胸痺、胸中気塞、短気、心下痞満・嘔噦という。　1斤

橘皮湯（金匱）（橘皮・生姜）の証に乾嘔、噦という。　4両

嘔き気と一緒にシャックリを発し、手足共に冷えやすくなる者、但嘔き気のみありて、物を吐かざる者に橘皮湯、シャックリする度に息つまりて暫くは息つけざる者は橘皮竹筎湯、又柿蔕

41、橘皮（陳皮）

を加えたりする、「吃逆」に甘きものが良い場合と、苦味が良い場合が有る、金匱要略の嘔吐、噦、下痢病篇に「しゃっくりのものは、橘皮竹筎湯之を主る」と書いてある。やや実証の体質に、症状に対して選択する。

茯苓飲（金匱）（外台秘要[59]）（茯苓・朮・人参・生姜・橘皮・枳実）の証に、心胸中停痰あり（胸郭に痰が停滞する）といい、又気満ちて食する能はず（食欲がないのではなく、食べたくても入らない、茯苓飲は停痰宿水という実証、六君子湯の適応とは違う）という。　3両半
橘皮大黄朴消湯（傷寒論）の証に鱠食[60]心胸間にあって化せず吐するも復た出でずという。　1両

　以上の諸方を歴試するに橘皮は噦逆、胸痺、停痰、乾嘔するものを治すや、弁を俟たず。宿食ある者に之を用うるに、胸隔を快利するの能あるを以てなり。

●中薬学
理気調中・燥湿化痰（理気薬）

中医学的臨床応用：

1、理気調中
　陳皮は胃腸の蠕動運動を調整して、消化吸収を促進し、腹部の膨満感を除き、悪心を止め、食欲を増し、また他薬の吸収を補助して腹にもたれさせないので多くの方剤に広く用いられています。健脾作用は弱いので、補助薬として配合されています。あるいはやや長く補薬を用いるときの補助薬として用いられます。
①脾胃気滞の腹部膨満感・腹痛・食欲不振・消化不良・げっぷ・悪心などの症候に生姜と用いる。

　　代表方剤：橘皮湯（橘皮・生姜）

②脾胃気虚があり、食欲不振・疲労感・悪心・嘔吐・腹部膨満感・痛みなどの症候があるときに、四君子湯に加える。

　　代表方剤：異効散（四君子湯＋陳皮）四君子湯でかえって胸がつかえて上腹部が張るときに用いる。特に小児に適する。
　　　　　　六君子湯（異効散＋半夏）

---

[59] 8世紀における唐の官吏であった王燾（おうとう）の書。「外台秘要方」ともよばれる。西暦752年に完成した四十巻におよぶ臨床医学書。
[60] なます…寄生虫

2、燥湿化痰

　陳皮は芳香で温燥の性質を持ち、胃腸の蠕動を調節して水分の吸収を促進し、また痰の生成を抑制するので湿証・痰証によく補助的に用いられる。

①湿濁中阻による胸悶・腹満・軟便・舌苔厚膩などの症候に蒼朮・厚朴などの補助として用いる。

　　代表方剤：<u>平胃散</u>（蒼朮・厚朴・陳皮・大棗・甘草・生姜）

②湿痰の咳嗽・呼吸困難・痰が多い・舌苔膩・脈滑などの症候に半夏・生姜などの補助として用いる。

　　代表方剤：<u>二陳湯</u>（半夏・茯苓・陳皮・甘草・生姜）

使用上の注意：辛散苦燥の性質であるので、熱証・燥証・陰虚のものは慎重投与。

用 量：3〜9g

選 品：外皮赤褐色で裏面が白くて肌の細かい美しいもので、気味の強いものを良品とする。また手むきのものは精油含量が多いが、近年は缶詰やジュース原料の副産物として、熱処理されたものが多く、従って精油含量不足のものも見られる。

　冷飲食や乳製品、脂、糖分過剰な現代食生活において、また、ストレスの多い肝脾不和もあり、痰飲の病が増えているなか、陳皮は辛散苦降・行気燥湿の常用薬としてなおさら重宝な生薬であります。七味唐辛子や正月の屠蘇散にも使われています。

　陳皮は六陳八新といわれるものの一つです。陳皮に限らず、生薬には古い方が効果が高くなると考えられているものがいくつかあります。古来「六陳」と呼ばれ、枳実、橘皮、麻黄、半夏、狼毒[61]・呉茱萸がそれです。また、逆に「八新」と呼ばれ新しいほどよいと評価される生薬もあります。蘇葉、薄荷、菊花、赤小豆、桃花、沢蘭、槐花、款冬花です。ただし、李東垣が「然るに大黄、木賊、荊芥、芫花、槐花、この類もまた陳旧なのが宜しい。獨り六陳のみにあらず」と記しているように、六陳・八新はこれらの生薬に限らないようであるが、生薬の陳・新という評価基準は注目に値します。精油その他の成分で身体に害がある生薬は十分寝か

---

[61] ジンチョウゲ科（Thymelaeaceae）の *Stellera chamaejasme* L. あるいはトウダイグサ科（Euphorbiaceae）のトウダイグサ属植物 *Euphorbia fischeriana* STEUD.、マルミノウルシ *E. ebracteolata* HAYATA などの根。またサトイモ科（Araceae）のクワズイモ *Alocasia odora* K. KOCH の根茎も利用される。殺虫散結、破積遂飲。

41、橘皮(陳皮)

し、精油の揮発、空気酸化等で毒性の無い状態にしてから用います。呉茱萸は、採取直後のものを用いますと、希ですが嘔吐などの副作用を発現することもあります。したがって、1年以上経過した、古い生薬が良品といわれています。また揮発性成分が薬効として必要な生薬は出来るだけ新しい物を使用します。年を越した物は使用しません。八新の「蘇葉」は通常の保管方法では3ヵ月も経つと精油含有率が日局の規定を下回ってしまうことが多いです。昨今の中国からの蘇葉は秋に輸入されてきて、それが半年ほどしてから日本市場に出回るようであるから、新しくてもほぼ1シーズン前の蘇葉を使用していることになります。真に八新に意味があるものなら、生薬の品質を論じる以前に流通機構をも改善する必要があるでしょう。これらの生薬は単に古ければ古いほど良いと言うのでも有りません。半夏、木賊、橘皮等は生で青臭い臭いがする間は使用しません。枯れた時点で薬用として用います。呉茱萸、枳実等は中程度の古い物が良いです。非常に古い物は返って劣品と成ります。

　榕堂は方伎雑誌のなかで六陳八新の説は妄説であると退けています。陳皮の陳は古いというのではなく、未熟な青皮に対して成熟した果実の皮という意味で陳皮としていると受け取ることもできるといえるでしょう。今後薬効との関連で明らかにされるのではなかろうかと思います。

42、呉茱萸

基原：ミカン科（*Rutaceae*）のゴシュユ*Evodia rutaecarpa* Bentham *Evodia officinalis* Dode又は*Evodia bodinien* Dodeの果実。（日本薬局方）

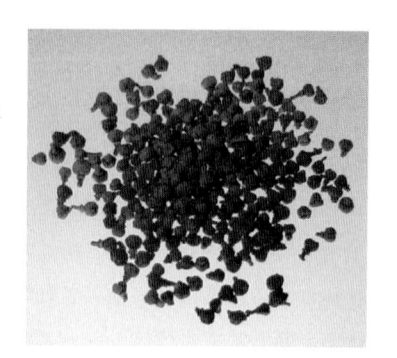

日本の古書「本草和名（918）」では、呉茱萸の和名を、カラハジカミとしています。呉茱萸の名前の由来は、ハジカミは、山椒のことで、ゴシュユの果実が山椒によく似ていることから「唐の国の山椒」という意味から、カラハジカミという名前がついたとされています。

呉茱萸は、落葉性の高木で、高さが3～5メートルくらいになり、葉は奇数羽状複葉で対生しています。小葉は、5～11個で楕円形をしていて先端は尖り全縁で、長さは10～20センチ、葉柄や花序に細毛が密生しています。呉茱萸は、雌雄異株（しゆういしゅ）ですが、日本の呉茱萸は雄株が多くあり雌株が非常に少ない状態です。花は、8月ころに白緑色の花を咲かせ、果実は秋遅く赤色に熟します。5つに分かれた子房は縦に割れ、中から黒色の種子が顔を覗かせます。11月ころの緑褐色の未熟果を採取して、湯通ししてから、天日で早く乾燥させるか、低温火力乾燥させます。これを呉茱萸といいます。味は辛くて苦味が強く、特異な異臭がします。

産地：江西省・雲南省・貴州省・安徽省・浙江省・四川省。中国では、長江以南の地区では多く栽培されていて、野生の呉茱萸は、陝西、四川、甘粛、雲南などの各地で林縁などの少し日当たりのよい場所に多く自生しています。

成分：アルカロイド：evodiamineエボジアミン、rhetsinine、rutaecar-pineルテカルピン、dehydroevodiamine、synephrineシネフリン、higenamine、evocarpineなど。
　精油：evodeneエボデン、limoninリモニン、rutaevin、evodolなど。
　その他：cyclic GMPなど。

薬理作用：
●血液循環系に関する作用：エタノールエキスは正常ウサギに対して一過性の血圧上昇・呼吸運動増加作用・頸動脈血流増加作用があると古くから報告されている。higenamine synephrine evodiamineに強心作用が認められたとの報告がある。
●体温上昇作用：エタノールエキスには正常ウサギの体温上昇傾向が認められている。
●鎮痛作用：エタノールエキスはウサギ歯髄電気刺激法で鎮痛作用が認められている。またウ

42、呉茱萸

サギを冷却したときに知覚は鋭敏になるが呉茱萸エキス投与後では知覚は麻痺されるという。

性味：辛　苦　熱　小毒

帰経：肝　脾　胃

薬能：

● 神農本草経

　　中を温めて気を下し、止痛、咳逆、寒熱を主る。湿・血痺を除き、風邪を逐い、湊理（体液のにじみでるところ、気血を流通する門戸、外邪の進入を防御する働き）を開く。

● 重校薬徴
嘔して胸満及び吐利する者を主治す。

考徴

呉茱萸湯の証に嘔して胸満といい、又穀を食して嘔せんと欲すといい、又吐利という。

● 張仲景薬証論
腹痛、頭痛して乾嘔胸満、手足の厥冷、脈細なる者を主治する。

● 中薬学
散寒止痛　疏肝下気　燥湿（温裏薬）

中医学的臨床応用：

1、散寒止痛

　　腹部の冷痛、頭痛および虚寒による下痢などに用いる。呉茱萸は、温中散寒と疏肝の作用があり、止痛の作用がある。

①中焦虚寒による上腹部痛・頭痛・嘔吐を治療するには、人参・乾姜などを配合する。

　　代表方剤：<u>呉茱萸湯</u>（大棗・生姜・呉茱萸・人参）

②脾腎虚寒による慢性下痢、五更泄瀉（鶏鳴下痢ともいい、夜明け前に起こる下痢です。東洋医学では、腎の陽虚で起こるとされています。）には、<u>補骨脂</u>[62]・<u>肉豆蔲</u>[63]・五味子を

---

[62] マメ科（Leguminosae）のオランダビユ *Psoralea corylifolia* L. の成熟種子補腎壮陽、固精縮尿、温脾止瀉
[63] ニクズク科（Myristicaceae）のニクズク *Myristica fragrans* HOUTT. の成熟種子から仮種皮および種皮を除去したもの・温中行気、渋腸止瀉

配合する。

 代表方剤：<u>四神丸</u>（肉豆蔻・補骨脂・五味子・呉茱萸・大棗）

2、疏肝下気

 嘔吐・呑酸に用いる。疏肝下気の効能で嘔逆を止める。疏肝下気の作用によって制嘔する。
 ①胃寒によるものは、生姜・半夏を配合する。

 ②肝鬱化火によるものには、黄連を主薬として、少量の呉茱萸を配合する。

 代表方剤：<u>左金丸</u>（黄連6ｇ・呉茱萸1ｇ）

 肝火犯胃のいらいら・胸脇部の脹った痛み・口が苦い・口渇などとともに噯気・呑酸・口臭。上腹部不快感・悪心嘔吐など胃熱の症候に用います。

3、燥湿

 寒湿脚気疼痛に用いる。本品は散寒燥湿・下降逆気の効能がある。常に木瓜を配合する。

 代表方剤：<u>蘇長史茱萸湯</u>（呉茱萸・木瓜）悶欲死、腹脹による脚気入腹を治療する。
     <u>鶏鳴散</u>（檳榔・陳皮・木瓜・呉茱萸・蘇葉・桔梗・生姜）行気降濁、宣化寒湿本方は湿脚気を治す主方である。証は寒湿の邪が両足に付着することによるものである。寒湿が経絡に入って壅阻し、気血不通を起こし、両足が麻木冷痛、足脛腫重無力を現す。

4、その他

 呉茱萸の粉末を酢で混ぜ、足の裏に塗布して上部の熱を下へ引き、口内炎・舌のびらんの治療に用いられる。

|使用上の注意|：呉茱萸の性味は辛熱燥烈で、気を損傷し、火を生じやすいから長期間服用しない方がよい。陰虚内熱証には禁忌。

|用 量|：1.5〜5ｇ

|選 品|：味の極めて苦く、辛味の強いものを良品とする。六陳八新の一つであるが、古すぎて辛みの少ないものはよくない。帯緑褐色〜暗緑褐色で、ふっくらと果肉の充実したものがよい。未熟なものはよくない。また、果柄や小枝などの異物の少ないものがよい。

43、瓜蔕

基原：ウリ科（Cucurbitaceae）のマクワウリ *Cucumis melo* L. var. makuwa MAK. の瓜蔕

　ウリのヘタ「瓜蔕」。ヘタとは捨てられる部分ですが、この部分を薬として用います。ヘタを使う生薬には、他にも柿のヘタ「柿蔕」（降気止嘔）があります。

　マクワウリは、アフリカ原産で古く中国に伝わり日本にも弥生時代には伝わっていたといわれます。岐阜県の真桑村の栽培が有名で、昔からその名が高く、それでこの瓜をマクワウリと呼ぶようになっています。その次に、プリンスメロンと名前がかわり、だんだん甘味がつよくなってきました。

産地：日本・中国各地

成分：結晶性苦味質のmelotoxin　マクワウリの未熟果は苦く、その苦み成分メロトキシンがとくに多いヘタは催吐作用や瀉下作用があります。

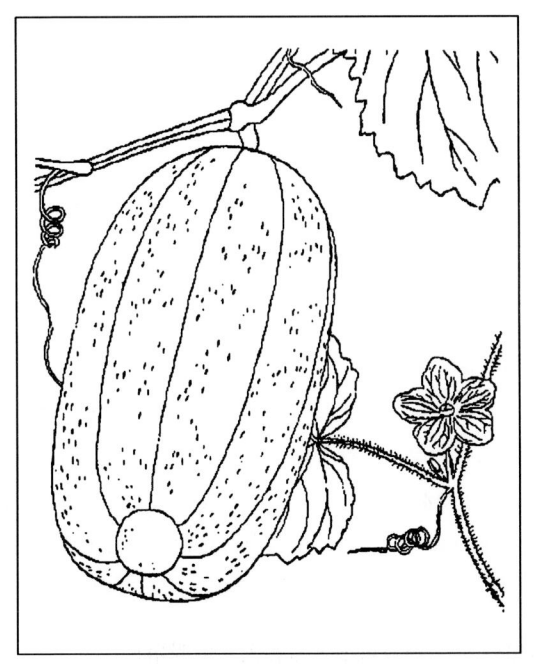

マクワウリ　甜瓜（Cucumis Melo L var. Makuwa Makino）
『日本産物志』美濃部より模写

この他にも、マクワウリには鎮咳、祛痰作用をする成分が含まれており、緩下作用もあるため便秘によく、風痰、黄疸、水腫、利尿などにも有効だという。種子の油は、腰痛、腸の腫物の治療薬としての効果もあるという。

薬理作用：胃の知覚神経を刺激することにより反射的に中枢の興奮をひきおこして催吐する。

性味：苦　寒　小毒

帰経：胃

薬能：
- 神農本草経

　　主大水身面四肢浮腫、下水、殺蠱毒（急性感染症・急性血吸虫病・アメーバ赤痢など）、咳逆上気、食諸果不消、病在胸腹中、皆吐下之。

- 重校薬徴

胸中に毒あり吐せんと欲して吐せざる者を主治す。

考徴

瓜蒂散の証に胸中痞鞕、気上がりて咽喉を衝くといい、又、息するを得ずといい、又心中満して煩し、饑して食すること能わざるものは、病胸中にありといい、又宿食上脘にありという。

- 中薬学

　　催吐　祛湿熱　退黄（湧吐薬）

中医学的臨床応用：現在ではほとんど使用しません。

1、催吐（嘔吐を誘発させることによって胃の内容物を吐かせることを目的とした薬である）

　　熱痰、宿食に用いる。癲癇狂躁・痰涎による喘息・煩躁不眠・あるいは宿食が胃に停留して生じた胸脘の脹って苦しいなどの証に、瓜蒂の涌吐作用を利用して催吐させる。たとえば、熱痰による狂躁証・また痰涎涌盛・呼吸困難のものに対し、瓜蒂だけを粉末にして服用させて吐かせると、治療効果が見られる。

　　　代表方剤：瓜蒂散（瓜蒂・赤小豆を粉末にし淡豆豉とともに煎じて服用）

単独で一物瓜蒂湯、納豆や小豆と合わせた瓜蒂散などがあります。乾燥した納豆と小豆の

粉末、それにこの瓜蔕、想像しただけで吐きそうです。

2、祛湿熱　退黄

　　湿熱黄疸・湿による頭痛に用いる。瓜蔕には祛湿熱の作用がある。
　　たとえば「千金翼方」では、瓜蔕散を大豆ぐらいの大きさにして、病人の鼻に吸い込ませ、黄色い水が鼻から流れ出て、黄疸による眼球の黄色が退く。

使用上の注意：体質虚弱の者、出血および胸中に実邪がない者には禁忌。服用してから砂糖を少し食させると、薬効が高まる。もし中毒を起こして激しい嘔吐が止まらない場合は、麝香を0.1～0.5g服用すると良い。

用量：1.5～5g　散剤にする。

44、桂枝

　桂枝はクスノキ科（Lauraceae）の*Cinnamomum cassia* Blumeという植物ですが、世界各地で最も古くから用いられている薬物の一つで、紀元前1500年頃に書かれたといわれる、世界最古の医学書はエジプトの「エーベルス・パピルス」にすでにケイシの記載がみられます。またギリシャの歴史家によるとミイラ作りの際、防腐と悪臭消しのため腹の中に詰められたり、布に香料として塗ったことが記録されています。1世紀頃ギリシャのペダニオス・ディオスコリデスがあらわした「マテリア・メディカ（薬物誌）[64]」にもケイシについてすでに記載されています。また、中国へは、紀元前2500年頃までにインドや中央アジアからシルクロードを経由して伝わったとされ、中国の「神農本草経」はもちろんのこと、インドの「チャラカ本集」などにも収載されています。

　我が国においては古くから輸入され、日本へは飛鳥時代に遣唐使によって唐文化の一つとしてもたらされ、奈良時代には中国から輸入品が、貴族など上流階級の間で使用されていたようです。正倉院の薬帳にも（「桂心五百六十斤 幷袋」）記載され、何度か出蔵されている記録もあり、古くから渡来していたことが分かります。昭和23～24年に行われた科学的調査では*Cinnamomum cassia*かまたは*C. obtussifolium*であることが確認されました。日本薬局方にも第

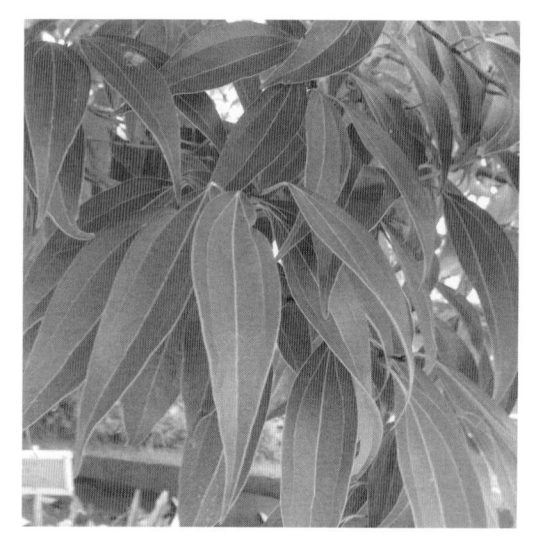

「クスノキ科は3本の葉脈がみられる」
2014.5.18
長崎大学大学院 医歯薬学総合研究科附属薬用植物園
Photo by Fuchino takahiro

---

[64] ディオスコリデスが著した薬学の古典。薬物を薬理・機能で分類し、約600種の植物を含む約1000項目の薬物について掲載。中世・近代ヨーロッパ、アラビア世界で千数百年にわたり利用。現存する複写本としては、「ウィーン写本」が有名。

1局から収載されています。用途としては漢方処方218処方中58処方に使用され、また薬用以外にカレー粉などのスパイス、香り高いシナモンティ、洋菓子や八つ橋、昔懐かしいニッキ水などにも利用されています。

中国南部、インドシナに自生し、栽培されている高さ12〜17mになる常緑高木で幹の太さも50cmにもなります。樹皮は灰色、葉は長楕円形全縁で表面は濃緑色で光沢があり、裏面は帯白色を帯びます。花は円錐花序で5月に腋生または頂生し、淡黄色の小花を多数つけます。耐寒温度は6〜8℃で日本では屋外で育ちません。原植物は中国南部、ベトナムでよく栽培されているように、温暖な気候を好みます。

基原：重校薬徴の項目におきましても、そして傷寒論・金匱要略中にでてまいります方剤名におきましてもすべて「桂枝」という名前で収載されています。しかし、日本薬局方に収載されておりますのは「ケイヒ」としてです。すなわち、保険収載やエキス剤中の生薬名はすべて「ケイヒ」であります。

現代中国では桂枝と桂皮は明確に区別され、別の薬剤として違う用途で使い分けられています。その辺の違いから見て行きたいと思います。

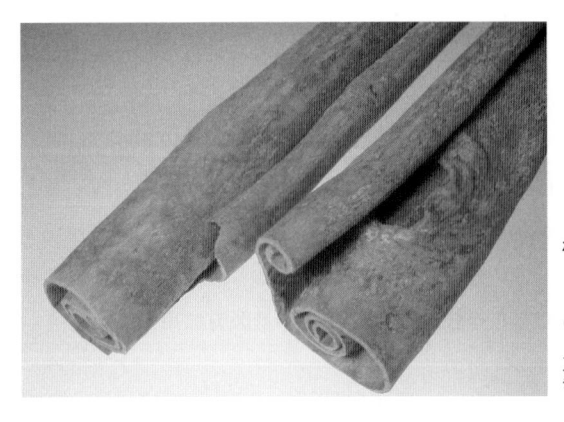

桂皮
クスノキ科（Lauraceae）の *Cinnamomum* cassia Blumeの樹皮、又は周皮の一部を除いたもの。日本薬局方

中国におきましても桂皮（一般に肉桂という）はこの規定であります。

夏の大暑時に樹皮を割裂し、立秋になって剥離を開始します。多くは40cmの長さに切断し、幅3〜6cm、厚さ約3mmの半筒形あるいは板状とします。

中国では栽培して15年目に地上1.5m位の高さで伐採します。このとき採集される桂皮の品質はよくないです。切り口から枝が伸びて大きく育ちます。伐採後10年で2回目の収穫がで

きます。生育期間は短いが根が十分に張っているので、2回目の方が品質はよいです。2回目で根も堀上げ地上1.5m以下の樹皮および根皮は25年物で最高の品質になります。これが神桂・宮桂と呼ばれ、口に入れると溶けてカスが残りません。

桂皮はケイの樹皮で、樹齢6～7年の比較的若く、樹皮の薄いものをさし、肉桂は樹齢10年以上の厚みのある樹皮を指します。どれも香が濃厚であるものが良品とされます。

それに対して、

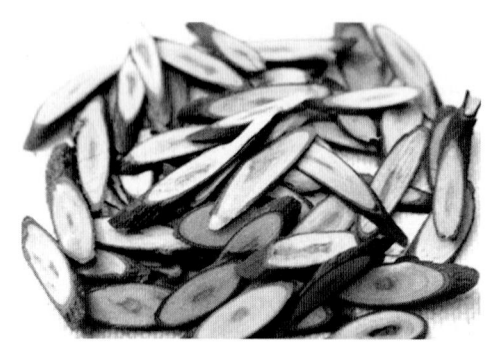

桂枝
クスノキ科（Lauraceae）の *Cinnamomum cassia* Blumeのその年に芽吹いた柔らかな若枝直径0.3～1.0cmの小枝全体。春に採取する。（中薬学）

と同じ植物ですが、使用する部位が違う（樹皮と小枝）ということであります。「中国薬典」では桂枝と肉桂と別々に収載し、体表など比較的浅い部分や浅い疾患には枝の桂枝を使い、体表を温め、体内の比較的深い部分や深い病には体内を温める肉桂を使います。

日局は桂皮のみ。局方解説書によると桂枝を桂皮の類似生薬として局方に適合しないとしています。日本では、桂枝湯など桂枝と書かれた多数の処方、その桂枝に日本は局方が規定する樹皮である桂皮を用いているわけです。一方、中国ではその樹皮である肉桂を仲景医方の桂枝に用いることはありません。中国は若枝である桂枝と呼ぶ薬物を仲景医方に用いています。

すなわち、仲景医方の桂枝に樹皮を用いる日本と、小枝全体を用いる中国は本来いずれが正しいのでしょうか。

1970年頃まで、桂枝は安価な桂皮として大量に出回っていました。当時、桂皮は広東者・広西自治区からの広南桂皮、桂枝と少量のベトナム桂皮が輸入されていました。いまでは中国から桂枝・栓枝尖・広南桂皮・東興桂皮・油桂皮・桂心など、ベトナムからは3地域と5種のグレードに区分されて輸入され、種類が豊富です。

傷寒論・金匱要略ではすべて桂枝と書かれています。この桂枝が細い若枝のことかどうかは

疑問視されています。日中国交回復は1972年9月で、中医学が広まる前だったので、当時は肉桂と桂枝を使い分けるようなことはなかったのです。中医学では、桂枝は辛温解表薬に分類され、発汗解肌・温通経脈・温陽化気に用い、肉桂は温裏薬で、温中補陽・散寒止痛・温通経脈に用いるとされています。

　傷寒論の桂枝湯に処方されるのは、肉桂か桂枝か？　という問題。
　北里研究所の真柳誠先生は、「薬史学雑誌」(vol.30（2）1995）で、

★出土医書等によると、紀元前から三国頃まで太めの枝幹の桂類樹皮を「桂」の一字で呼び、一般にコルク層を除去して用いた。コルク層除去品は前2世紀の墓から出土しており、後これは「桂心」と呼ばれ、唐代の桂心も正倉院に現存する。
★宋以前の枝全体（桂枝）を薬物にした痕跡はないこと。
　ただし310年頃の「肘後救卒方」や460年頃の「小品方」によると、桂枝湯の方名だけは後漢時代の仲景医書にあった。それで唐代前後は桂枝湯にも桂心を配薬し、方名と配薬名が矛盾していた。さらに桂心〇〇湯という仲景医方もあった。
★現在の「傷寒論」は林億らが宋代（1065年）に編集した。11世紀に北宋政府が「傷寒」「玉函」「金匱」を初刊行したとき、桂心〇〇湯は桂枝〇〇湯に改め、桂心の意味で「桂枝去皮」に一部の疎漏を除き統一、こうして方名と配薬名の矛盾を解消した。

　したがって「仲景医書のあらゆる版本に記載される桂枝は、「薬典」が規定する小枝全体の桂枝ではなく、「局方」が規定する樹皮の桂皮に該当する」と説明しています。

　原色和漢薬図鑑で難波恒雄先生は、「傷寒論・金匱要略などの医籍にはすべて桂枝の名で処方されているがこれは思うにおそらく桂の枝の皮を指したものだろう。現在市販の桂枝は枝そのもので、これを輪切りにして用いているが、これは材部を去って皮のみを用いるべきだろうといっています。しかし市場の桂皮すべて幹皮で古来の桂皮に十分代用できる」としています。

　日本におきましてもいろいろと議論は絶えなかったようですが、江戸中期の古方派の勃興で古い仲景医方への復古が進み、一本堂薬選（1734）において　香川修庵が、「桂とは桂の皮をいう。枝や幹の皮、厚薄の違いもあるが、それらの総称が桂であり、また桂枝ともいう。したがって桂皮と直称するのが最も正確でいい。古代を想像するに、桂の採取は枝を切り落として皮を用いたのだろう。それで桂枝と呼んだ。後世になると枝皮だけでは需要をまかなえず、幹皮まで採取するようになる。その厚い皮を切ると乾肉のようなので、肉桂と呼んだ。ついには一字の桂をも誤って肉桂の範囲に入れ、さらに若い小枝の皮を区別して桂枝とするようになった。誤解というべきだろう。

そもそも桂枝・肉桂・桂心・官桂・柳桂・板桂はみな同一物で、ただ、外観や作用の優劣で区別しているにすぎない。・・・・・」と、桂枝＝桂皮ということを看破し、宋の時代以降迷妄をせいした卓見であるといえます。

重校薬徴には桂枝という項目で書かれていますが、「桂枝は東京桂枝（ベトナム北部ハノイ一帯をいう）と称する者を良と為す。交趾桂枝ベトナム北部東京より広い地域と称する者之に次ぐ。辛辣にして甘味ある者上品なり。李景（李東1180～1251年）は気味の厚薄を以て、桂枝と肉桂に分ち、遂に上行、下行の説を講く。是れ憶測なり。従うべからず。桂枝と肉桂と桂心は一物にして、之の名称を立つのみ。宜しく桂枝と称する者を用うべし」とあります。

東洞が、薬徴で桂枝、肉桂、桂心は一物であるという修庵説を踏襲し、吉益流古方が日本全土に影響を及ぼすのに伴い、桂枝＝肉桂、一括して桂皮と呼ぶ修庵の説は日本の常識となったのです。

では中国におきましては、
★「重広補注神農本草経図経」1092年には「仲景の傷寒論は発汗のために桂枝を用いる。桂枝とは枝であって樹皮ではない。その軽薄でよく発散するところを用いる。また、柳桂なるものは、すなわち桂の若い小枝であり、上焦を治す薬として特によい」と記されている。
★明時代1596年、「本草綱目」李時珍は「すなわち木桂である。薄くて味が淡い。粗い物を去って用いる。その最も薄いものが桂枝であり、枝の鈍小な物を柳桂という」
★清時代1682年の「本草備要」にも、現在の中国と同じように、桂枝と肉桂の区別が明確（肉桂は大燥、補腎生火、桂枝は軽解肌、調営衛とし、細かく効能・主治が記載されている）に述べられ、使い分けられるようになったことがわかる。

中国で枝が用いられ始めた経緯ですが、
★13世紀以降、中国では桂枝の字面より小枝全体を誤用し始めた。
★ベトナムのシナイ半島に産する桂皮であるが、中国の南下政策により華南省に移植を試みたが、北上すると生長が遅く、品不足になり、そこで仕方なく枝を用いたとのこと。
★ケイという植物はもともとたとえばカレー粉の原料であるとか香辛料として用いるのが主でした。その場合、まず樹皮を食用に使うので薬用品は不足し、残った枝を薬用に用いた。
★幹を太く育てるには枝払いが必要、払った枝を薬用にした。などといわれています。
★小枝全体を桂枝と呼ぶのは早くても13世紀から、一般に普及したのは16世紀以降。

そのような歴史をふまえて、現代日本では、経方薬論において　江部洋一郎先生は、「要するに桂はいろんな名称で使用されてきたが、いずれも Cinnamomum cassia およびその同属植物の樹皮の乾燥品であることは間違いなく、今後の使用に際しては、この生薬そのものの優劣を

問題にすべきであろう」と香川修庵説そのものを展開しています。

　また先日大分で安井廣迪先生のインフルエンザの漢方治療についての講演がありましたがその中で、江部先生直筆の処方せんのスライドが提示されました。それによると、柴葛解肌湯の処方中に「桂皮18g」と書かれてありましたので、それを見ましても先生は樹皮であるところの桂皮を用いておられることがわかります。

　はたまた中医学を主にされている先生方は、「桂枝と肉桂は同じ原植物であっても薬用部分が異なっており、桂枝は若い細枝、肉桂は幹皮である。つまり肉桂は桂皮であるから桂枝とはまったく異なる薬用部分である。このように薬用部分が異なれば作用の強弱もかなり異なり、命門の火を補うのを特長とする肉桂と、発表散寒・活血痛経を特長とする桂枝を混同して使用する日本漢方、つまり日本漢方医学の杜撰さはどうしようもない」

　　　　　　　　　　　　　　　　　　　　　　　村田漢方堂薬局　村田恭介先生
　　　　　　　　　　　　　　　　　　　　　　　〔http://www.choshu.info/keishi.html〕

　我々が教科書としてよく使っています「中医臨床のための中薬学」にも、「日本では桂枝と桂皮（肉桂）の区分があいまいで、エキス剤では桂皮を桂枝として使用しており、薬効上問題である」との記載があります。

　どの見解も実際の臨床でお使いになって実感されておられることなので、先生方ご自身での判断になるかと思われます。私個人的な考えとしましては、枝を用いはじめたきっかけというものが誤用であるとか、品不足が原因であるとかで、少し根拠に乏しいかなという感じはするのですが、中医学においては植物などの形状から薬効を推測するということも多いわけです。そうすると発散という作用を求めるには、太陽に向かって伸びてゆく枝の部分を使う、裏を補うのは太くて地上に近い幹の部分に薬効あるということは想像するのに難くないと思います。実際成分をみましても辛味アルコールが多く、辛味が強いわけですので発散解表の効能は強いと思われます。また中国において枝を用いはじめて少なくとも500年以上は経過しておりますことを考えても充分エビデンスを得られているのではないかと思います。傷寒論のころは桂皮を用い、その後枝を用いるようになった、いわゆる中薬学の進化なのではないかと思います。しかし、まだ桂枝としての成分等の詳しい研究結果とか桂枝と桂皮の臨床的な比較データがあまりそろっていないというのも今一つ説得力に欠く一因であると思われますので、今後の研究に期待したいと思っています。

　産地：中国（広東省・広西省）、ベトナム

　現在日本の市場に流通しているケイヒの原産地はそのほとんどが中国の広西省および広東省

境界を流れる西江という川の両岸地帯の山間地で栽培されているといわれている。その他福建省、浙江省の山間地に自生している野生種のニッケイ（またはギョクケイ）の品質の良いものが一部輸入されており、ケイヒの全供給量の約80％が中国から輸入されている。ついで多いのがベトナムケイヒでベトナム北部、中国広西省との国境地帯で生産される品で、比較的肉厚で精油含量の多い品が全輸入の8〜10％程輸入されている。次いでジャワ、セイロン、スマトラ、スリランカなどが10〜12％種輸入されている。年間輸入量は2,200トンに達し、その内約15％程度が薬用として使用されている。

成分：
桂皮：精油を1〜3％含みます。その大部分がcinnamic aldehydeで、80〜90％です。日本薬局方では、100gのケイヒから1 mL以上の精油が得られることとされています。その他に methoxycinnamic aldehyde、cinnamyl acetate、phenylpropyl acetate、cinnamic acid など。

Cinnamic aldehyde

ジテルペノイド：cinncassiol A〜E、cinnzeylanol、cinnzeylanine など。
セスキテルペノイド：cinnamoside など。
糖：D-glucose、D-fructose、sucrose など。
タンニン：（−）-epicatechin、procyanidin B-2、B-5、procyanidin C-1、cinnamtannin I など。
その他：melilotic acid、melilotic acid-o-glucoside など。

桂枝：研究結果は少ないですが、桂皮に比べcinnamic aldehydeは少なく、辛味アルコールは多く、辛味が強い。局方を通らないのは、アルデヒドの含量が規定以内あっても、木部が異物になるため。

薬理作用：（桂皮）
●発汗解熱作用：水製エキスおよびcinnamic aldehydeには、ウサギおよびマウスの実験的発熱に対して著明な解熱作用が認められた。ラットに対し水エキスを経口投与したところ、ピロカルピンによる発汗を増強する作用がみられた。
●鎮静・鎮痙作用：cinnamic aldehydeは、少量でマウスの運動抑制、眼瞼下垂をもたらす。またマウス、モルモットの摘出腸管のアセチルコリン、ヒスタミンによる収縮を抑制する作用

- 末梢血管拡張作用：cinnamic aldehydeはイヌ及びウサギに対して末梢血流量の増加を示した。
- 血圧降下作用：メタノールエキスは、豚の腎アンジオテンシン変換酵素を用いた実験で強い阻害作用が認められた。
- 抗血栓作用：桂皮には、ラットで血液の凝固抑制作用、線溶作用が認められている。桂皮煎液は、ヒト血漿で活性化部分トロンボプラスチン時間を延長させ、凝固抑制作用を示した。フィブリン平板法にても線溶抑制活性を示した。
- 抗潰瘍作用：桂皮エキスはSARTストレス下でも胃粘膜の血液を維持し、胃液分泌を抑え潰瘍形成を抑制した。cinnamoside 3-(2-hydroxyphenyl)-propanoic acidとそのo-glucosideは、経口投与で、ラットの各種実験的潰瘍モデルに対し極めて低用量で強い抑制作用を示した。また、melilotic acidも同様な強い抗潰瘍作用を示した。o-methoxycinnamic aldehydeは、HCl/ethanolやshay潰瘍を抑制し、胃酸分泌も著明に低下させた。
- 抗アレルギー作用：卵白で感作したモルモット肺切片をインキュベートし、その液中に抗原を添加するとアナフィラキシー反応が起こりヒスタミンなどが遊離する。桂皮水エキスの前処置でこの遊離が抑制される。
- 抗菌作用：cinnamic aldehydeならびにo-meth-oxycinnamic aldehydeに抗菌作用が認められている。またメタノール抽出物は、アフラトキシン生産菌に対して、強い成長抑制効果を示した。
- 抗腫瘍作用：腹水型Sarcoma180癌細胞を腹腔内移植したマウスに、水溶性多糖体画分を腹腔内投与したところ、強い延命効果を示した。またEhrlich腹水癌細胞を移植したマウスに経口投与すると、顕著な腫瘍の生着抑制および発育遅延が認められた。その他、Meth A移植癌に対しても抗腫瘍活性が認められている。

性味・帰経：

桂枝	桂皮
辛 甘 温	辛 甘 大熱（神農本草経　辛　温）
心　肺　膀胱	肝　腎　脾

薬能：

- 神農本草経

桂枝は上品に「箇桂」および「牡桂」の名で収載されています。

桂は、牡桂より形状が厚くて味辛烈なもので、牡桂は、桂より薄くて味淡のものである。また桂は肉桂のことで、厚くて辛烈である。粗皮を去って用いるが、外皮を去ったものを桂

心という。桂、牡桂、肉桂は同一物であり、皮の老嫩、厚薄、快の濃淡等により、名称が変わってくる。また現在の調査により、肉桂の幼い樹皮を筒状に加工したものを宮桂（菌桂）、樹皮の青黄色のものを薄く筒状に巻いたものを筒桂と称しているが、植物の形状からして、宮桂（菌桂）、筒桂は同じ種類であるとしている。要するに、桂はいろんな名称で使用されてきたが、いずれもクスノキ科の*Cinnamomum cassia*およびその同属植物の樹皮の乾燥品であることは間違いなく、今後の使用に際しては、この生薬そのものの優劣を問題にするべきであろう。

〔新修本草〕によると箘とは「竹の名前です。古い処方で用いた筒桂がこれにあたります。三重になっているものが良品である。筒桂に2～3重に巻いているものがある。葉には三本の脈紋があり、肌理は緊薄で竹のようである。大枝・小枝の皮がついているものがともに箘桂で、大枝の皮は巻くことができず、味はきわめて淡薄で薬用にならない」と云っています。箘は筒の字に似ており、後人が筒を誤って箘と書いたものが習慣となったのであろうと云われています。牡桂は現在の木桂および桂と名づけるものです。葉の長さが箘桂の倍で、大小の枝皮ともに牡桂と名づけます。李時珍によれば「桂には種類があるが、牡桂はその皮に脂が多く、箘桂は皮が薄く巻くもので現に商人の販売するものはみなこの二桂であり、巻くものを箘桂とし、半巻きのもの及び板状のものを牡桂とするのは蘇恭の説に合致している」としています。

箘桂：百疾を主る、精神を養い、顔色を和し。諸薬の先聘通使と為る。久しく服すれば、身を軽くし、老いず、面に光華を生じ、媚好(びこう)は常に童子の如し。

と、一般的な健康増進効果しか記されない。「別録」は菌桂の効果すら一切記載しない。すると菌桂は治療用ではなく、健康増進を目的とした香辛料だったに相違ない。唐政府がいう菌桂は*C. burmanni*の小枝の樹皮と考えられ、重なり巻いた竹筒状の製品で、現在スパイスとして使用されているシナモンスティックにほぼ相当する。このシナモンスティックは辛味が弱くて甘味が強い食用で、辛味・甘味ともに強い薬用の*C. cassia*の樹皮とは相当に違う。大枝の樹皮は気味を欠くので利用不能だった。

牡桂：上気欬逆（下腹部から、気が胸や喉や頭につきあげる激しい咳き込み）、結気（1か所に、邪気が結ばれてできる）、喉痺（息のとおりが悪くなる）、吐吸を主り、関節を利し、中を補い血を増す。久しく服すれば神に通じ、身を軽くし老いず。

漢代前からの梫・木桂（牡桂）あるいは桂を、7世紀唐政府の『新修』は*C. cassia*ないし*C. obtusifolium*の樹皮と規定した。これは『局方』の桂皮や「薬典」の肉桂におおむね該当する。

● 重校薬徴　（桂枝）

　　上衝を主治す。故に奔豚、頭痛、冒悸を治す。発熱、悪風、自汗、身体疼煩、骨節疼痛、経水の変を治す。

　　「主として体の下から上の方へつき上げてくるような症状を治す。また、そのつき上げの激しい一種の心悸亢進発作、頭痛、頭に何かかぶっているようで重くて、めまいするのを治す。発熱、軽度の悪寒、汗が出て・体痛・節々の痛み・月経不順のあるものを治す」

考　徴

桂枝加桂湯の証に奔豚気、小腹より心に上衝すという。
　桂枝湯に桂枝2両を加えて、5両用いる最大量方です。この方剤の効能により、桂枝の主作用は上衝であることがわかります。

苓桂五味甘草湯の証に気小腹より胸咽に上衝すといい又冒すという。
苓桂甘棗湯の証に臍下悸する者、奔豚を作さんと欲すという。
桂枝甘草湯の証に其の人叉手（さしゅ）して自ら心を冒（おお）い、心下悸して按ずるを得んと欲すという。
　両手を組み合わせて心胸部を圧迫したり、他人に胸もとをさすらせたりして安らぎを得んと欲するのがその主治で、上衝急迫して心悸亢進する気の異常を治す典型的な薬方です。またこの処方が桂枝と甘草2味から為る最簡方であります。
桂枝附子湯の証に、身体疼煩という。
　互考の項にはこの2方には上衝の語が抜けていると書かれています。
甘草附子湯の証に、骨節疼煩といい、又悪風という。
　この方剤も上衝の語がありませんが、互考の項に桂枝甘草湯に朮と附子を加えたものであるので、上衝の証があるのは明らかであると言っています。
桂枝人参湯の証は具らず。
　互考にはすなわちその頭痛、発熱、悪風、身疼痛等の証あるを知るべしこれ人参湯に桂枝4両をもちうる所以なりと書かれています。以上が桂枝4両の方剤です。
桂枝湯の証に、上衝といい、又頭痛、発熱、汗出、悪風といい又身疼痛という。
桂枝加葛根湯の証に汗出で悪風という。
黄耆桂枝五物湯（黄耆・芍薬・桂枝・大棗・生姜）の証は具らず。
　桂枝湯証にして、嘔し、身体不仁（知覚麻痺）にして、急迫せざるものを治す。
柴胡乾姜桂枝湯の証に、但だ頭に汗出づという。
　為則按ずるに頭汗出ずる者はこれ衝逆なり。
小青竜湯の証に発熱という。
白虎加桂枝湯の証に、骨節疼煩という。

桂枝枳実生姜湯の証に諸逆、心懸痛という。
　気逆・嘔逆・吐逆・歳逆など　疝瘕にして痰を兼ねる者に多く見られる症
小建中湯の証に、心中悸して煩すといい又悸して衄すという。
黄連湯の証に胸中熱ありという。
苓桂朮甘湯の証に気胸に上衝すという。
　上記処方が3両
葛根湯の証に、気胸に上衝し、口禁して語るを得ずといい、又悪風という。
　「太陽病、汗なくして小便返って少なく、気上って胸を衝き、口禁し、語ることを得ず、剛痙をなさんと欲するは葛根湯これを主る。」『金匱要略・痙湿暍病篇』
麻黄湯の証に頭痛、発熱、身疼、悪風という。
大青竜湯の証に、発熱、身疼痛という。
柴胡加桂枝湯の証に、発熱、微悪寒、肢節煩疼という。
茯苓甘草湯の証に、心下悸という。
　この方は心下悸、小便不利、上衝、嘔逆するものはこれを主ると互考に書かれています。
桃核承気湯（桃仁・桂枝・甘草・大黄・芒硝）の証に、其の人狂の如く、血自ら下るという。
　「太陽病が緩解せずに熱が膀胱に入り、その病人は狂ったようになり自然と血が下る。しかし下るものは癒える。外が緩解しないものは、下してはならない。順序としては先ずその外を緩解し、外が緩解し終わった後で、下腹部につれたり、痛んだりする急結症状だけあったら、これを下すべきである。桃核承気湯はこれを主る」「傷寒論・太陽病中篇」以上が桂枝2両、1両半より3両の例なり
桂枝茯苓丸の証に胎動いて臍上にありといい、又下血という。
　婦人が以前から腹内に腫物をもっているとき、月経が閉止してから三ヶ月に及ばずして、再び出血して止まず、胎動が臍上に触れる場合は、その出血は腫物のあるところへ妊娠したためで、これを癥痼(ちょうこ)の害という…癥痼の害によって出血の止まらない場合は、腫物があるからである。その腫物を除かねばならない。その腫を下すべし、桂枝茯苓丸これを主る。」「金匱要略・婦人妊娠病脈証幷治第二十」
土瓜根散（土瓜根・芍薬・桂枝・䗪虫）の証に経水下利といい、又経一月に再見すという。
　この2方は等量。
枳実薤白桂枝湯（枳実4枚、厚朴4両、薤白半斤、桂枝1両、栝樓実1枚）の証に心に逆搶すという。
　狭心症などのようなみぞおちから胸にかけて痛む疾患

　　以上の諸方を歴試するに桂枝は上衝を主治す。骨節、身痛、発熱、悪風、自汗、経水の変を兼治する所なり。

44、桂枝

桂枝と桂皮につきましては、品考の項に、「桂枝は東京桂枝と称する者を良と為す。交趾桂枝と称する者之に次ぐ。辛辣にして甘味ある者上品なり。李景は気味の厚薄を以て、桂枝と肉桂とに分ち、遂に上行、下行の説を講く。是れ臆測なり。従うべからず。桂枝と肉桂と桂心は一物にして、之の名称を立つのみ。宜しく桂枝と称する者を用うべし」

● 張仲景薬証論（桂枝）
気が上衝して脈浮緩虚を主治し、自汗・悪風を兼治する。

● 中薬学

桂枝	桂皮
辛温解表　通陽　散寒止痛	温中補陽　散寒止痛

桂枝、肉桂の味はどちらも辛・甘としています。味をみると桂枝は甘味が少なく辛味を感じます。肉桂は甘味、辛味ともに強いです。肉桂の精油は桂枝の3倍程度あります。桂枝が辛いといっても辛味成分の絶対量は圧倒的に肉桂が多いので甘味とのバランスを考えると桂枝は辛味が勝っています。このことが辛温解表薬としての効能を担っているのではないかと思います。

中医学的臨床応用：

★桂 枝

1、辛温解表

桂枝は体表血管を拡張し発汗に働いて表証を解除するので、風寒表証（表寒）の悪寒・頭痛・発熱・身体痛・脈は浮などの症候に用いる。

①表虚で悪風・自汗・脈は浮緩を呈するときには、白芍・大棗・炙甘草などを配合して養営生津する。同時に、生姜・桂枝で衛気を振奮し軽度に発汗して去邪する。

　　代表方剤：桂枝湯（桂枝・白芍・甘草・生姜・大棗）

白芍の和営斂陰と桂枝の和営解肌の効能が合わさり、調和営衛・調和気血・鼓舞心陽・益陰止汗の効能を表します。

②表実で悪寒・無汗・脈は浮緊を呈するときには、麻黄を配合して強く発汗する。

　　代表方剤：麻黄湯（麻黄・桂枝・杏仁・甘草）
　　　　　　　葛根湯（葛根・麻黄・生姜・桂枝・甘草・白芍・大棗）

<u>小青竜湯</u>（麻黄・桂枝・乾姜・甘草・細辛・半夏・白芍・五味子）

麻黄・桂枝の組み合わせで、発汗解表の作用により、悪寒発熱・頭痛・身痛などの表実証の風寒感冒に優れた効果を現します。辛温解表の主要配合です。

2、通陽

桂枝は辛温で、陽気を疏通する「通陽」の効能をもつ。自律神経系の興奮・血管拡張・血行促進に働いて、一時的に機能を促進する効果と考えられる。

①心脾陽虚による陽気不行、水湿内停の痰飲証に用いる。桂枝は温化水湿の効能をもち、胃腸内の溜飲・浮腫・下痢などに利水の茯苓・白朮などを配合して用いる。

　　代表方剤：<u>苓桂朮甘湯</u>（茯苓・桂枝・白朮・甘草）
　　　　　　<u>木防已湯</u>（防已・石膏・桂枝・人参）

②膀胱の気化が不利であれば、小便不利・水腫証などが表れる。桂枝は膀胱の気を温めることができ、茯苓・沢瀉などを配合すると滲水利湿の効能がある。

　　代表方剤：<u>五苓散</u>（茯苓・猪苓・沢瀉・白朮・桂枝）

③温通胸中陽気でき、通心陽の薤白などと用い、胸痺の狭心痛を改善する。

　　代表方剤：<u>枳実薤白桂枝湯</u>（枳実・厚朴・薤白・桂枝・栝楼仁）

③補気生津の灸甘草・人参などに配合し、助陽復脈により脈の結代・動悸などを改善する。

　　代表方剤：<u>灸甘草湯</u>（灸甘草・生姜・人参・生地黄・桂枝・阿膠・麦門冬・麻子仁・大棗）

3、散寒止痛

中寒に用いられるが、散寒の効果は桂皮の方が強い。桂皮は下焦・体内を温めるのに対し、桂枝は体表・上部を温めるとされ、経絡の中寒によく桂枝が用いられる。

①桂枝は祛風寒湿邪、温経通絡できるので疼痛を緩解する。寒湿痺、（特に肩や上肢の関節痛・神経痛など）のしびれ痛み・冷え・むくみ・運動障害などの症候に、祛風湿の白朮・蒼朮・防風・羌活・独活などを配合して用いる。桂枝はとくに上半身の痛みに有効とされる。

　　代表方剤：<u>桂枝加朮附湯</u>（桂枝・白芍・甘草・生姜・大棗・蒼朮・附子）
　　　　　　<u>桂枝附子湯</u>（桂枝・附子・生姜・大棗・甘草・）

②胃寒の上腹部痛や膨満感・舌苔が白滑・脈は遅などの症候、あるいは胃陽虚の上腹部痛に

は、白芍・生姜・大棗などと用いる。

　　代表方剤：桂枝加芍薬湯（桂枝・白芍・甘草・生姜・大棗）
　　　　　　　小建中湯（桂枝・白芍・甘草・生姜・大棗・膠飴）

③温通血脈・散寒逐瘀の作用がある。虚寒の月経痛・無月経などに、当帰・芍薬・川芎・桃仁などと用いる。

　　代表方剤：温経湯（呉茱萸・当帰・川芎・芍薬・人参・桂枝・阿膠・生姜・牡丹皮・甘草・半夏・麦門冬）

④閉経・癥瘕の治療にも桂枝の温通経脈の性質が利用される。牡丹皮・桃仁を配合し、逐瘀消癥する。

　　代表方剤：桂枝茯苓丸（桂枝・茯苓・赤芍・牡丹皮・桃仁）

［使用上の注意］：
1、熱証・陰虚には、反佐として少量用いる以外は禁忌。熱証の出血には禁忌。妊婦・月経過多には注意して用いる。
2、解表薬として用いる場合は、適度に発汗させなければ効果がない。発汗がない場合には、身体を物理的に温めたり、分量や服用回数を増やす必要がある。しかし、発汗過多になると無効有害になるので注意がいる。

［用量］：3～9g、解表には3～6g、祛風湿にはやや大量。

★桂 皮

1、温中補陽

　桂皮は、補陽に働いて元気をつけ、興奮性を増し、また腹中を温める効果があるので、陽虚の元気がない・疲れやすい・四肢の冷え・寒がる・舌質は淡白で肥大・脈は沈遅で無力などの症候に用いる。

①腎陽虚で腰や膝がだるく無力・インポテンツ・頻尿・排尿困難・夜間多尿などがみられるときは、熟地黄・山茱萸・山薬などの補腎薬と用いる。

　　代表方剤：八味丸（地黄・山薬・山茱萸・沢瀉・茯苓・牡丹皮・桂皮・附子）

②脾陽虚で食欲不振・腹部の鈍痛・泥状～水様便などがみられるときは、人参・白朮、茯苓

などと用いる。

　　　　代表方剤：桂附理中湯（人参・乾姜・白朮・炙甘草・桂皮・附子）

2、散寒止痛
　　　桂皮は熱性が強く、血行を促進して身体を温め、また鎮痛にも働くので、寒邪侵襲による「中寒」、すなわち冷たい飲食物や寒冷の環境による冷え、疼痛などに用いる。
　①臓腑の中寒で、腹痛・下痢・悪心・嘔吐・腹部の冷えなどがみられるときには、白朮・茯苓などの健脾利水薬や、小茴香・縮砂などの理気降逆薬などを配合して用いる。

　　　　代表方剤：安中散（桂皮・縮砂・延胡索・良姜・牡蛎・甘草・茴香）

　②腹部の冷痛、寒湿による痺痛・腰痛・血分に及ぶ寒と瘀血による閉経・月経痛などの症候に用いる。桂皮は寒をしりぞけ、血脈を通暢させることができるので、寒凝気滞あるいは寒凝血瘀によるどちらかの痛証に使用しても良い。単味で粉末にして沖服するか、他の散寒止痛薬を配合する。血のめぐりが寒によって悪くなると、当帰・川芎などの活血通経薬を配合すべきである。

　　　　代表方剤：少腹逐瘀湯（当帰・蒲黄・赤芍・五霊脂・乾姜・延胡索・川芎・肉桂・没薬・小茴香）

3、その他
　①気血双補の方剤に肉桂を補助的に加え、血行促進・消化吸収促進の効能により、気血双補を強める。

　　　　代表方剤：十全大補湯（人参・白朮・茯苓・炙甘草・地黄・当帰・川芎・白芍・黄耆・桂皮）
　　　　　　　　　人参養栄湯（人参・黄耆・白朮・茯苓・炙甘草・地黄・当帰・白芍・五味子・遠志・陳皮・桂皮）

　②陰疽（陰証に属する化膿症）および気血虚寒によって、癰腫が膿があってもつぶれない、あるいはつぶれた後長期間収斂していないなどの外科疾患に用いる。これは、散寒温阻・通暢気血の効能を用いる。陰疽には熟地黄・鹿角膠・麻黄などを配合する。気血虚には黄耆・当帰などを配合する。

　　　　代表方剤：陽和湯（熟地黄・肉桂・生甘草・麻黄・生姜炭・鹿角膠・白芥子）

［使用上の注意］：
　1、熱証、陰虚には、反佐として少量用いる以外は禁忌。熱証の出血には禁忌。

2、妊婦には用いない方がよい。
3、有効成分に精油を含むので、煎剤としては用いず、別に泡服（茶碗に入れて湯に溶かす）するか、沖服（粉末を溶かす）すべきである。

［用量］：0.5～3g

［選品］：皮の大小、厚薄にかかわらず、特異の芳香と辛味があり、後に甘味のあるもの、精油成分に富んでいるものを良品とする。細い枝を桂枝として賞用するむきもある。去皮とあるのは、外側のコルク層を去ることで薬効部分を増量するためと言われる。

エキス剤につきましては、東洋薬行社のエキス剤は桂皮と桂枝を使い分けています。

〔東洋〕桂麻各半湯エキス細粒
【組成】
本剤は、桂麻各半湯の水製エキスに賦形剤（トウモロコシデンプン）を加えて製したものである。

本剤4.5g中

ケイシ…………3.5g	日局マオウ……2.0g
日局シャクヤク2.0g	日局タイソウ…2.0g
生ショウキョウ2.0g	日局キョウニン2.5g

〔東洋〕十全大補湯エキス細粒
【組成】
本剤は、十全大補湯の水製エキスに賦形剤（トウモロコシデンプン）を加えて製したものである。

本剤9.0g中

日局ニンジン……3.0g	日局シャクヤク…3.0g
日局オウギ………3.0g	日局ジオウ………3.0g
日局ビャクジュツ3.0g	日局センキュウ…3.0g
日局ブクリョウ…3.0g	**日局ケイヒ**………3.0g
日局トウキ………3.0g	日局カンゾウ……1.5g

45、厚朴

　モクレンの仲間は、日本か中国・ヒマラヤにかけてと東南アジア・北米・中米などに100種類ほど自生しており、日本にもモクレン・コブシ・ホオノキなどの自生種があり、大きな美しい花を咲かせるため、庭木・観賞用に多数栽培されています。

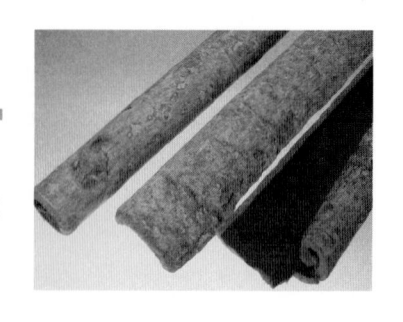

　基原：基原植物ですが、日本薬局方では3種規定されています。モクレン科（Magnoliaceae）の、

　①ホウノキ *Magnolia obovata* Thunberg （和厚朴）
　②カラホオ *Magnolia officinalis* Rehder et Wilson （川朴・湖北厚朴）
　③*Magnolia officinalis* Rehder et Wilson var. *biloba* Rehder et Wilson （温朴・温州（浙江省）厚朴）の樹皮（凹葉厚朴）

　日本薬局方第12改正までは日本産の厚朴である①ホオノキ（和厚朴）だけが基原植物とされていましたが、国内産量の低下が危惧され、また品質が同等であるとされたことから日本薬局方第13改正（平成8年）より中国産の②カラホオノキ（唐厚朴）や③凹葉厚朴も基原植物に含められました。

　ホオノキは、山地に多い日本特産のモクレン科の落葉高木。巨木になると幹が直径1メートル、高さが30メートルにもなる落葉高木です。日当たりのよい乾燥したところを好みます。6月ごろ香りの強い大型の枝先に黄色みを帯びた白色の大型の9弁花をつけた白い花が開きます。花は美しいが大きくなりすぎるので、庭園用には不向きです。果実は、10月頃に長楕円形で、熟すと多くの袋果から赤色の種子が糸状の種柄に垂れ下がります。夏の土用のころ、幹と枝の皮をはぎ取り、日干しにして乾燥させます。これが生薬、厚朴です。

　中国産のカラホウは、ホオノキと同じ*Magnolia*属の植物でよく似た花をつけます。樹高6～15メートルの落葉高木で、枝は黄色みを帯びた灰色で、若い枝には絨毛がある。葉は非常に大きく、楕円形で長さ50cm、幅25cmにも也、裏側にはビロード上の毛が生えています。初夏に咲く花は、花径15～20cmあり、9～12弁で、おしべがたくさんあり、白色で、強い香りがあります。種名の*officinalis*は「薬用の」という意味です。

　生薬厚朴についての知識が中国から日本へ伝播された際、カラホウによく似たホオノキが日本に自生していたことから、日本ではホオノキが厚朴として使われるようになったのでしょう。

45、厚朴

厚朴は肉厚で潤いがあり香気の強いものが良品であるとされ、この点から一般に中国産の唐厚朴の方が品質がよいとされていました。気に働きかける利気作用は、唐厚朴のほうが断然優れていると。

　確かに以前の唐厚朴の品質はよかったようであります。しかし、日本からの需要も増え、生育年数も少ないうちから伐採されるようになり、厚みがなく結果としてマグノロールも低く推移しています。13局以降、差は認められなくなったのが現状です。

産地：
　①福井県・長野県・新潟県・青森県・香川県・岐阜県
　②四川省・湖北省
　③浙江省・江蘇省・福建省

成分：テルペノイドを主とする精油成分：β-eudesmol、α-pinene、β-pinene、camphene、limoneneなど。
　アルカロイド：magnocurarine、magnoflorineなど。
　ジフェニル化合物：ネオリグナンと呼ばれるmagnolol、honokiolなどが含まれています。これが主成分です。品質のよい厚朴にはマグノロールが約5％、ホオノキオールが約1％含まれています。局方規格では、マグノロール0.8％以上含むとされています。

薬理作用：研究されています作用もやはり主成分であるマグノロールが中心であります。

● 筋弛緩・抗痙攣作用：マグノクラリン、β-eudesmolは各種標本で神経筋接合部での神経伝達を遮断し、クラーレ[65]様作用が認められるという。→末梢性筋弛緩作用

　厚朴エーテルエキス、magnolol、honokiolにはラット経口または腹腔内投与で、アポモルヒネ、メタンフェタミン、モルヒネによる筋緊張を緩和させ、ストリキニーネ、ピクロトキシン、ペンテトラゾール、ニコチンによる振戦を抑制し、電撃やペニシリンの脳室内投与による痙攣などを抑制することなどが報告されている。→中枢性筋弛緩作用

---

[65] クラーレとは南米原住民が毒矢に用いたクラーレ属植物の数種のアルカロイドの総称で、ツボクラリンなどの成分が知られている。クラーレは、運動神経と骨格筋の接合部を遮断することにより、筋弛緩作用を示す。つまり脳から送られてきた運動神経の刺激をシャットアウトして、筋肉に伝わらないようにする。クラーレは、量が多いと呼吸抑制などを起こし死に至らせる毒薬だが、適量を用いれば、過度の筋緊張を抑える有用な薬になる。

マグノクラリンと、マグノロールやホオノキオールでは、筋弛緩の作用機序は違います。しかし、どちらも結果は同じ、筋弛緩状態を作ります。このことは、お互いの成分が協力し合って、より効果を高めあっているともいえます。

- 抗潰瘍作用：煎じ液にはウサギの胃運動促進作用、摘出腸管運動抑制作用が報告されている。またmagnololやhonokiolは、ラットで水浸拘束ストレス潰瘍、エタノール塩酸潰瘍、水酸化ナトリウム潰瘍などに対して抗潰瘍作用が報告されている。→50mg/kgでも作用有
- 抗炎症・抗アレルギー作用：厚朴の水製エキスはウサギ腎摘出標本を用いた系で、プロスタグランジンE2、F2αの生合成を阻害した。
- 抗腫瘍活性作用：TPAによるEBウイルス発癌誘導の系において、magnolol、honokiolとβ-eudesmolは抑制的に作用し、さらにmagnololはdimethylbenzathraconeとTPAによるin vitroの発癌モデルにおいても抗腫瘍活性を示した。
- 鎮吐作用：メタノールエキスは、アポモルヒネのリンパ腔内投与による嘔吐を抑制した。
- 神経系への作用：エーテルエキス、水製エキスには、持続性の顕著な鎮静作用が認められる。またmagnololはラット視床下部の5-HTを低下させることで体温を低下させる作用を示した。
- 抗菌作用：抗菌作用やブタ回虫に対して殺虫作用があるといわれる。Magnolol、honokiolには、グラム陽性菌・大腸菌・赤痢菌・腸チフス菌・ヒト型結核菌・炭疽菌・黄色ブドウ球菌などの増殖を抑制する作用が認められている。Helicobacter pyloriに対する抗菌活性があることも報告されている。抗胃瘍作用の証明にもなります。

このマグノロールの含有量ですが、ホオノキの樹齢とともに変化することがわかっています。若い樹皮にはほとんど含まれていませんが、7、8年を経過すると検出できるようになります。25～30年で最大となります。それ以降は再び減少し、40年を経た樹皮にはほとんど含まれなくなります。従いまして、ホオノキの樹齢とマグノロールの含量、さらには厚朴の品質とは非常に大切な関係があることがわかります。中国には厚朴は厚いものほどよいといわれることもありますが、実は20～30年ものが最もよいということになります。

和厚朴と唐厚朴で抗アレルギー試験で差が出たとの報告があります。唐厚朴に入っていたmagnaldehyde A、B等の化合物が活性成分であるとのことです。

性味：苦　辛　温

帰経：脾　胃　肺　大腸

45、厚朴

[薬能]：
- 神農本草経　中品に収載

  中風傷寒の頭痛、寒熱、驚気（驚きやすい）、血痺（気血の虚弱による痺証）、死肌（知覚全麻痺）を主り、三蟲（人体寄生虫のこと、条虫・回虫・蟯虫の総称）を去る。

- 重校薬徴

  胸腹脹満を主治し、腹痛と喘を兼治す。

考徴

大承気湯の証に腹満して喘といい、又腹脹といい、又腹中満痛といい、又喘冒して臥す能わずといい、又胸満という。

厚朴三物湯（最簡方）の証に、痛といい、痛んで閉する者という。閉とは便秘のことです。為則按ずるに小承気湯の証にして腹満甚だし。互考には、厚朴三物湯の証に曰く、痛んで閉する者と、この方は大承気にして芒硝なきものなり。痛んで閉する者は自ら腹満せざるを得ず。これ厚朴8両用いる所以なり。その芒硝なきは、燥屎、煩燥等の証なきを以ってなり。→腹満が主で便秘が従

厚朴七物湯の証に腹満という。厚朴三物湯に桂枝去芍薬湯を合し、生姜2両を加えたものです。
　→厚朴三物湯を使いたいような腹満・便秘でより虚証の者

厚朴生姜甘草人参湯の証に、腹脹満という。→さらに虚　去枳実・大黄

この4方が厚朴半斤の最大量方になります。大量の厚朴は腹脹満を主治することがうかがえます。

処方名＼薬味	厚朴	大黄	枳實	芒硝	甘草	大棗	桂枝	生姜
厚朴七物湯	8	3	3.5		3	3	2	5
厚朴三物湯	8	4	3.5					
厚朴大黄湯	10	6	2.8					
大承気湯	8	4	3.5	4.2				
小承気湯	2	4	2.1					
調胃承気湯		4		8	2			
大黄甘草湯		4			1			

（新古方薬嚢の薬味の分量）

梔子厚朴湯（最簡方・厚朴・枳実・山梔子）の証に、腹満という。傷寒下して後、心煩、腹満、臥起やすからざる者を主治する。

枳実薤白桂枝湯（枳実・厚朴・薤白・桂枝・栝楼実）の証に、胸満という。「胸痺、心中痞気、

気結んで胸にあり、胸満し、脇下より心を逆槍する」ものを主治するとあります。
以上2方が厚朴4両

半夏厚朴湯の証は具らず。説は半夏の部にあり。半夏の部には、

半夏厚朴湯の証に咽中炙臠あるが如しという。咽喉部の引っかかるような違和感のある状態を咽中炙臠という。吐こうとしても飲み込もうとしてもとれず、梅の種があるような感じに似ているところから梅核気ともいう。半夏厚朴湯が厚朴3両です。

小承気湯（最簡方）の証に、腹大満不通という。→便秘が主で腹満が従
桂枝加厚朴杏仁湯の証に、喘という。ここで喘がでてきます。桂枝加厚朴杏仁湯は桂枝湯に厚朴・杏仁を加味した、加味方と呼ばれるもので、喘家は桂枝湯を作り、厚朴・杏仁を加えて佳なり。喘は必ず胸満（胸の奥に何かが詰まるような胸満が重要）を伴い、ここで喘が出てきます。甚だしくは腹脹する。このことより厚朴を使用するのです。厚朴2両。

　　以上の諸方を歴試するに、厚朴は胸腹脹満を主治するや明らかなり。
　　東洞は、腹満のみならず胸満を重視して薬能をまとめていることがわかります。胸もお腹もいっぱいになった感じに用いるということです。厚朴：胸腹脹満、枳実：胸腹満痛

　　厚朴三物湯・小承気湯・厚朴大黄湯はみな厚朴・枳実・大黄の3味で構成されています。その量が違うだけでありますが目的が違うのです。

方　　剤	厚朴	大黄	枳実	薬　　効
厚朴三物湯（金匱）	8両 8.0g	4両 4.0g	5枚 3.5g	腹満痛、大便秘者を治す。
厚朴大黄湯（金匱）	1尺 10g	6両 6.0g	5枚 3.5g	支飲胸満で、腑実便秘証を治す。
小承気湯（傷寒論）	2両 2.0g	4両 4.0g	3枚 4.0g	陽明腑証を治す。大便硬く、胸腹痞満を治す。痢疾、裏急後重を治す。

　　金　匱：痛んで閉じる者は、厚朴三物湯之を主る
　　金　匱：支飲胸満の者は、厚朴大黄湯之を主る。
　　傷寒論：陽明病若し腹大満通ぜざる者は、小承気湯を与うべし。

●張仲景薬証論
　　腹満・胸満を主治し、咳喘・便秘を主治する。

45、厚朴

　　腹満とは、脹満のことであり、按じてみると抵抗感があり、ゴムで出来ている空気枕を触っているのとほとんど同じ感覚で、げっぷや放屁後には少し楽になるものをいいます。
　　胸満は多くの場合腹脹がみられ、のどの異物感、咳逆、気喘、痰鳴などを伴うことが多いとのことです。

● 中薬学
　行気燥湿　降気平喘（芳香化湿薬）

中医学的臨床応用：

1、行気燥湿　厚朴は苦　辛　温の性質で、苦で下気、辛で散結、温で燥湿するといわれます。
　　　胃腸を温め、消化管内の水分の吸収を促進するとともに胃腸の蠕動運動を調整して、下の方に持っていく感じ、これが行気作用。脾の運化を強め、止瀉・止嘔にも働くので湿証に広く用いられます。これが燥湿作用であります。
　①湿困脾胃の悪心・嘔吐・口がねばる・腹満（上腹部の実痞、痞えた感じがあり、他覚的にも抵抗を認める）・下痢・身体が重い・むくみ・舌苔が白膩などの症候に蒼朮・生姜・陳皮などと用いる。

　　　代表方剤：平胃散（蒼朮・厚朴・陳皮・甘草・生姜・大棗）　適応範囲の広い日本人向けの胃腸薬といわれます。

　②湿熱で舌苔が黄膩・脈が滑数・尿が濃いなどの症候をともなうときは、黄連・黄芩・山梔子・滑石などと用いる。

　　　代表方剤：連朴飲（厚朴・黄連・石菖蒲・半夏・香豉・山梔子・芦根）

　③便秘・腹満・腹痛が見られる場合に、大黄・芒硝・枳実などと用いる。腹部膨満は、暴飲暴食による消化不良や、腸炎・肝炎・胃腸炎などで胃腸機能が失調して腸内容が腐敗発酵してガスが停滞したときなどに効果があります。本品は消除脹満の要薬でおよそ湿阻、食積、気滞に至る脘腹脹満に活用し、一般に実脹に用いる。すなわち実証の腹部膨満です。

　　　代表方剤：小承気湯
　　　　　　　　厚朴三物湯
　　　　　　　　厚朴大黄湯
　　　　　　　　大承気湯（大黄・厚朴・枳実・芒硝）

　虚脹（脾胃気虚のため消化管の機能が十分でなく、アトニー状態で生じた腹部膨満）・寒脹（寒冷のために生じた胃腸機能障害による腹部膨満）には厚朴はそれほど必要な薬剤ではありません。むしろ使用しない方がようです。もし虚寒による脹満なら、人参、甘草、

生姜などの益気、温中の薬物に厚朴を補助的に加える方がよいです。中国では党参をよく用います。

④腸燥便秘にも麻子仁・杏仁・桃仁などの潤腸薬と用いる。

　　代表方剤：<u>麻子仁丸</u>（麻子仁・大黄・厚朴・杏仁・芍薬・枳実）
　　　　　　　<u>潤腸湯</u>（当帰・地黄・麻子仁・大黄・厚朴・桃仁・杏仁・黄芩・枳殻・甘草）

　　苦　辛　温という薬味薬性を巧みに利用したもの。麻子仁丸などは消化管の弱い人、冷えている人が多いわけですから、苦寒の下剤一本やりで冷やしたら縮まってますます便が出なくなります。そういう状態を緩和し、中和しながら大便を出すのが厚朴の役割です。

2、降気平喘　厚朴は肺気を下し、痰液を除去する理気寛中の効能を持ち、気管支平滑筋のけいれんを緩解して呼吸困難をとめる（平喘）ので、喘咳にもよく用いられる。
　①喘咳には、麻黄・蘇子・杏仁・半夏などと用いる。

　　代表方剤：<u>桂枝加厚朴杏仁湯</u>、桂枝湯証のうえに喘息が見られると、桂枝湯に厚朴・
　　　　　　　杏仁を加えて服用します。
　　　　　　　<u>神秘湯</u>（麻黄・甘草・杏仁・蘇葉・厚朴・柴胡・陳皮）

　②痰気鬱結の梅核気で、憂鬱・抑鬱・咽の梗塞感・胸苦しいなどの症候に半夏などと用いる。
　　厚朴は軽度の解鬱の効能を持ちます。

　　代表方剤：<u>半夏厚朴湯</u>（半夏・茯苓・厚朴・蘇葉・生姜）

　用量：3～9g

　使用上の注意：気虚・陽虚で軟便の者、あるいは妊婦には慎重に用いる。

　重校薬徴におきましては、弁誤の項に、張元素は虚弱の人には宜しく斟酌してこれを用うべし。誤れば人の元気を脱すといっているが、それは誤りであるといっています。いわゆる邪気があるから弱いところがあるので、邪気を除くのが薬物だという東洞の虚証の捉え方であると思います。

　選品：皮が厚く、濃い茶色で、油分に富み、断面は明るい光のある紫紅色で、香りが濃厚で、味はやや辛く、若干苦味と渋みがあるものを良品とする。皮が薄く色の薄いものは次品である。

品考の項には、中国産のもので、栗の皮のような色で、味苦辛のものが良であると、日本産は真の厚朴ではないといっています。用いるに堪えないといっています。ただ、比叡山に冬に葉が落ちない中国産と同じ一種があるとしていますが、(カラホウは落葉植物)常緑植物ですとクスノキ科のタブノキが比叡山近辺には群生しており、それを厚朴と称することがあるとのことですが、気味が全く異なり(マグノロール含まれてない)代用とはなりえないという記載もあり、この植物については不明です。

 中国では厚朴の花を「厚朴花」と称して厚朴と同様に用いられます。日本では用いません。

附薬：厚朴花

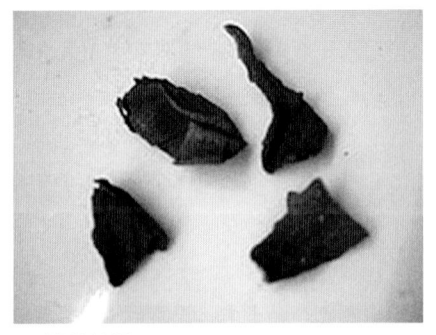

分類：行気薬
基原：カラホウなどの花蕾。川朴花ともいう。
性味：辛　温
帰経：－
効能：芳香化湿、行気寛胸
　　　湿濁、気滞による上腹部の膨満、疼痛などに用いる

〔薬膳情報.net　http://www.yakuzenjoho.net〕

46、枳実

基原：日本薬局方　ミカン科（*Rutaceae*）の
　①ダイダイ *Citrus aurantium* L. var. daidai Makino
　②ナツミカン *Citrus natsudaidai* Hayata
　の未熟果実をそのまま、又はそれを半分に横切りしたもの。

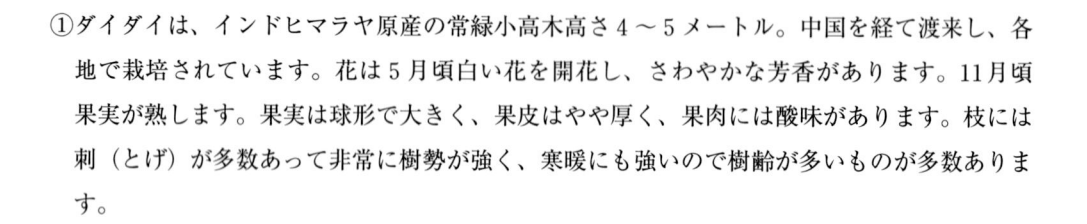

①ダイダイは、インドヒマラヤ原産の常緑小高木高さ4～5メートル。中国を経て渡来し、各地で栽培されています。花は5月頃白い花を開花し、さわやかな芳香があります。11月頃果実が熟します。果実は球形で大きく、果皮はやや厚く、果肉には酸味があります。枝には刺（とげ）が多数あって非常に樹勢が強く、寒暖にも強いので樹齢が多いものが多数あります。

ミカンやユズは落果するがダイダイは、秋に橙黄色となり、年を越して再び緑色となります。2年から3年は落ちません。和名は、同一株に今年の果実だけでなく前年のも付いているのを「代々」と語呂を合わせたのでしょう。成熟果を採取しなければ、三代（3年）の果実が同じ樹の実ることから、代々（だいだい）の名の由来だといいます。子孫が代々繁栄するようにとの願いを込めた縁起物として、ダイダイはお正月に飾る鏡餅や注連縄（しめなわ）に添えられます果実は酸味と苦みが強いので、生食にはあまり好まれない。果汁を絞って砂糖を加え、ダイダイ湯などにして飲んだりします。

②ナツミカンは、日本の暖地に栽培されるミカン科の常緑低木。別名を夏柑（なつかん）、夏橙（なつとう）、夏代々（なつだいだい）とも言います。高さは3mほどになり、枝を広く張る。葉は互生し、葉柄に狭い翼がある。初夏には香り高い白色の花をつけます。果実は、扁球形で皮は厚くいぼが多い。果実は秋から熟し始め、冬の間も黄色に実っているが、この時期は酸味が強くて食べられません。強い酸味は、果肉中にクエン酸や酒石酸、ビタミンCの含量が多いためである。そのまま冬を越して初夏に完熟すると、酸味が減り食べることができます。生食用には、酸味の少ない甘夏柑の生産が増えています。原産地は山口県で、長門市青海島に原木（天然記念物）が植えられています。現在は愛媛県、広島県、和歌山県で多く栽培されています。

日本薬局方第13改正までは、「ダイダイ *Citrus aurantium* Linne var. daidai Makino、ナツミカン *Citrus natsudaidai* Hayata またはその近縁植物（ミカン科Rutaceae）の未熟果実をそのまま、またはそれを半分に横切したもの」と規定されており、ミカン科の植物の未熟果実であ

46、枳実

ればすべて基原植物の規定に適合することになっていました。「その他近縁植物」の文言を削除する旨が局方委員会で決定されたため、13改正第1追補でダイダイ *Citrus aurantium* Linne var. daidai Makino、ナツミカン *Citrus natsudaidai* Hayata、ハッサク *Citrus hassaku* HORT. TANAKA となり、14改正から現在の2種になっています。

中国薬典では、*Citrus aurantium* Linne の未熟果、6月に集めたものと定義されています。中薬学の教科書ではミカン科Rutaceaeのダイダイ *Citrus aurantium* L.、イチャンレモン *C. wilsonli* TANAKA、カラタチ *Poncirus trifoliata* RAFIN. などの効果とされています。

ミカン類の花が咲いた後にできる果実をそのままにしておくと大きくなりすぎて栄養が全部にまわらなくなるため摘採して数を減らし重点的に発育させていくようにします。そのときに摘採したものや台風で落果したものを集めて割ったり切って乾燥したものが枳実・枳殻です。7・8月に乾燥させた実は中味が充実しておりこれを枳実といいます。9・10月になると殻は固くなり中味は空虚になります。これを乾燥させたものを枳殻といいます。

産地：
①浙江省・江西省、ハイチ、ダイダイ（*C. aurantium*、ビターオレンジ、サワーオレンジ）のこと
②和歌山県・広島県・愛媛県

成分：精油：d-limonene、linalool、citralなどダイダイはヨーロッパでサワーオレンジと呼ばれ、香りのいい花から採取されたネロリ油（橙花油）はアロマテラピーや香水やオーディコロンの原料として利用されています。サワーオレンジはスペインなどで栽培されていますが、果実の採取より、ネロリ油の採取が目的だそうです。

フラボノイド：hesperidin（苦でない・量多し）、ヘスペリジンは温州ミカン（Citrus unshiu）やオレンジ（Citrus aurantium L）などのカンキツ類の外皮から大量に単離される。
naringin（苦）、neohesperidin（苦）、poncirinなど。

クマリン類：umbelliferone、auraptene など。

その他：アルカロイドsynephrine、citric acid、N-methyltyramineなど。

シネフリンはエフェドリンと化学構造が類似しているため血管収縮作用、血圧上昇作用、気管支筋弛緩作用が認められています。

〈シネフリンとエフェドリンの構造式〉

シネフリン　　　　　　　　エフェドリン

　ダイダイは日本ではなじみの深い植物で、通常の食品に含まれる量を摂取する場合は安全と思われます。しかし、精製・濃縮した形での利用や、小児などの利用、カフェインなど刺激物との併用などは、過剰摂取の可能性や、重大な健康被害を受ける可能性があります。
　実際、「ダイエット目的」や「筋肉増強」などを標榜した製品、「エフェドラ代替品」と謳っている製品では各国で被害事例が報告され、中には死亡事例もあります。それらの製品を安易に使用しないことが大切です。

成分比較 :
1、ナリンギン・ネオヘスペリジン10％以上含む、シネフリン低含量・・・苦い、薬理作用的に優れている→ダイダイ
2、ヘスペリジンのみ20％以上、ナリンギン・ネオヘスペリジンなし・・・苦味なし、？シネフリン大量→ウンシュウミカン
3、ナリンギンとポンシリン10％以上、ネオヘスペリジン・ヘスペリジンなし、シネフリンなし→カラタチの実、吐き気など副作用多し、房が8個以下

　日本薬局方では確認試験がフラボノイドの検出を見るMgと塩酸による反応のみ規定しているのでこのヘスペリジンしか含まず、薬効に疑問が持たれる枳実も局方では適品として扱われてしまいます。

薬理作用 :
● 胃腸機能の興奮：動物実験によると、煎汁は胃腸の蠕動運動をつよめ蠕動運動のリズムを調整する。（フラボノイド類による）
● 子宮筋の収縮：枳実・枳殻の煎汁は、子宮収縮力を強め緊張度を高める。これは、子宮脱に枳実・枳殻を使用することの、初歩的な科学的根拠を示すものである。（シネフリン）
● その他：枳実・枳殻の煎汁は、血圧を上昇し腎容積を減少する。低濃度ではガマの遊離した心臓の収縮を強め、高濃度では収縮を弱め血管を軽度に収縮する。（シネフリン）

46、枳実

その他、抗炎症作用（ナリンギン・ネオヘスペリジン）抗アレルギー作用（ヘスペリジン）などが証明されている。

性味：苦　辛

これは柑橘系共通の味です。辛は発散・行気・止痛、苦は降逆・燥湿・泄濁。
性質は微寒。柑橘系の多くは温性ですが、枳実は寒性のため熱盛気滞にも使えます。

帰経：脾　胃　大腸

薬能：

●神農本草経　中品

大風（風邪の激しいもの）皮膚中に在りて、麻豆（まとう）の如し、痒みに苦しむを主る。寒熱結するを除き、利を止め、肌肉を長じ、五臓を利し、益気す。

●重校薬徴

結実之毒を治す。故に胸腹満痛を治し、胸痺停痰、癰膿を兼治す。

「病邪が体内にとどまり、鬱積している状態、（主として水飲の凝堅）を治す。故に胸腹満痛を治し、胸痺停痰、癰膿（化膿性のできもの）を兼治す」気塞を破り水を行らす。

考徴

排膿散（枳実・芍薬・桔梗）の証は闕く。説は桔梗の部にありとあります。桔梗の互考の項をみますと、「膿血粘痰を吐し、胸膈攣痛急迫する者は排膿湯（桔梗・甘草・生姜・大棗）これを主り、胸腹拘満して痛みあるいは膿痰を吐し、或いは膿血を下すものは排膿散これを主る」とあります。枳実16枚で最大量方ですが、分量は疑うべしとあります。類聚方広義の中では、1銭2分となっておりますので4枚くらい。

枳朮湯の証に心下堅く、大いなること盤（ものを盛る器）の如く、辺覆杯の如し（これを按ずるに外は堅しといえども、内は物無きが如し）は水飲の為す所」を主治する。腹中ヤワラカなるは当に散ずべしとあり、腹中は堅硬であることがうかがえます。枳実7枚でこの方は最大量方となるようです。白朮は水飲が心下にあるために起こる眩暈、小便不利を主治。心下堅は枳実が主治する。

枳実芍薬散の証に産後腹痛して煩満して臥すること得ずと。又癰膿を主る。

筋が緊張して堅いのをやわらげる作用に着目。大はお産の後陣痛から小は小さなおできまで同じ考えで臨む発想。

大承気湯の証に腹満して喘すという。又腹中満痛という。

厚朴三物湯の証に、痛んで閉する者という。これは腹満も甚だしいと考えられる、腹満が主、便秘が従

厚朴七物湯の証に、腹満という。以上の3方とも枳実を大黄・厚朴と併用することで腹満して痛む者を主治しています。（虚）

処方名＼薬味	厚朴	大黄	枳實	芒硝	甘草	大棗	桂枝	生姜
厚朴七物湯	8	3	3.5		3	3	2	5
厚朴三物湯	8	4	3.5					
厚朴大黄湯	10	6	2.8					
大承気湯	8	4	3.5	4.2				
小承気湯	2	4	2.1					
調胃承気湯		4		8	2			
大黄甘草湯		4			1			

（新古方薬嚢の薬味の分量）

枳実梔子大黄鼓湯の証に、熱痛という。

桂枝枳実生姜湯の証に、心中痞、心懸痛（胸にひっかかるような痛み）という。

　以上枳実5枚

梔子厚朴湯（山梔子・厚朴・枳実）の証に、腹満して臥起安からずという。臥起安からずとは腹脹満の程度が重いことをいいます。故に方中では枳実と厚朴を併用しているのです。

枳実薤白桂枝湯の証に胸痺、心中痞、留気結んで胸に在り。胸満という。

大柴胡湯の証に、心下急といい、又心下満痛という。

　以上枳実4枚

小承気湯の証に、腹大いに満して通ぜずという。便秘が主、腹満が従

枳実梔子鼓湯の証は具らず。互考の項には為則しばしばこれを試すに梔子鼓湯の証（心中懊憹）にして胸腹満する者これを主る。

　以上枳実3枚

橘皮枳実生姜湯の証に、胸痺、胸中気塞がり、短気すという。

茯苓飲の証に、心胸中に停痰ありといい、又気満して食す能わずという。

以上の諸方を歴試するに枳実は結実の毒を主治するや明らかなり。

46、枳実

● 張仲景薬証論

　胸腹痞満して痛み、且つ大便不通の者を主治する。

　すなわち、胸脘部に圧痛・悶塞感・脹痛感があり、手で剣状突起以下を按圧してみると、腹壁が板のように硬いことをはっきりと感じることができる。それとともに患者は疼痛感がある。大便は乾燥秘結していることが多い。

厚朴との違い

　枳実：結実を破るは主、脹満は客。
　厚朴：脹満を主、結実は客。

両者よく併用され、ともに胸腹満を治すことができる。ただし厚朴の除満とは脹満を除くことであり、枳実の除満とは堅満を除くことである。また厚朴は除満するだけで痛みは治さないが、枳実は除満してしかも痛みを治す。

● 中薬学

　破気消積　化痰除痞（理気薬）

中医学的臨床応用：

1、破気消積

　枳実は苦泄辛散の性質を持ち、気をめぐらし、気の滞りによる硬結や胸の痞えなどを解消し、不消化の飲食物などを消す働きがある。胃腸の蠕動をスムーズにして不消化物を除く。

①脾胃虚弱、運化無力による食後の上腹部がつかえて苦しく、脹っている者には常に白朮を配合する。胃中の湿熱を除く枳実の消と、脾の元気を補う白朮の補を兼ね備え、それによって健脾消痞する。

　代表方剤：枳朮湯（白朮・枳実）

②消化が悪く食べ物が胃に滞って上腹部が膨満している時、湿熱積滞による下痢、渋り腹がある者には、大黄・黄連・黄芩などを配合して瀉熱除湿・消積導滞する。慢性の消化不良で心下部が重いものには白朮・茯苓などと、あるいは山楂子・麦芽・神曲などを配合する。

　代表方剤：枳実導滞丸（大黄・枳実・神曲・茯苓・黄芩・黄連・白朮・沢瀉）

③肝気鬱結のゆううつ・抑うつ感・いらいら・胸脇苦満・腹痛などの症候がみられるときには柴胡・白芍などと用いる。

代表方剤：四逆散（柴胡・白芍・枳実・甘草）
　　　　　大柴胡湯（柴胡・黄芩・半夏・枳実・大黄・白芍・生姜・大棗）

④熱積による便秘・腹痛・脹満に用いる。厚朴・大黄・芒硝などと配合し、行気・瀉熱通便する。

代表方剤：大承気湯（大黄・厚朴・枳実・芒硝）
　　　　　小承気湯（大黄・厚朴・枳実）

2、化痰除痞

「気行れば痰も行る」の効果があり、痰の除去を補助し、痞えをとる作用がある。

①胃の溜飲で、上腹部膨満・水様物の嘔吐・胃部のつかえ・振水音などがみられるときに利水の茯苓・蒼朮などと用いる。

代表方剤：橘皮枳実生姜湯（橘皮・枳実・生姜）
　　　　　茯苓飲（茯苓・白朮・枳実・陳皮・人参・生姜）

②胸痹（胸部気滞）の胸痛・胸苦しい・動悸などの症候に薤白・桂枝・栝楼仁などと用いる。

代表方剤：枳実薤白桂枝湯（枳実・厚朴・薤白・桂枝・栝楼仁）

③心下の痞え・食欲不振・倦怠感があるものには、厚朴・半夏・白朮などを配合し、病後に疲労感が出、身熱・心下の痞えがあるものには、山梔子・淡豆豉を配合する。

代表方剤：枳実消痞丸（乾姜・炙甘草・麦芽・茯苓・白朮・半夏・人参・厚朴・枳実・黄連）
　　　　　枳実梔子豉湯（枳実・山梔子・香豉）

3、その他

排膿を促進する。皮膚化膿症などの炎症に桔梗などと配合する。

代表方剤：排膿散及湯（桔梗・甘草・大棗・芍薬・生姜・枳実）

|使用上の注意|：

1、作用が強いので気虚・陽虚には用いない。
2、破気の効果を目的とする以外は、炒用するか枳殻を用いた方がよい。
3、妊婦には慎重投与。

「薬力は猛烈であるなどといわれるが、我々は枳実を30gくらいは普通に処方するがその猛烈な作用はいまだ経験したことがない」と江部洋一郎先生は言っています。

46、枳実

|用 量|：3 g～9 g

|炮 製|：炒枳実：作用がややマイルドになる。

|選 品|：外面が緑黒色で、果皮が厚く、中色が白く、嚢が小さく、質が堅く充実し、芳香性で苦味の強いものを良品とする。刻んだものは褐色となっているが、これは乾燥した果実が硬く、刻む時点で水戻しするためである。

◆枳殻

|基 原|：枳実と同種の成熟果実

　Citrus属植物の原産地は日本の南部地域をも含めた東アジアの熱帯で、果樹としての栽培品種はこれらの野生種あるいは栽培種の枝変わりや突然変異株から選別されたものです。また、苗木は主に接ぎ木により生産されますが、台木の影響が現れることもあり、その品種レベルでの分類は極めて困難になっています。植物分類学的な難しさのみならず、生薬市場においてもそれらの果実に由来する「枳実」と「枳殻」の基原が大変混乱しています。

　枳実は「神農本草経」中品収載品で、枳殻は「開宝本草」宋代、974年収載品です。
　日本薬局方では両者ともキジツとして同一のものとして扱っています。しかし市場にはこの2種類があります。
　実際の処方でも中医学では区別して使用しています。実際の商品でどのように区別しているかというと、栃本天海堂の場合は、同じ山・畑・樹木のダイダイの中から、直径2.5cm以下を枳実、4cm以上を枳殻として区別しています。ダイダイである理由は、食用ではないことと定義しています。食用であれば、品種改良をされる可能性がある、交配の可能性がある。近年では農薬散布の可能性があることが挙げられます。上述した直径間にあるものは、概ねエキスメーカーに納入されます。製薬メーカー各社では枳実に由来する成分を指標としていないため、使用される起源植物が合致すれば特に問題はないようです。

　直径の根拠といたしました範囲で精油に大きな含有差があります。ナリンギンとヘスペリジンに含有差がでてくることに着目し、その径で両者を分けることとしています。

直径	ナリンギン含量	ヘスペリジン含量
2.5cm以下	10.59%	0.31%
2.5～3.5cm	8.02%	0.20%
3.5～4.0cm	6.20%	0.11%
4.0cm以上	5.86%	0.09%

|性味| |帰経| |成分|：枳実と同じ　|薬能|：理気　昇提

|中医学的臨床応用|：

1、理気

　枳殻は、理気の効能により気滞を改善する。理気薬の中で最も応用範囲が広く、さまざまな気滞に広く用いられる。

①肝鬱気滞のゆううつ・抑うつ・いらいら・胸脇部の脹った痛み・脈が弦などの症候には、柴胡・白芍・香附子などと席いる。

　　代表方剤：柴胡疏肝散（柴胡・陳皮・川芎・香附子・枳殻・白芍・炙甘草）

②気滞血瘀の疼痛には、桃仁・紅花・当帰・川芎などと用いる。

　　代表方剤：血府逐瘀湯（牛膝・桃仁・紅花・当帰・川芎・赤芍・地黄・枳殻・柴胡・桔梗・甘草）

③気滞を伴う感冒には、紫蘇葉・葛根・羌活・前胡・桔梗・杏仁などと用いる。

　　代表方剤：参蘇飲（半夏・茯苓・葛根・前胡・桔梗・陳皮・人参・生姜・大棗・木香・蘇葉・枳殻・甘草）

　　　　　　　荊防敗毒散（羌活・独活・柴胡・枳殻・茯苓・荊芥・防風・桔梗・川芎・甘草）

2、昇提

　枳殻は、弛緩した筋肉の緊張を強める作用があるので、産後の子宮脱・胃下垂・脱肛などに補気薬とともに使用する。

　　代表方剤：枳殻益気湯（枳殻・黄耆・党参・白朮・升麻・陳皮・当帰・益母草・甘草）

3、その他

　熟地黄・阿膠などの補益薬は非常に滋潤性があってしつこいので、長期間服用すると胸が

痞えたり消化が悪くなるが、枳殻を少々加えるとこれを防ぐことができる。

|用 量|：3 g～9 g、昇提には15～30g

|使用上の注意|：気滞には寒熱・虚実・燥湿を問わずに広く用いてよい。枳実と同じだが、作用がやや弱い。行気寛中・除脹に優れており、胸腹気滞の痞滞脹痛に適する。

　李時珍は「枳実・枳殻は、気味、功用ともに同じである。上代にも区別はなかった。枳実・枳殻を区別するようになったのは、魏晋以来である。張潔古氏、李東垣氏は、高いところの物を治すのと下のものを治すのとに使い分けたが、そもそもその効はみな気を利することにある。気が下がれば痰喘は止まり、気が行れば痞脹は消え、気が通れば痛刺は止まり、気が利すれば後重は除かれる。ゆえに枳実は胸隔を利し、枳殻は腸胃を治するのである。そうであったから張仲景は胸痺痞満を治する主要薬を枳実とし、下血、痔痢、大腸秘塞、裏急後重などの治療薬に枳殻を通用しているのだ。よって、枳実はただ下を治すだけでなく、枳殻も高いところを治するだけではない。そもそも口から肛門までみな肺が主り、三焦相通じて一気であることを思えば、枳実と枳殻は分けても分けなくてもよい」と記しており、両薬物を厳密に使いわける必要はないと言っています。中医処方をとられる施設は厳密にわけておられますが、科学的なデータはありません。破積導滞・通利大便には枳実を、理気寛中・消除脹満には枳殻を用いる、枳殻の方が緩和で使いやすいといわれています。

47、山梔子

基原：アカネ科（Rubiaceae）クチナシ *Gardenia jasminoides* Ellis の果実。（日本薬局方）

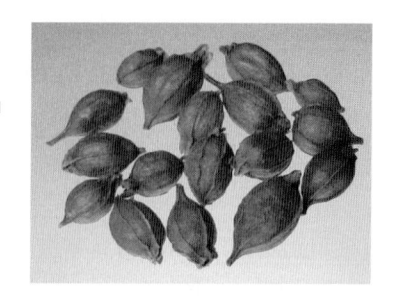

　学名最初のガーデニアはアメリカの植物学者の名前で、後半のジャスミノイデスは「ジャスミン（モクセイ科）に似た」という意味を持っています。花の時期（5～6月）になりますと、大きな白い花からジャスミンのような甘い香が漂い、庭木として好まれているだけでなく、ヨーロッパでは香水の原料にもされています。芳香は夜になるといっそう強くなりますが、これは受粉させるために昆虫を香りで引き寄せているためです。花の大きな白い花弁と濃厚な甘い香りは、私たちに強い印象を与えます。

　クチナシは常緑性の低木で公園や民家の庭にしばしば栽植されており日本の静岡県以西の本州、四国、九州、南西諸島にかけて、また台湾、中国などに自生が見られます。

　果実の形は非常に特徴的で、ラグビーボールのような両端が尖った楕円体の先に宿存性で線形のがく片が残り、果実の表面にはがく片から続く縦の稜があります。果実は熟すると黄赤色になり、中には種子が入っています。和名の「クチナシ」は、果実が熟しても口を開かないことから名づけられたという説が一般的です。漢名「梔子」の語源については、「本草綱目」の中で李時珍が「卮は酒器のことであって、卮の子がそれに象（に）ているから名付けたのだ。俗に梔と書く」と述べています。

　生薬の市場品には「山梔子」「水梔子」の二種類があります。山梔子は小形で丸みを帯びた形をしています、直径が1～1.5cmで長さは2～3 cm。水梔子と称する長めのもの直径は同様ですが長さは3～7 cm。広西壮族自治区、広東省及び台湾産が水梔子に分類されています。水梔子は山梔子を品種改良されたものであると判断され局方品として流通しています。

　山梔子は現在すべて中国産で賄われていますが、1972年中国との国交が回復する前は台湾から輸入されていました。この台湾の山梔子が「水梔子」といわれる長い形のものです。国交が回復して中国から直接輸入されるようになっても広東・広西省から水梔子が輸入されています。

　現在の日本の市場品は薬用としては、山梔子は輸入量が長手と比べるとわずかであり、ほぼ水梔子のみとなっています。

47、山梔子

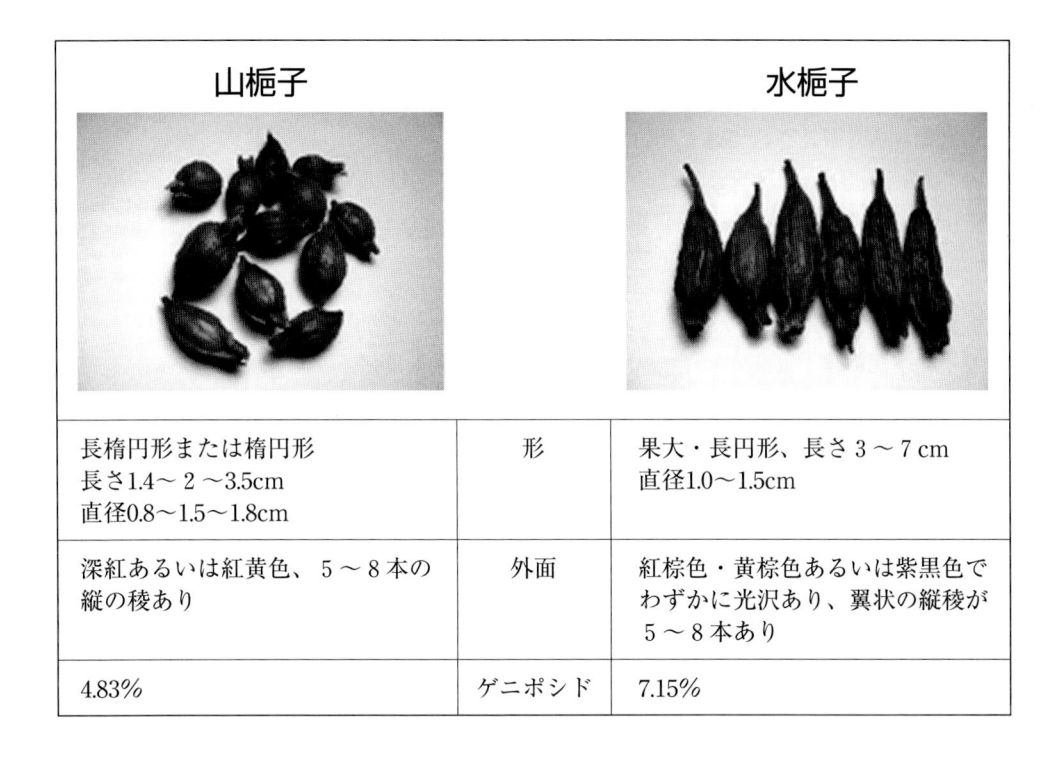

山梔子		水梔子
長楕円形または楕円形 長さ1.4〜2〜3.5cm 直径0.8〜1.5〜1.8cm	形	果大・長円形、長さ3〜7cm 直径1.0〜1.5cm
深紅あるいは紅黄色、5〜8本の縦の稜あり	外面	紅棕色・黄棕色あるいは紫黒色でわずかに光沢あり、翼状の縦稜が5〜8本あり
4.83%	ゲニポシド	7.15%

　日本で習慣的に水梔子が使用されているのは戦前、高知・大阪・和歌山で採集していたものが主に水梔子であったことと、水梔子の方が安価であることが主な理由です。また、梔子の使用目的としては主に染料としての市場性が高く、薬用としては僅かな使用量になります。山梔子により染色すると、綺麗な色がでなかったといわれている旨を聞きました。これらのことから水梔子が重宝され、染料に転用されにくい山梔子の市場性は薄くなりました。
　染料としてはわが国では飛鳥時代から、黄色の染料として重要で、たくあんや栗きんとん、あるいはラーメンの麺などの食品の着色にも使われてきました。

　それと、主成分のゲニポシドの含有量を見ますと水梔子のゲニポシドは山梔子の1.5倍ほどあります。日本薬局方ではゲニポシド3.0%以上含むと規定されています。梔子は収穫時に、自然乾燥、或は軽く蒸す、または湯通ししたのち乾燥をします。自然乾燥には病虫害が発生する懸念があり、概ね加熱処理により乾燥されます。このことよりゲニポシド含有量が元々少ない山梔子は指標成分が目減りして局方に適合しない場合もあると考えられます。結果として市場品は染料、薬用にも使用することのできる水梔子が主流となったようです。

　しかし、現在中国におきましては、水梔子は中国薬典には適合していますけれども、山梔子を正品としています。中国では水梔子は煎じには使われず、外用・染料・食品に用いられています。山梔子の品質については、古くから「形が丸く小さく皮が薄く、七稜から九稜あり、内

部が赤黄色のものがよく、細長くて大きいものは次品である」ということで水梔子は主に染料用にされてきました。重校薬徴におきましても、「皮薄くして円小のものを佳となす。大にして長きもの効劣る」とされています。

産地：広西省・江西省（正品として通用している）湖北省・浙江省、韓国

成分：
　イリドイド配糖体：geniposide、gentiobioside、gardenosideなど。
　なかでもゲニポシドが生薬中に4〜6％の高含量で含まれています。日本薬局方ではゲニポシド3.0％以上含むと規定されています。それが加水分解して糖がはずれてできるのがゲニピンです。

　黄色色素：crocin、crocetinなど。クロシン（crocin）は、水溶性のカロテノイド系の黄色の色素。
　フラボノイド：gardeninなど。
　その他：脂肪油（種子に14〜18％）、mannitol、β-sitosterol、caffeic acid、rutinなど。

薬理作用：薬理作用についての研究は水製・アルコールエキスについてもいくつかされていますが、主に高含量成分のゲニポシドとゲニピンについての研究が中心です。
- 胆汁分泌促進作用、利胆作用：geniposide、genipinは経口投与でラットの胆汁分泌を亢進する。geniposideが消化管内で加水分解され、genipinを生成し、これが瀉下作用、胆汁分泌作用を現すことが明らかにされている。crotin、crocetin（crotinは消化管内で容易に分解されてcrocetinになる）もウサギ胆汁分泌を増加させた。
- 消化器系に対する作用：水製エキスあるいはgenipinの十二指腸内投与は幽門結紮ラットの胃液分泌抑制作用、総酸度減少、胃液pH値の上昇作用を示す。
- 血圧下降作用：山梔子の煎液、エタノールエキスがネコ、ウサギ、ラットに対して血圧下降作用があることが報告されている。
- 脂質代謝改善作用：食餌性高脂血症動物において、熱水製エキスおよびcrocetinは血清コレステロール値を、genipinはカイロミクロンおよびVLDLを低下させた。
- 血液凝固線溶系に対する作用：水製エキスは、高濃度で活性化部分トロンボプラスチン時間、プロトロンビン時間を延長させ、またADP、コラーゲン、エピネフリンによる凝集を強く抑制した。
- 行動に対する作用：山梔子抽出液はマウスに対して鎮静作用があることが報告されている。ストレス負荷マウスの学習行動低下に対しgeniposide、genipinは強い予防効果を示した。
- 抗腫瘍作用：皮膚乳頭腫を誘発させたマウスに対して生理食塩水溶液を腹腔内投与したとこ

ろ対照群に対し腫瘍が半減した。梔子色素のcorcetinはTPAによる発ガンプロモーションを抑制するが、その作用はcorcetinによる抗酸化作用が関与している。

性味 ：苦　寒といっても黄連・黄柏のような強い苦味ではなくマイルドな苦味です。

帰経 ：心　肺　肝　胃　三焦

薬能 ：
● 神農本草経　中品
　五内の邪気、胃中の熱気、面赤、酒皰、査鼻、白癩、赤癩[66]、瘡瘍を主る。

● 重校薬徴
　心煩（胸苦しいもの）を主治し、身熱、発黄を兼治す。

考徴

大黄消石湯の証に黄疸、腹満、小便利せずして自汗出づる。
梔子蘗皮湯の証に、身黄、発熱心煩するものを治す。
　　　　　　　　　　　　　　　　　　　　　　　　　　　15枚

梔子豉湯の証に虚煩といい、又身熱といい、又煩熱という。
　（最簡方）
梔子甘草豉湯の証は上に同じ。　　＋「もし少気のものは、梔子甘草豉湯これを主る」とあるように、熱邪傷気による息ぎれ少気に対し、甘草を配合（急迫）
梔子生姜豉湯の証は上に同じ。　　＋嘔する者
枳実梔子豉湯の証は具らず。　　　＋胸腹満する者
　以上梔子豉湯の加味方

梔子厚朴湯の証に、心煩して臥起安からずという。
梔子乾姜湯の証に、傷寒、医、丸薬を以って大いに之を下し、身熱去らず、微煩の者。
　（最簡方）
茵蔯蒿湯の証に、心胸安からず久々にして発黄という。　　　　　14枚
梔子大黄豉湯の証に酒黄疸、心中懊悩し、或いは熱痛という。
　　　　　　　　　　　　　　　　　　　　　　　　　　　12枚

---

[66] ハンセン病の一型の古称。身体の一部または数か所の皮膚が斑紋状に白くなるものをさす。

以上の諸方を歴試するに心煩を主治するや明らかなり。身熱、発黄は兼治する所なり。故に心煩なき証の者に之を用いて未だ其の効を見ず。

● 張仲景薬証論
煩熱して胸中窒がる者を主治し、身黄、心中結痛、不得眠、小便短赤を兼治する。
（最簡方　梔子豉湯・梔子乾姜湯）→すべて煩熱して胸中塞痛の範囲内。
（最次簡方　梔子蘗皮湯・茵蔯蒿湯）→山梔子に黄柏を配して身熱黄疸に用い、大黄・茵蔯蒿を配して発黄して心胸不安なる者を治す。

● 中薬学
瀉火除煩　清熱利湿　涼血解毒（清熱瀉火薬）

[中医学的臨床応用]：
1、瀉火除煩
　　山梔子は、「苦寒清降」で心・肺・肝・三焦の火をさますので、上・中・下の三焦全般の熱証に使用される。
①心火の焦燥感・不眠・動悸・口内炎・舌尖が紅・脈が数などの症候には、黄連・黄芩などと用いる。

　　代表方剤：黄連解毒湯（黄連・黄芩・黄柏・山梔子）

②肺熱の咳嗽・黄色～粘稠な痰・咽痛・胸痛・舌質が紅・舌苔が黄、脈が数などの症候に桑白皮・貝母・桔梗・黄芩などと用いる

　　代表方剤：清肺湯（黄芩・桔梗・桑白皮・杏仁・山梔子・天門冬・貝母・陳皮・大棗・竹筎・茯苓・当帰・麦門冬・五味子・生姜・甘草）

③肝火のいらいら・怒りっぽい・激しい頭痛・耳鳴・目の充血・胸脇部が脹って苦しい・口が苦い・舌質紅・脈が弦数などの症候に竜胆草・柴胡・黄芩、黄連などと用いる、

　　代表方剤：竜胆瀉肝湯（当帰・地黄・木通・黄芩・沢瀉・車前子・竜胆・山梔子・甘草）
　　　　　　　医案十六種

肝熱による皮膚疾患に柴胡清肝湯、肌肉の発赤や熱感に清熱剤として山梔子は直接的効果あり。

④外感熱証気分証の初期などで発熱・胸苦しい・胸部不快感や熱感・不眠・舌苔が微黄などの症候に淡豆豉とともに用い、胸中の鬱熱を清熱する。淡豆豉を配合すると、山梔子の清、

淡豆豉の解に働き、解鬱除煩の効能が強くなる。

　　代表方剤：梔子豉湯（山梔子・香豉）通常の感冒のみならず、インフルエンザの発熱にも応用できる。外感初期で、銀翹散や荊芥・防風の類では熱が下がりきれないもので、心下に鬱積があり、不快なときに有効
　　　　　　梔子甘草豉湯（山梔子・甘草・香豉）

2、清熱利湿

　山梔子は、清熱するとともに化湿に働く。歴代の中医は山梔子を黄疸に対する主薬といていたが、最近の実験でも主として黄疸消退の作用が明らかになった。清利湿熱・利胆退黄の効用があるので肝胆湿熱の黄疸・発熱・口が苦い・口がねばる・悪心・舌苔が黄膩・脈が弦滑数などの症候に茵蔯蒿・大黄・黄柏などと用いる。黄柏を配合し、清除湿熱の効能を増強する。

　　代表方剤：茵蔯蒿湯（茵蔯蒿・山梔子・大黄）山梔子を配合すると茵蔯に協力して肝胆の熱邪を三焦を通じて下行せしめ、清熱・利胆・退黄の作用を増強する。過食や飲酒が原因の湿熱タイプの皮膚湿疹に用いる。
　　　　　　梔子柏皮湯（山梔子・甘草・黄柏）
　　　　　　梔子大黄豉湯（山梔子・大黄・枳実・淡豆豉）
　　　　　　大黄消石湯（山梔子・大黄・黄柏・消石）

3、涼血解毒

　血熱妄行による吐血・衄血・尿血・発疹・皮下出血・舌質が紅・脈が数などの症候に黄連・黄芩・牡丹皮などの清熱涼血薬や、大薊・小薊・茅根・茜草根などの止血薬と用いる。

　　代表方剤：黄連解毒湯（黄連・黄芩・黄柏・山梔子）
　　　　　　十灰散（大薊・小薊・荷葉・側柏葉・白茅根・茜草根・山梔子・大黄・牡丹皮・棕櫚皮　各薬を炭化させてから、毎回9gを服用、あるいは水煎服）
　　　　　　小薊飲子（生地黄・小薊・滑石・木通・炒蒲黄・藕節・淡竹葉・酒当帰・山梔子・炙甘草）

4、その他

　打撲や捻挫などに、山梔子の粉末と小麦粉と卵白で練って湿布する。外傷性による腫痛に消腫止痛の効能がある。また、痔の炎症性疼痛に、山梔子炭の粉末をワセリンと混ぜて塗布すると鎮痛効果があるとされています。

使用上の注意：

1、虚寒の軟便～下痢傾向のものには注意が必要である。傷寒論には「およそ梔子湯を用うる

に、病もとより微しく溏するものは、与えこれを服すべからず」と禁忌が述べられている。ふだんから泥状便を呈する脾虚のものには、苦寒で傷陽する本方は用いてはならない。

2、古人は経験的に生山梔子を服用すると嘔吐しやすいとしている。実際には、痰がつまって胸苦しいときに梔子豉湯を服用すると嘔吐しやすく、嘔吐の後はかえって気分がよくなる。痰や胸苦しさがないときには嘔吐は生じない。なお、山梔子は元来は生用するが、服用後に嘔吐をひきおこしやすいので、炒用するのがよい。

3、特発性腸間膜静脈硬化症について

　　2012年、第34回日本中毒学会総会・学術集会で筑波大学名誉教授の内藤裕史氏により副作用の事例が報告され、2013年日本医師会雑誌6月号に「腸間膜静脈硬化症と漢方生薬・山梔子との関係」という論文が投稿されました。それによると、腸間膜静脈硬化症は腸間膜静脈の線維性肥厚・石灰化によって起こる虚血性消化管疾患で、症例を分析した結果、31人中28人が山梔子を含む漢方薬を服用していたというものです。

山梨大学医学部附属病院薬剤部DI・BOXによると、

　「ツムラのサンシシ含有漢方製剤は、発売から平成25年8月8日までに、腸間膜静脈硬化症が計32例報告されました。患者は5年以上長期にわたって服用していたことが判明しています。今回、ツムラのサンシシ含有漢方製剤うち、「黄連解毒湯」、「加味逍遙散」、「辛夷清肺湯」の3製品においては、計25例（うち重篤14例）報告されたため、3製品の添付文書に重大な副作用として追記となりました。なお、重篤例のうち、結腸全摘に至った症例が3例、腸管一部切除に至った症例が4例報告されています。

　原因の一つとして、生薬成分の一つであるサンシシに含まれるゲニポシドが、腸間膜静脈壁の石灰化を引き起こすと考えられています。山梔子の主成分ゲニポシドは、下部消化管で腸内細菌により分解されてゲニピンとなり、これがアミノ酸と反応して青色色素を生じ、大腸粘膜に沈着すると同時に大腸壁から静脈に流出、なんらかの機序で腸間膜静脈を硬化させ大腸の血行を阻害し、大腸の管腔狭窄、浮腫、石灰化を起こすと考えられます。

　サンシシ含有漢方製剤を5年以上長期服用している患者で、腹痛、下痢、便秘、腹部膨満感、嘔気・嘔吐等が繰り返し現れた場合、又は便潜血陽性になった場合には投与を中止し、CT、大腸内視鏡等の検査を実施するとともに、適切な処置を行うようお願いします。なお、長期服用時には大腸内視鏡検査を定期的（1回／1〜2年程度）に実施するようお願いします」

山梔子を含む主な製剤（ツムラ製品より）

　茵蔯蒿湯、黄連解毒湯、温清飲、加味帰脾湯、加味逍遙散、荊芥連翹湯、五淋散、柴胡清肝湯、辛夷清肺湯、清上防風湯、清肺湯、防風通聖散、竜胆瀉肝湯

47、山梔子

　そして添付文書の「重大な副作用」の項、1、偽アルドステロン症　2、ミオパシー　3、肝機能障害・黄疸の後に4として次のように追加されました。

4．**腸間膜静脈硬化症　長期投与により、腸間膜静脈硬化症があらわれることがある。腹痛、下痢、便秘、腹部膨満等が繰り返しあらわれた場合、又は便潜血陽性になった場合には投与を中止し、CT、大腸内視鏡等の検査を実施するとともに、適切な処置を行うこと。なお、腸管切除術に至った症例も報告されている。**2013年8月改訂（第7版）

　山梔子による副作用については、他にも2000年に立川相互病院の小林容子先生による「サンシシ内服による色素沈着症」などの学会報告があります。

　日本では主に水梔子を用いてきましたので、必然的にゲニポシドの含有量の多い処方を服用してきたということになります。現在中国におきましては、水梔子は中国薬典には適合していますけれども、山梔子の方を正品としています。中国では水梔子は煎じには使われず、外用・染料・食品に用いられています。重校薬徴にも、「皮薄くして円小のものを佳となす。大にして長きもの効劣る」とされているように、双方とも山梔子の方の使用を推奨しているのは、実は高用量のゲニポシドによる副作用懸念の意図があるのではなかろうかなどと考えてしまいました。

　いずれにしましても漫然と長く飲む薬ではないのかなという気がします。

用量：3g～9g
　長沢元夫先生は、アレルギー性に皮膚炎で、痒みの甚だしい場合には、山梔子を沢山使うといっています。10gくらい。普通は3～4gですみますが、痒みが非常に強い場合には8gくらいまで使っても悪い症状は少しもでてきませんとのことです。

選品：乾燥がよく、粒がそろい、内外の色が紅色で丸形のものを良品とする。色素の酸化により年々色が悪くなるので、新しいものがよい。重校薬徴では、「皮薄くして円小のものを佳となす。大にして長きもの効劣る」

炮製：
1、生梔子：清熱解毒
2、焦梔子：涼血止血

　なお、皮を去るなどの修治については、江戸時代に香川修庵が中国の金元四大家の一人であ

る朱丹渓の説を引いて、「一本堂薬選」の中で「上焦・中焦を治するには殻も共に用い、下焦を治するには殻を去って黄漿（黄色い液）を洗い去って炒って用い、血病を治すには黒く炒って用いる」と記しています。また王好古は「心胸の熱を去るには仁を使用し、肌表の熱を去るには皮を用いる」としましたが、香川修庵は「皮、仁ともに常用しているが分別があるとは思われない」と述べ、さらに「黄漿（黄色い液）を洗い流すと薬性が半減するから洗ってはいけない」という記事を残しています。このあたりについても再度科学的な検討が待たれます。

　市場には果実そのままのものが多いので、しばしば採集時期の遅れや乾燥の不手際などで中が腐って黒くなった劣品が混入していても外見では鑑別できないことがあります。そこで市場品の中には皮を去って朱色があざやかな種仁のみにしたものがあり、良質品として取引されます。

48、酸棗仁

基原：クロウメモドキ科（Rhammaceae）のサネブトナツメ Zizyphus jujuba Miller var. spinosa Hu ex H. F. Chou の種子である。（日本薬局方）和名のサネブトナツメは、果実の核（さね）が大きいという意味から核太（さねぶと）と名付けられたもので、種子が大きいナツメのことです。ナツメといえば、食用や薬用にされる棗、いわゆる大棗が思い出されますが、その野生品種（母種）とされるのがサネブトナツメです。ナツメに似ていますが、枝に刺があり、中国では垣根にしています。しかし、ナツメのように食べられるところがあまり無く、酸味が強く果肉も少ない為に食用には適していません。酸味が強いために酸棗（さんそう）と呼ばれるようになりました。サネブトナツメは中国原産で、ヨーロッパ南部、アジア南部にも分布しており、現在の日本でも時に野生化しているのを見ることのできる落葉小高木です。平安時代初期には日本に持ち込まれていたとされ、平安時代にナツメと称される木は、実のつけ根に痛いトゲがあったといわれていることから、サネブトナツメとも考えられています。

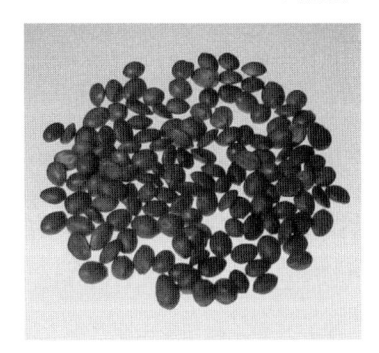

サネブトナツメの実の中を秋の果実成熟時に採取します。その中には硬くて大きな核があり、それを叩き割ると、中から扁平で丸い種子が出てきます。これが酸棗仁です。

産地：西アジア・朝鮮・日本でも栽培されていますが、主産は河北省・遼寧省・山東省・山西省

成分：脂肪酸 - palmitic acid、stearic acid、oleic acid、linolenic acid など。
ステロイド - β-sitosterol など。
サポニン - jujuuboside A、B、C など。
フラボノイド - spinosin、スウェルチシン swertisin、acylspinosin など。
その他多量のアスコルビン酸が存在しています。

薬理作用：
- 中枢抑制作用：水製エキス・メタノールエキスならびに脂肪油画分にはマウスでヘキソバルビタール催眠延長、運動の抑制などの鎮静作用、酢酸 writhing 反応（組織を損傷するような侵害刺激（冷却・熱、機械的・化学刺激）により、痛みが発生する。化学的刺激として希酢酸をマウスの腹腔内に注射すると腹部の伸張、後肢の伸展、背部の後反などの苦悶症状（これらの異常な運動や姿勢を総称して Writhing ライシィングと呼ぶ）を現す）の抑制などの鎮

痛作用が認められた。その鎮静・催眠作用はswertisinスウェルチシンなどフラボン配糖体によることが判明した。
- 抗ストレス作用：jujuuboside Bは培養鶏胚脊椎後根神経節や交感神経節の神経成長因子（NGF）による神経線維の修復・成長を増強した。

jujuuboside A、B、Cは抗原刺激による腹腔内参出細胞からのヒスタミン遊離を抑制し、抗アレルギー作用を示すことも示されています。これは大棗の作用としても注目されているものでした。

|性味|：甘　酸　平

|帰経|：心　脾　肝　胆

|薬能|：
- 神農本草経は上品に酸棗という名称で収載されています。
　心腹の寒熱、邪結して気聚まり、四肢酸疼、湿痺（風寒湿の邪が関節・経絡に侵入して起こるもので、特に湿邪が甚だしいもの）を主る。と祛風薬的な効能が書かれています。

　不眠への効果は記されていません。それが記されるのは仲景以降4～5世紀頃の「名医別録」からであります。すると酸棗仁湯は仲景以降の処方で、のち「金匱」に混入した可能性を疑えないでもありませんが、まだ確証に欠け、推測というしかないようです。

- 名医別録
　煩心して眠り得ぬものを主治する。

- 重校薬徴
　煩燥して眠る能はざるを主治す。

考徴

酸棗仁湯の証に虚煩（元気がなくなり、煩わしい状態。病後の余熱を伴うことが多い）眠るを得ずという。

為則按ずるに虚煩は当に煩燥につくるべし

　酸棗仁湯は、金匱要略の出典ですが、全仲景処方の中で酸棗仁が配剤されるのは、ただ本

方しかありません。他方、基原植物が酸棗仁と変種関係にある大棗は数多くの仲景処方に配剤され、とりわけ際だった対照をみせています。

李時珍は酸棗仁のところで「生用酸平、療膽熱好眠」といっています。胆寒だと不眠になり、胆熱だと好眠になるのが人体の生理らしい。中医学では、ものごとにビクビクする、不安感、決断に迷うといった精神症状を「胆寒」という。昔の人は、このような症状を直感的に胆の冷えと考えたようです。それで不眠には炒酸棗仁を用い、好眠（多眠）には生酸棗仁を用いると区別したと考えられます。

東洞も酸棗仁湯を不眠症とは逆の嗜眠症に用いて治療したという話があります。しかしながら、嗜眠傾向が強い場合はむしろ催眠薬としてもしばしば使用される酸棗仁湯にこそ、嗜眠傾向を治す力があると日本漢方では口訣が残っているようです。

「酸棗仁は不眠にも嗜眠にも用いることが出来る。不眠のある種のものは胆気の虚寒からおきるものがある。これからおきる不眠症には酸棗仁を炒って用いる。その逆に嗜眠のものは胆気の熱である場合が多い、このような場合には酸棗仁は生のまま用いる。大凡、一般の不眠症は、甘草瀉心湯などの応ずるところが多大であるが、これは心臓の熱のために安眠出来ない者である。これに比して、酸棗仁の使用出来る不眠症は、肝・胆の虚寒から発症するもので、温胆湯・もしくは酸棗仁湯などの応ずる驚悸がおきるものは、肝胆生發の気が怯えるためである。使薬に示したような方法で治すことができる。足の少陽胆経は寒熱往来を主る経である。故に胆気の虚からくる寒熱往来にはこれを用いることが出来る」

● 中薬学
養心安神　斂汗（養心安神薬）

[中医学的臨床応用]：
1、養心安神　「養心安神」とは心を養い、精神を安定させる作用です。
  ①酸棗仁は養心陰・補肝血によって、安神寧心する滋養性安神薬で、血虚・陰虚の眠りが浅い・多夢・よく目がさめる・動悸・不安感などに主薬として用いる。当帰・白芍・何首烏・竜眼肉・補血・滋陰・安神の薬物を配合して、心肝血虚による不眠・動悸などの証に主に使用する。肝虚有熱の煩躁・不眠に、知母・茯苓などを配合する。

　　　代表方剤：帰脾湯（白朮・当帰・茯苓・黄耆・竜眼肉・遠志・酸棗仁・木香・甘草・人参）
　　　　　　　　酸棗仁湯（酸棗仁・茯苓・知母・川芎・甘草）

②心腎不交[67]、陰虚陽亢による煩躁・不眠・心悸・健忘・口渇咽乾、舌紅苔少などの虚火の症候をともなう者に、生地黄・玄参・柏子仁など養心滋腎の薬物を配合する。不眠・動悸がつよければ、竜骨・牡蛎などの重鎮安神薬を用いる。

　　代表方剤：<u>天王補心丹</u>（生地黄・人参・丹参・玄参・茯苓・五味子・遠志・桔梗・当帰・天門冬・麦門冬・柏子仁・酸棗仁）

2、斂汗

酸棗仁は斂汗するので、虚証の多汗に使用する。陰虚の盗汗や気虚、陽虚の自汗には五味子・党参などと用いる。

　　代表方剤：<u>棗仁止汗湯</u>（酸棗仁・五味子・党参・白芍）

|使用上の注意|：砕いて使用した方が効果がある。煎じる場合は種を煎じてもエキスは1kgから0.2gしか溶けないので、叩いたり炮じたりして煎じないと効果が期待できないと渡辺武先生は言っています。

|用　量|：6〜18g、最大30g、大量で昏睡、知覚喪失を来したとの報告があり、注意を要する。

|炮　製|：
1、生酸棗仁：虚熱・もうろう状態・煩燥などには鎮静効果の強い生を用いる。
2、炒酸棗仁：消化不良・自汗など脾胃気虚の症状がある場合、炒って用いる。

現在中国では、生・炒いずれも安眠作用あり。生用：肝胆の熱を瀉して安神、炒制：養肝血して安神といわれています。一般的には、酸棗仁は種なので脂肪成分が豊富すなわち、弱いながらも下痢作用あり、酸化するとその瀉下活性がさらに強くなるといわれています。そのために薬用には新鮮な酸棗仁のみを使ったり、使用前に酸棗仁をよく煎ったりして炮製します。私はまずフライパンで煎って後に砕くという使い方をしていました。

|選　品|：扁平な卵型で、なるべく粒の大きいもの。表面は小豆色を呈して光沢があり、味は緩和で油用、ほのかに甘いものが良品である。色が浅く、粒が扁平な品は「ミャンマー産」か「基原不詳」のものがあり避けた方がよい。

---

[67] 心と腎は相互に陽気と陰液を補いあっているが、加齢などにより腎の陰液が不足がちになると、心を充分に潤すことができなくなり、その結果心の陽気が昇ってしまい、断眠、盗汗、多夢などの症状を引き起こすと考えられている。

49、茯苓

　一般用漢方210処方中74処方、35.2％に配合されている重要な生薬です。

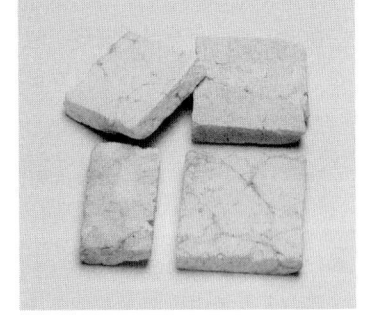

基原：サルノコシカケ科（Polyporaceae）マツホド *Poria cocos* Wolfの菌核で、通例、外層をほとんど除いて乾燥したもの。（日本薬局方）

　サルノコシカケ科のキノコの一種は、次回の猪苓や霊芝などがあります。茯苓は、その菌糸が固まってできた堅い塊（菌核）です。不規則な塊状をなし、大小様々であります。松林のなかの松（アカマツとクロマツが多い）の根に寄生するもので外観は、ちょっと堅めの芋のようでキクイモににています。中には重さ1kg以上で人の頭ぐらいの大きさのものもあります。表面は灰褐色でありますが、中は白くてチーズ状で白い樹液のような汁が出ます。

　茯苓は、休眠器官とも栄養貯蔵器官だとも言われ、この菌はマツ属植物の根に寄生し、マツの根を分解して生きています。通常伐採後3～4年を経た樹などの根の周囲に不定形塊状の菌核を形成します。しかし生きた樹の根にも菌核が形成されることがあります。

　かつて日本でも「茯苓突き」といわれる道具で専門家が茯苓を探す仕事をしていました。先のとがった1メートルほどの長さの丁字形の先の尖った鉄製の茯苓突きを持って松林に分け入り、アカマツ、クロマツの伐採後3～4年の切り株を探して、株の腐朽を見て検討をつけて、ふっくらと盛りあがった土のところを、ぐぐっと突き刺します。突き棒をさっと抜いて 先に白い樹液がついていればそこに茯苓があるのです。地下のキノコを掘り取る。なかなか簡単には取れません。掘り取った、キノコは、1週間程度水に浸して、外皮が柔らかくなったら、輪切りにして天日で乾燥させたものが茯苓です。

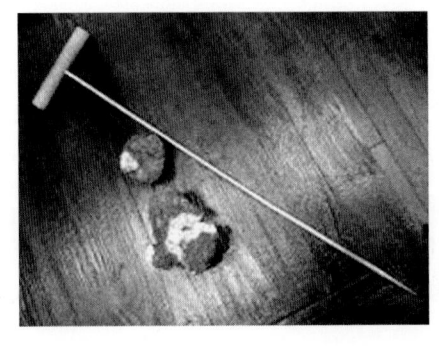

茯苓突き

面白いのは茯苓の子実体が滅多に見つからないことです。カビのような胞子を作るわけでもなく、一体どうやって子孫を増やせるのか、非常に疑問です。地中に菌糸を伸ばしてマツの根にたどり着くと、それを分解して何十年も生きているのだろうか。環境変化の少ない地中の生活に慣れてしまうと、あえて厳しい外界に胞子を飛ばそうという意欲が無くなるのかもしれない。ショウロのように、子実体を地下に形成する一群の菌と同様の面白い生態を持っていることが推察されるが、実際のところは不明です。

　昔の人も地中にできる茯苓を不思議に思ったようで、「松脂が地中に入って千年たつと茯苓になる」とか、「松の精気が変じたものだ」とか考えて珍重していた。「茯苓」ということばは、松の神霊の気が伏してできたものという意味で古くは「伏霊」と書いていました。

　菌核が根を取り囲んでいるものは「茯神」といいますが、これも同様です。「本草綱目」で李時珍は、芝（霊芝）を「腐朽せる余気で生ずるもので、さながら人に生ずる瘤のようなもの」と喝破しているのだが、茯苓についてはその成因について「松の神霊の気が結節してなるもの」として、「茯苓には大きさ斗ほどのものがあり、堅きこと石のごときものがあり、それがはなはだすぐれている。その軽虚なるものは佳くない。思うに年浅くしてまだ堅まっていないからだ」と記しています。

　日本でも漢方薬の材料として古くから利用されてきました。平安時代の「本草和名」（900年頃）では、マツホドと呼んでいたことが記されています。

　漢方薬としての効果は、現在の医学でも立証されています。また茯苓菌核の主成分（93%）の炭水化物パヒマンは抗腫瘍物質の前駆体です。最近は需要をまかなうために人工栽培が中国で行われています。マツの材で茯苓菌を培養し、菌糸が伸びたところで、土の中に埋めるとやがて菌核を形成するらしい。日本でも試されているが、日本産の菌株はなぜか菌核を作りません。どうやら菌核の作りやすさに系統間で差があるようです。

〔独立行政法人　森林総合研究所　九州支所
http://www.ffpri-kys.affrc.go.jp/situ/TOK/neda/hanashi/hanashiol.htm〕

　　産地：雲南省・湖北省・湖南省・四川省・貴州省・安徽省、北朝鮮
　雲南省産の天然品は「雲茯苓」または「雲茯」と称され、内部が純白で品質最良である。

　茯苓は昭和30年頃までは100％国産品（種子島）で賄われており、年間100トンぐらいの生産がありました。「重修本草綱目啓蒙」（1844）には、詳しい記述があり、薩摩産が最上等とされ、他に江戸（実際は常陸）、大和、広島、長門、出雲、筑前などが産地として知られていました。

　昭和30年代には漢方復活に伴う需要の増加から日本でも品不足を来たし、その頃から主に韓国からの輸入に頼ることになり、昭和30年代中頃には需要の80％程度を韓国からの輸入で賄っていました。

さらに昭和40年頃から香港経由で中国産茯苓の輸入が始まり、1972年日中国交回復後は中国からの栽培品が輸入されるようになりました。

昭和50年代には需要の90％が中国産に変わってしまいました。茯苓の需要量も年々増加し、平成6年度の統計では年間800トンの茯苓が使われています。他の生薬では漢方薬以外の需要もあるのに対し、茯苓は漢方薬以外には使われないことから、これだけの量が使用されるのは茯苓だけと考えられています。北朝鮮産は近年関係が悪いので遼寧省産からの野生品が輸入されています。

成分：糖：pachymanなど。

テルペノイド：eburicoic acid、pachymic acid、dehydroeburicoic acid、3β-O-acetyltumulosic acid、3β-O-acetyldehydrotumulosic acidなど。

ステロール：ergosterolなど。

β-13グルカンの多糖体パキマンが主成分である。ブクリョウ菌核の主成分（93％）
このほかトリペノイドのエブリコ酸、パキミ酸、デヒドロエブリコ酸、アセチルデヒドロツムロス酸など。ステロールのエルゴステロールを含有する。

エブリコ酸、デヒドロエブリコ酸が普通の種子植物には存在しないサルノコシカケ科の菌核に特有の成分です。

薬理作用：
- 利尿作用：ウサギに対する頚動脈からの長期投与実験で、茯苓の熱水抽出液および粗多糖画分で有意に尿量を増加することが報告されている。しかし、健康人やマウス・ラットにエキスを経口投与・皮下投与しても尿量の増加は認められていません。
- 腎障害改善作用：茯苓の水製エキスおよびpachymanはラットのオリジナルタイプ抗GBM腎炎に対して経口投与したところ、尿蛋白の排泄、血清コレステロール量、CH50値および糸球体への補体C3沈着を抑制し腎障害改善作用が考えられた。
- 消化器系への作用：摘出ウサギ腸管に対しての緊張低下作用を示すことが報告されている。また、Shay法による幽門結紮ラットに対する胃潰瘍の軽度の予防効果が検討されている。
- 心臓に対する作用：茯苓の水・エタノール・エーテルエキスが摘出心臓灌流実験で収縮を強めたという報告がみられる。
- 抗腫瘍作用：多糖画分H11は腹腔内投与で、皮下移植したsarcoma180に対し、Pskより強い増殖抑制作用を示した。サルノコシカケ科のキノコ類には抗ガン作用のあることは古くから知られており、カワラタケなどは代表格です。これらの茸類に含まれている多糖体（ポリサッカロイド）によるといわれています。

- 抗炎症作用：水製エキスはマウスに対し、接触性皮膚炎の抑制作用を示した。
- ホルモンに対する作用：水製エキスは雌ラット連続投与で卵巣組織中プロゲステロン量を増加させた。

　通常茯苓を水で煎じた時、2％くらいしかパキマンはエキスが得られず、牡蠣のような鉱物性生薬存在下の煎じ液のphが多少中性側になったとしてもパキマンは抽出されません。このことは茯苓より通常の煎出で得られるエキスの薬効をパキマン以外の成分で考えた方がいいことを意味しています。ただし、五苓散をはじめ、茯苓を含む処方は散剤の形で用いるものが多くあることから、散剤ではパキマンが薬効を示している可能性があり、散の意味もこのあたりにあるのかもしれません。

|性 味|：甘　淡　平

|帰 経|：心　脾　胃　肺　腎

|薬 能|：

- 神農本草経　上品に収載
　　胸脇の逆気（衝気上逆）、憂恚（ゆうけい）（精神不安）、驚邪恐悸（恐怖して心悸亢進するもの）、心下の結痛、寒熱（の病）、煩満、咳逆を主り、口焦、舌乾を止め、小便を利す。久しく服すれば魂魄を安んじ、神を養い、飢えず年を延ぶ。（久しく服用すれば、精神が安定し、寿命を延ばす）

- 重校薬徴
　　利水を主る。故に能く停飲（脾は水穀の運化を主るところです。この脾気が虚して健運が出来なくなると水湿は生理的な"津液"に変化せず、湿が聚って病理的な"停飲"となります）、宿水（胃内停水）、小便不利、眩、悸、瞤動（じゅんどう）（筋肉ビクビク痙攣すること）を治し、煩躁、嘔渇、不利、咳、短気（呼吸が早くて息切れのすること）を兼治す。

　神農本草経では利水の記載が主でないことがわかります。ところが、榕堂は、利水を主るとしています。東洞は薬徴で、「悸および肉瞤（筋痙攣）を主治するなり。旁ら小便不利・頭眩・煩躁を治す。心下悸・臍下悸・四肢聶々として動く・身瞤動・頭眩・煩躁、一に是れ皆悸の類なり。小便不利して悸する者に茯苓を用ふれば則ち治す。その悸の証なき者に之を用ふれば、則ち未だその効を見ず。然れば則ち悸は、茯苓の主治するところにして、小便不利は則ちその旁治なり。頭眩・煩躁も亦然り」と、心下悸などの神経系の異常興奮状態を鎮静する作用が茯苓の主たる薬能であることを指摘しています。すなわち、悸を治す作用に重きを置いて、小便を利す作用や、煩躁、嘔、渇、咳を止める作用は異常興奮状態を鎮静した

49、茯苓

ことにより改善するものとしています。利水を旁治としているところが面白いところです。

考徴

苓桂甘棗湯の証に、発汗後、臍下悸する者、奔豚（下腹部より胸部さらには咽頭部まで気が衝き上がる状態）を作さんと欲するという。

茯苓戎塩湯（茯苓・白朮・戎塩）、（「戎塩」は内蒙古地方に産する岩塩で"熱を瀉し、燥をうるおし、二便を利し、吐を引く効がある"としている）の証に、小便不利という。

茯苓沢瀉湯（茯苓・白朮・沢瀉・桂枝・甘草・生姜）の証に、吐して渇という。

この3剤が半斤で最大量方、そのあとの互考の項にありますが、桂枝、大棗、甘草をもって臍下悸、奔豚を治し、戎塩、朮をもって小便不利を治し、生姜、沢瀉をもって則ち吐して渇するものを治すと、要は皆病の小便より去るものなり。

防已茯苓湯の証に、水気皮膚中に在りて、四肢聶々として動くという。

茯苓四逆湯の証に、煩躁という。互考にありますが、四逆加人参湯の証にして、悸す者を治す。

茯苓杏仁甘草湯の証は具らず。杏仁の項には胸痺、胸中気塞、短気、小便不利、心下悸、喘して急迫する者。

苓桂朮甘湯の証に、心下に痰飲あり。胸脇支満、目眩（目がくらむ、めまいのこと）、又心下逆満云々、起てば則ち頭眩（目眩の劇しきものを言います。頭がぐらぐらして目の先が真っ暗になることです、身振々として揺を為す）といい、又短気して微飲ありという。

苓姜朮甘湯の証に、身体重く、小便自利（小便の良く出る者。小便が出すぎる者の事、小便の出が悪いはずなのに反って出の良い者の事も小便自利という）という苓桂五味甘草湯の証に、小便難（小便が出ないことを言い、出ようとしても不快であることを言う）という。

半夏厚朴湯の証は具らず。半夏の項には、胸満心下堅のある咽中異物感を主治する。

赤丸（茯苓・半夏・烏頭・細辛）の証具らず。類聚方には、心下悸し、痰飲あり。嘔して腹痛し、悪寒、あるいは微厥する者を治す。

木防已去石膏加茯苓芒硝湯の証具らず。防已の項には、支飲喘満という。

小半夏加茯苓湯の証に、眩悸という。

茯苓甘草湯の証に、心下悸という。

茯苓飲の証に心胸中に停痰宿水あり。吐によりて水を出すという。

栝蔞瞿麦丸（茯苓・栝蔞根・山薬・附子・瞿麦）の証に小便不利という。

葵子[68]茯苓散の証に、水気身重、小便不利、起てば則ち頭眩という。妊娠水腫を治療する。

---

[68] 冬葵子　アオイ科（Malvaceae）のフユアオイ　*Malva verticillata* L. またはイチビ *Abutilon theophrasti* MEDIC. の種子。利水通淋、下乳、潤腸

（最簡方）

真武湯（茯苓・白朮・芍薬・附子・生姜）の証に、心下悸、頭眩、身瞤動といい、又小便不利といい、又下利といい、又咳という。

附子湯（茯苓・甘草・芍薬・附子・人参）の証は具らず。人参の項には附子湯は真武湯と1味を異にして方意は大いに違う、附子湯は朮附を君薬として悪寒・身体攣痛・骨節疼痛・心下痞鞕・下痢・小便不利の証を治し、真武湯は茯苓・芍薬を君薬として心下悸・小便不利・頭眩・瞤動・腹痛・下痢・四肢沈重・疼痛・嘔などを治す。

八味丸の証に、小便不利といい、又短気微飲ありという。

桂枝去桂加苓朮湯の証に、心下満して微痛、小便不利という。

五苓散の証に、小便不利といい、又臍下に悸あり。涎沫を吐して癲眩す（たおれるように目がくらむこと、又は地の中へでも引き込まれる様な気がして目が見えなくなること）といい、又渇して水を飲まんと欲し、水入れば則ち吐す者という。

猪苓湯の証に、小便不利といい、又下利、咳して嘔渇、心煩という。

猪苓散の証に、嘔吐して水を思う者という。

桂枝茯苓丸の証に、胎動臍上に在りという。

処方名 \ 薬味	猪苓	澤瀉	茯苓	桂枝	白朮	阿膠	滑石
五苓散	1.8	3.05	1.8	1.2	1.8		
猪苓湯	1	1	1			1	1

（新古方薬嚢の薬味の分量）

　以上の諸方を歴試するに、其の心下悸する者、臍下悸する者、四肢聶々として動する者、身瞤動する者、頭眩する者、支満逆満する者、宿水涎沫を吐す者、嘔吐して渇する者、下利する者、咳する者、短気煩躁する者、皆水飲の症なり。故に茯苓を用う。即ち小便快利し、其の患う所脱然として治す。学者諸を試せ。

● 張仲景薬証論
眩悸して口渇且つ小便不利の者を主治する。
　眩には2つの意味がある。1つは眩暈であり、もう1つは幻覚であるとしています。多くの場合、驚悸したり心身不安であったり、よく悪夢を見たりします。

● 中薬学
　利水滲湿　健脾　安神（利水滲湿薬）

49、茯苓

[中医学的臨床応用]：

1、利水滲湿

　　茯苓は利水しても、正気を傷つけず、寒熱に偏らず薬理作用は穏やかで、利水滲湿の要薬である。水腫、痰飲のどちらにも適用する。

　①一般に小便不利・水腫・水湿の下痢などの症候に、猪苓・沢瀉などと用いる。

　　　代表方剤：五苓散（沢瀉・茯苓・桂皮・猪苓・白朮）
　　　　　　　　四苓湯（沢瀉・茯苓・猪苓・白朮）

　②寒湿で冷え・むくみ・腰痛・下痢などがみられるときには、乾姜・附子などと用いる。

　　　代表方剤：苓姜朮甘湯（茯苓・乾姜・白朮・甘草）

　③逆に湿熱のむくみ・下痢・尿量減少・排尿痛などの症候には、車前子・木通などと用いる。

　　　代表方剤：猪苓湯（猪苓・茯苓・沢瀉・滑石・阿膠）
　　　　　　　　五淋散（茯苓・地黄・当帰・沢瀉・黄芩・木通・甘草・滑石・芍薬・車前子・山梔子）

2、健脾　茯苓には脾胃を補益調整する作用と、利尿により腸管内の水分を減少させて水様便や泥状便を正常化する作用があります。

　①脾気虚の食欲不振・消化不良・泥状便・下痢などの症候には、人参・白朮・甘草などと用いる。

　　　代表方剤：四君子湯（人参・白朮・茯苓・甘草)
　　　　　　　　六君子湯（半夏・茯苓・人参・白朮・陳皮・大棗・甘草・生姜)
　　　　　　　　参苓白朮散（人参・山薬・白朮・茯苓・薏苡仁・桔梗・甘草、白扁豆・蓮子・縮砂）
　　　　　　　　啓脾湯（蒼朮・茯苓・山薬・人参・蓮肉・陳皮・沢瀉・山梔子・甘草）

　②脾気虚の痰飲には必ず茯苓を用いる。胃内の溜飲で、上腹部が脹って苦しい・腹部振水音・水様物の嘔吐などの症状があるとき、白朮・蒼朮および理気の枳実などと用いる。

　　　代表方剤：茯苓飲（茯苓・白朮・人参・生姜・橘皮・枳実）
　　　　　　　　苓桂朮甘湯（茯苓・桂枝・白朮・甘草）

　　茯苓が補中益気湯に配合されていないのは下向きのベクトルがあるからでしょう。

3、安神

　　茯苓は脾を補うことを通じて安神に働く。動悸・不安感・驚きやすい・不眠などに、酸棗

仁・遠志・竜骨・牡蠣などと用いる。

　　代表方剤：<u>天王補心丹</u>（酸棗仁・地黄・柏子仁・麦門冬・天門冬・五味子・当帰・遠志・茯苓・丹参・玄参・人参・桔梗）

　　　　　　<u>帰脾湯</u>（黄耆・人参・白朮・茯苓・酸棗仁・竜眼肉・当帰・遠志・大棗・生姜・甘草・木香）

用量：5～15g

選品：重く堅く充実しており、断面はキメが細かく、淡紅色あるいは純白で、噛むと歯に強力に粘着するものを良品とし、たたくと空虚な音がし、軽くふんわりとし、断面が粗かったり、裂け目があるものは次品である。

使用上の注意：使用部位によって以下の区別がある。
1、茯苓・白茯苓：内部が白色のもの。
2、赤茯苓：淡紅色のもの。清熱利水の効能が強い。→五淋散
3、茯神：マツの根が通っているもの。安神の効能が強い。代表方剤：養心湯（黄耆・茯苓・茯神・川芎・当帰・半夏麹・人参・柏子仁・肉桂・遠志・五味子・炙甘草・酸棗仁）
4、茯苓皮：茯苓の表皮。利水の効能のみを持つ。代表方剤：五皮飲（五加皮・地骨皮・茯苓皮・大腹皮・生姜皮）

　茯苓は菌核の白いものと淡赤色のものがあり、前者を白茯苓、後者を赤茯苓と称しています。また茯苓は通常松の根の外側に形成されるのに対し、時に根を中心に抱いて形成されるものや落ち葉を抱き込んだものがあり、これを茯神と呼んでいます。陶弘景は「白色のものは補し、赤色のものは利す」といい、神経症の症状が目的と思われる場合に茯神が使われるとされています。しかしながら「薬徴」では「茯苓は本邦各処に出ず。重実して白く、微かに淡紅色を帯ぶる者を良と為す。陶弘景曰く、仙方にただ茯苓といい茯神はなし。療を為すに既に同じ」とあり、また「赤白補瀉の説は憶測であり、従うべからず」と記されており、これらの生薬を区別して用いる根拠はそれほど強くはないようです。

　現在日本で主として使われている中国産茯苓はほとんどが白茯苓であり、赤茯苓と白茯苓は流通上区別して取り扱われていないようです。中国でも1995年版の教科書においても赤白の区別はしていないと書いてあります。

中国では健身強体の品として民間では多くの利用法が伝わっています。

宋代には茯苓を食用として用いていました。茯苓を使ったお菓子で北京名物の「茯苓餅」があります。茯苓4両と小麦粉2両を合わせ水を加えて餅にし焼き上げたもので、雪のように白く、味も上品で美味、ゴマや松の実を挟んで食べると格別です。

水腫を治すせんべい「茯苓餅」
茯苓を細かく砕いたものと、米粉、白砂糖各等量に水を適量加えドロドロの糊状にし、とろ火にかけたフライパンで薄いせんべい状に焼きます。これを毎日食べ続けると、気力が充実し、精神も安定してくるうえ、動悸や水腫も治ってきます。

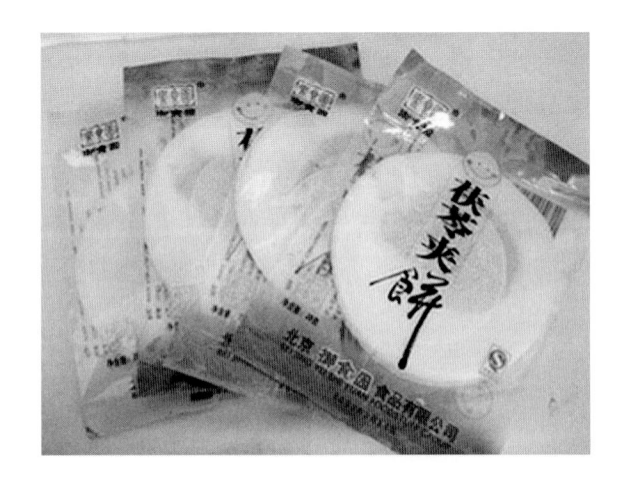

「千金方」の孫思邈は茯苓にはちみつを混ぜた茯苓蜜を毎日食べていたそうです。これは茯苓の粉にはちみつを入れて練るだけで簡単にできそうです。その他、茯苓粥などもあります。

茯苓を食べると若い娘のような美容効果が望まれると考えられていました。織部先生がおっしゃっている女性を綺麗にする3つの食べ物、「はちみつ、黒ゴマ、ハトムギ」にこの「茯苓」を加えて女性を綺麗にする4つの食べ物にしたいと思いますがいかがでしょう。

50、猪苓

　茯苓と同じくキノコの仲間です。キノコの仲間には、食用だけでなく、薬用にするものが多く見られます。「神農本草経」以来、中国では各時代の本草書に、約100種以上の多数にのぼる菌類の薬物利用の知識が記されています。（茯苓・雷丸（タケにつくライガンキンの菌核は「神農本草経」下品収載品であり、駆虫薬である）・梅寄生（サルノコシカケ科のコフキサルノコシカケを主とし、そのほかツリガネタケ、ツガルサルノコシカケなど）・霊芝（マンネンタケ科の万年茸（マンネンタケ）など）ところで、これら菌類の利用部位ですが、一般にはいわゆるキノコと呼ばれているキノコの部位、すなわち（子実体（Fruiting body）とは、菌類が胞子形成のために作る、複合的な構造のことである）を用いていますが、そのほか菌核（宿主の組織内、土壌中などにある種の菌類の菌糸が密に集まって作る硬いかたまり。耐久性があり、ときに子実体を出す）今回の猪苓は、やはり薬と生薬してよく用いられます茯苓と共に、菌核を利用する代表的な生薬の一つです。

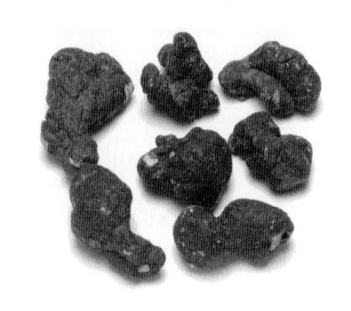

基原：サルノコシカケ科（Polyporaceae）チョレイマイタケ *Polyporus umbellatus* Fries の菌核。（日本薬局方）

　チョレイマイタケは山林中のブナ・ミズナラ・カエデ・クヌギなどの腐食した根に寄生するキノコで、薬用にする菌核は落葉の堆積した浅い地中に生じ、表面が黒褐色をした凹凸のある不整形の塊状で、500年頃の「本草集注」で陶弘景は「その塊は黒くして猪屎に似ているところから名づけた」と記載が残っています。中国で猪とはブタのことで、イノシシではありません。猪苓とは、すなわち「猪の糞」を意味します。一方、晋の司馬彪は古典の「荘子」への注釈で、「猪苓の古い名称はブタの陰囊と書く」と記している。茯苓や猪苓の苓の古い文字に、陰囊ないし睾丸の意味があったことがこれからもわかる。つまり、猪苓とはブタの糞、ないし陰囊、ないし睾丸という意味だったらしい。いずれにせよ、これではあまり服用する気になれない。張仲景の時代にはこれらの意味がまだ知られていたのでしょうか。後から出て参りますが、猪苓が張仲景の3医書の中でわずか三方にしか配剤されていません。類似薬の茯苓が多くの処方に配剤されるので、少し奇妙に思うのですが、こういった理由があったのかも知れません。
　薬材は5〜15cmぐらいの黒褐色をした塊であり、新鮮なものの内部は白色であるが、時間がたつと褐色を帯びます。この菌は木材を白色腐朽します。

　子実体は秋期に菌核から発生し、基部より複雑に枝分かれした柄の先にへそ状にくぼんだ傘がつきます。淡黄褐色の小さな傘が集まっているように見えます。そのため学名の種小名も傘

50、猪苓

を意味するumbellatusが用いられています。材から直接発生することもあります。地上部は30〜50cmほどで、食用になります。ところで、この子実体（中国では「猪苓花」と呼ぶ）は、食べた人によると、味噌汁に入れると歯切れがよく、歯ごたえが少し硬い点を除けばマイタケに勝るとも劣らない風味があり、非常に美味しいきのこらしいです。今後は、食用きのことしての利用も良いかもしれません。

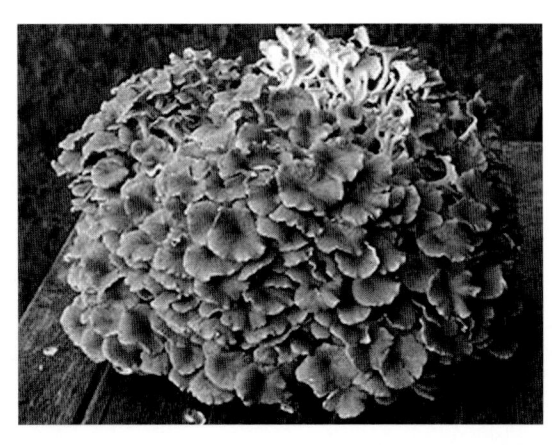

チョレイマイタケ
Wikipedia
http://ja.wikipedia.org

　本草綱目の著者である明の李時珍は、「猪苓は木の余気が結したもので、松の余気が茯苓を結するような関係のものである。他の木にいずれもありうるが、楓樹が多いだけである」と述べていて、菌の一種とは思わなかったようです。

　日本産猪苓はハンノキ、ナラ類、中国産はカラコギカエデ、カシワなどの根に附着して形成されるとなっています。

　猪苓は、きのことしては珍しい部類に入ります。特に地下の菌核は、探しにくい。そのため、江戸時代中期の和漢三才図会では、「猪苓と雷丸の二物は、まだ実物を知らない。猪苓は、広東、南京、福州から舶載されて、毎年一二千斤を輸入している。価格は安い。だから中国や外国には産して、珍しい物ではないのだろう」と記しています。その後、日本でも見つかるようになったようで、江戸時代後期の本草綱目啓蒙には、「舶来が多い。茎葉は無く、ただ根のみが土中に生じる。形は猪の糞に似ている。だから名づけられた。軽く、外皮は黒色だが赤身を帯びるものもあり、内部は白色。今は国産の物も多い。丹州丹波国および諸州から出る。すべて山中あるいは河堤の土を掘って採り出すという。土上に出る物は稀である。だから、どの木から発生するか詳しいことはわからない。根塊は幅一二寸、長さ二三寸、凹凸が多い」とあります。

〔独立行政法人　森林総合研究所　九州支所
http://www.ffpri-kys.affrc.go.jp/situ/TOK/neda/hanashi/hanashi35.htm〕

産地：陝西省・雲南省・甘粛省

猪苓の生産地は、中国では陝西省・雲南省、河南省、山西省、河北省などである。特に、陝西省、雲南省は主産地で、陝西省産の猪苓が最も品質がよいとされています。日本では北海道、信越、東北地方から出回っています。また、韓国からも輸入されている。日本産の猪苓はくびれが多く、質はやや柔らかく、中国産のものは凸凹が少なく、質は硬いものが多いようです。韓国産は日本産のものとよく似ています。現在でも日本の流通品はほとんど中国から輸入しています。

チョレイの栽培

　「中国の薬用菌類」という本を著した、山西大学の劉教授は猪苓の栽培方法を紹介しています。それによると「日蔭の坂道で、腐植土にとむ場所を選び、排水のよい黒土に生えているカバノキ、コナラ、カエデ、ヤナギなどの近縁殖物の根の傍に、30cm四方、深さ15cmの穴を掘る。穴の底辺から斜め上約45°の方向に深さ10cmの小さな穴を掘り、ここに新鮮な野生の猪苓2～3個を頭を上に向けて並べ、最後に木の葉、雑草、腐植土を覆せて地面を平にする。3年後には1つの穴から数キロの猪苓が採れる。栽培時期は春と秋がよい」と書かれています。

　成分：トリテルペノイド、ステロイドであるエルゴステロール（ergosterol）、α-hydroxytetracosanic acid、多糖体、有機酸ビオチン[69]（biotin）など。

　エルゴステロールは、ビタミンDの前駆物質で、あらゆるキノコに含まれており、生シイタケを日光や紫外線にあてるとビタミンDに変換されることで長く知られていました。菌類の細胞膜を構成する物質であり、動物の細胞におけるコレステロールと同様な働きをする。ビタミンDは、血液中のカルシウムやリンを骨や歯に運び、沈着させるようにします。また、血液中のカルシウム濃度が低くなると、骨からカルシウムを溶出させ、一定の濃度を保つ働きもしています。また、エルゴステロールが、がん細胞への栄養供給のためにがん細胞が作り出す新生血管の増殖を阻害する働きがあることがわかりました。特にマイタケやホンシメジに豊富に含まれています。またグルカンといわれる多糖類を非常に沢山含んでいます。

　薬理作用：
- 利尿作用：水製エキスはウサギ経口投与、イヌ静注または筋注で、尿量の増加ならびに尿中Na+、K+、Cl－の増加を示した。作用は顕著で、茯苓・木通よりも強いといわれています。

　水負荷を行わない実験系でも利尿作用が認められています。つまり、ウサギにチョレイの水エキスを経口投与した際、利尿作用が認められ、また輸尿管瘻に手術を施したイスを用い

---

[69] ビタミンB群に分類される水溶性ビタミンの一種で、ビタミンB$_7$（Vitamin B$_7$）とも呼ばれる。

た実験におきましては、チョレイ煎剤0.25～0.5g/kgを静脈内、あるいは筋肉内注射した場合、Na+K+Cl－などの電解質の排泄増加を伴う6時間以上も持続する利尿作用が認められます。ラットにチョレイのアルコール抽出エキスを内服させると、尿量の増加が認められ、この作用は種々検討したところ、腎小管に対する電解質と水の再吸収が抑制されることによるものである、などの報告があります。しかし、家兎に煎剤やエキスを2 g/kg内服させても効果は認められないという報告もあります。

　茯苓は、健康人やマウス・ラットにエキスを経口投与・皮下投与しても尿量の増加は認められていませんでした。

- 抗脂肪肝作用：猪苓エキスは高脂肪食、エタノールを投与し惹起させたマウスの脂肪肝に対し改善作用を有する。
- 抗腫瘍作用：GU-2、GU-3、GU-4等の水溶性グルカンはマウス移植性癌であるsarcoma180の増殖を抑制した他、AP-1～3、AP-6～10等アルカリ可溶性グルカンも抗腫瘍活性を示した。猪苓及びその成分ergosterolはラット膀胱癌プロモーター各種による短期試験法にて発癌を強く抑制した。

　猪苓のエキスの静脈中、経口投与でも癌細胞の増殖は抑制される。特に腹腔内、静脈内投与が有効で、経口投与では作用が弱く、しかも多量の投与が必要である。
　また、中国では肺癌、子宮頸癌、食道癌、胃癌、大腸癌、肝癌、白血病などのがん患者300例に猪苓エキスの投与を行い治療を試みた結果、2年余りの臨床経験から猪苓の投与後の副作用は認められず、症状の改善、食欲や体重の増加、さらには精神状態の好転が認められたと報告されている。

- 血小板凝集増強作用：ergosterol、ergosta-7、22-dien-3-ol、5α8α-epidioxy ergosta-6、22-dien-3-olはコラーゲンとADPによる血小板の凝集反応を増強した。

性味：淡　甘　平

帰経：腎　膀胱

薬能：
- 神農本草経　中品
　茯苓は上品です。猪苓の方が茯苓に比してやや薬能が強くまた補益の効能もないということでしょうか。

痎瘧(がいぎゃく)（マラリア）、解毒、蠱注(こしゅ)（肺結核・結核性腹膜炎に類似する）、不祥を主る。水道を利し、久しく服すれば身を軽くし、老に耐える。

　神農本草経には猪苓を「久服すれば身が軽くなって老いに耐えるようになる」と猪苓には補益作用があるようなことが書かれています。さらには清代の名医葉天士は「猪苓の甘味は益脾する。脾は統血するので猪苓の補脾によって血が旺盛となり、老いに耐えるようになる。また猪苓の辛甘は益肺する。肺は気を主るので猪苓の補肺によって肺気が充実して身は軽くなる」と解説しています。昨今の中医学書には、猪苓の補益作用は欠落しています。

利水滲湿薬「猪苓」の補益性について

　利水滲湿薬は水道を通利し、水湿を滲出除去（滲み出させて除去）する薬物である。淡味の薬物が多いので淡滲利湿薬とも称し、服用によって小便が通暢して排尿量が増加するので利尿薬とも呼ばれる。代表的な薬物に茯苓・猪苓・沢瀉・薏苡仁など、日本の漢方でもお馴染みの薬物が多い。これら淡滲利湿薬のなかには補益性を有するものがあり、なかでも甘淡の茯苓は利水滲湿・健脾補中・寧心安神の効能があり、甘で補い、淡で滲湿し、利水滲湿と同時に補脾益心の効能がある。したがって、茯苓は正虚邪盛（脾虚湿盛）の病態に不可欠であり、作用の穏やかな扶正去邪の薬物として、中薬学における一般常識となっている。ところで、不思議なことに茯苓と同じ甘淡の「猪苓」については、補益性が否定されており、このことは現代中薬学の大きなミステイクの一つであると愚考している。このように、猪苓には単なる利水滲湿の効能のみならず、茯苓と同類の脾肺を補益する効能がある訳で、近年特に注目されている抗癌作用も考えあわせれば、もっと広く活用されてしかるべき薬物である。

　　　　　　　　　　　　　　　　　　　　（村田漢方堂薬局　村田恭介先生）
　　　　　　　　　　　　　　　　　　　〔http://kanpo.seesaa.net/article/19155643.html〕

● 重校薬徴
　　渇して小便不利を主治す。

考　徴

猪苓湯の証に、もし脈浮発熱し、渇して水を飲まんと欲し、小便不利の者は猪苓湯これを主る。猪苓散（猪苓・茯苓・朮）の証に、水を思う者という。「水を思う」とは口渇のことである。五苓散の証に、小便不利といい、又消渇という。

　以上の三方を歴試するに、猪苓は渇して小便不利を主治するや明らかなり。

50、猪苓

> ☆五苓散と猪苓湯の薬味の相違
>
> 五苓散は、表裏に作用します。猪苓湯は表証に行く薬味が有りません。
> 五苓散は、中焦の熱（虚熱）があり、猪苓湯は、下焦の熱があります。
>
> 五苓散は、汗があり、猪苓湯は、無汗であり不眠があります。
> 尿が出るか否かで白虎加人参湯との鑑別　小便不利する者は猪苓湯
>
> 猪苓湯に朮がないのは？‥滑石と煎じると青くなるから
> 五淋散に猪苓なし（茯苓、黄芩、甘草、当帰、芍薬、梔子、地黄、沢瀉、木通、滑石、車前子）

処方名＼薬味	猪苓	澤瀉	茯苓	桂枝	白朮	阿膠	滑石
五苓散	1.8	3.05	1.8	1.2	1.8		
猪苓湯	1	1	1			1	1

（新古方薬嚢の薬味の分量）

● 張仲景薬証論

　小便不利の者を主治する。

　「小便不利」とは、排尿量が少なく、回数は多いものもあれば少ないものもある。色が濃かったり薄かったり、多くは排尿時に渋るような痛みを伴うものであったり、あるいはすっきりとしないなどの不快感を伴うものを指す。猪苓の主治する小便不利には、多くは浮腫及び小便淋痛が存在することがうかがえる。

● 中薬学

　利水滲湿（利水滲湿薬）

中医学的臨床応用：

1、利水滲湿（組織間や消化管内の余剰水分を血中に吸収して利尿作用によって排出する）

　　猪苓は甘　平（やや涼）で、水道を通利して滲泄する。利水の効能はつよく、補益性がなく、陰液を消耗する恐れがあるので、湿証のない場合には用いない。平性であるところから寒熱を問わず使用できるが、やや涼であり、どちらかといえば熱証に適する。

①水湿の浮腫・泥状～水様便・尿量が少ない・帯下・口渇・脈が滑などの症候に、白朮・茯

苓・沢瀉などと用いる。

　　　代表方剤：五苓散（猪苓・沢瀉・白朮・茯苓・桂枝）

　五苓散は料とするよりも散そのものの方が飲みやすく効果もよいようです。猪苓は粉末になりにくいので、篩の中に猪苓だけが残っていることもあり注意が必要です。

②水熱互結して傷津し、尿が濃いあるいは血尿・排尿痛・下痢・口渇・発熱・舌質が紅・舌苔黄などの症候（腎炎の浮腫で熱証をともなうとき）に阿膠・滑石・沢瀉などと用いる。

　　　代表方剤：猪苓湯（猪苓・沢瀉・茯苓・阿膠・滑石）

　猪苓湯の病機名を極限に要約すると「陰虚湿熱」とされている。水熱互結・小便不利などに適応するものですが、さらに心煩して眠れない者や下痢・咳嗽・嘔吐を兼ねる者を主治します。このことは、下焦の陰虚湿熱を治すばかりでなく、作用領域が上中下焦に及んでいることを物語っています。

　アトピー性皮膚炎の乾燥部分を潤すのに猪苓湯を配合処方中に加えることで皮膚が潤うケースがしばしば見られます。その理由は、皮下の水湿が停滞しているために表皮が乾燥しているケースが多いからです。だから猪苓湯を使用することで皮下の水湿の停滞が上皮の乾燥部分と調和して却って表皮が潤うようになります。とりわけ凸凹状のアトピーの乾燥部分に対する猪苓湯の配合は欠かせないほどです。5月に大分で講演いただきました静岡の皮膚科の桜井みち代先生もアトピー性皮膚炎で耳介浮腫のある人に猪苓湯、浮腫っぽくて顔が赤い人に猪苓湯合三物黄芩湯を用いた症例を提示してくださいました。

　傷寒論中にある猪苓湯の条文は次のようである。
　陽明病篇に、「若脉浮発熱、渇欲飲水、小便不利者、猪苓湯主之。」
「陽明病、汗出多而渇者、不可與猪苓湯、以汗多胃中燥、猪苓湯復利其小便故也。」
　少陰病篇には、
「少陰病、下痢六、七日、咳而嘔渇、心煩不得眠者、猪苓湯主之。」
　以上の三条文である。
　猪苓は性質がやや涼であり、どちらかといえば熱証に適するので、清熱の薬物を配合して湿熱に使用します。

③湿温の発熱・頭重・胸苦しい・悪心・身体が重い・尿量が少ない・舌苔が膩などの症候に藿香・白豆蔲・厚朴・滑石・通草・薏苡仁など清熱の薬物を配合して湿熱に用いる。

代表方剤：滑石藿香湯（藿香・厚朴・白豆蔻・陳皮・茯苓・猪苓・通草・滑石）温病条弁

黄芩滑石湯（黄芩・滑石・通草・茯苓・猪苓・大腹皮・白豆蔻）温病条弁

藿朴夏苓湯（藿香・淡豆豉・白豆蔻・厚朴・半夏・杏仁・茯苓・猪苓・沢瀉・薏苡仁）医源

④脾胃湿熱の悪心・口がねばる・腹満・尿が濃い・泥状～水様便・発熱・舌苔黄膩、はなはだしければ黄疸などの症候に茵蔯蒿・沢瀉・茯苓・蒼朮などと用いる。

代表方剤：茵蔯五苓散（茵蔯蒿・沢瀉・猪苓・白朮・茯苓・桂枝）

⑤「小品方[70]」は妊娠子淋（膀胱気化不行により妊婦に出現する小便頻数・排尿痛などの症候）を、「楊氏産乳方」は全身浮腫・小便不利を、「子母秘録」は、妊娠期間の下肢浮腫などを治療するのに、猪苓単味を粉末にしてお湯で服用する。

使用上の注意：
1、補益性がないので、気虚・陽虚の水湿には注意して用いる。
2、尿量が多い場合には用いない。

服用しすぎると利尿過多による口渇・煩燥などの脱水症状（傷陰）を引き起こすので、ふだん尿量の多いものは服用すべきではない。また、利尿する必要はあるが過度になっては困るときには茯苓を用い、猪苓は用いません。「本草」では「猪苓は水を引く功が多い。久しく服すれば必ず腎気を損じ、人の目をくする。久服するものはこれを詳審せねばならない」と猪苓服用の注意点を記し、張元素も「猪苓は、淡滲、大燥にして津液を亡ずる。湿証なきものはこれを服してはならぬ」と、やはり注意点を述べています。中品である理由はこうしたところにもあるのでしょうか。

性味：5～10g

選品：軟らかさが残り、軽質で、肥大し、表皮が黒く、充実しており、内色が白く粉性に富み、砂や石がからまず異物が混入していないものを良品とする。中国産の小粒のものは重質、大きいものは軽質である。

---

[70] 陳延之著「小品方」全十二巻は、唐令やこれに倣った日本の律令制度で医学生の必修教科書に指定され、当時の医書中で高い評価を得ていた。

51、水蛭

　　動物薬です。䗪虫・全蠍・蜈蚣などは実際私も扱ったことがありますが、水蛭は実際に見たことがありません。

|基原|：ヒルド科（Hirudidae）の
　　ウマビル *Whitmania pigra* WHITMAN、6～13cm
　　チャイロビル *W. acranulata* WHITMANウマビルよりもやや小さい、
　　チスイビル *Hirudo nipponia* WHITMAN、3～5cmなどの全虫体
　いずれも細長い扁平形で前後端に吸盤がある。一般に捕捉した後石灰や酒につけて殺し、日干しあるいはあぶって乾燥する。

　ヒルはヨーロッパでは古くから瀉血療法の道具として利用され、20世紀の初めごろまでフランス・ドイツ・オランダ・イタリアなどで盛んに用いられていました。これは生きているヒルを皮膚に吸い付かせて患部の血液を吸収させる単純な方法であり、脳卒中や緑内障、肺結核などの治療に応用されていました。

|産地|：中国、日本、朝鮮の池沼に生息。
　中国の大部分の地区で産出されますが、四川省産の細歯金銭蛭が最良で、現地では「金辺ウマビル」と称されています。

|成分|：蛋白質、ヒスタミン様物質および新鮮なものにはヒルジン[71]（hirudin）を含む。

　吸血するときには吸血動物の血管を探し当てると、前吸盤で固定した後、口の中の鎌状のあごを上下に動かして皮膚をY字状に切って染み出る血液を吸います。歯の間には唾液腺が多数あり、吸血する際にはこの唾液腺からヒルジンが多量に分泌します。このヒルジンには皮膚を切った時の痛みを気づかせなくするモルヒネのような麻酔作用のある物質や、血液が固まるのを防いで吸血しやすくする物質、血管を広げて吸血しやすくする物質などが含まれています。

|薬理作用|：現代医学的にみると、抗凝血と血管拡張によって血液循環を改善し吸収を促進することが考えられる。新鮮な水蛭にこのような作用があるのは、hirudinが血液凝固を延長・阻

---

[71] ヒルの唾液腺から分泌され、血液の凝固を阻止する働きをもつポリペプチド。（乾燥体ではヒルジンは破壊されている。）

51、水蛭

害し、煮沸によってもhirudinの抗凝固作用は消失せず、また分泌物中のヒスタミン様物質には血管拡張作用があるからである。水蛭を炮製したのちの抗凝固や血管拡張作用の有無・効能の程度・有効成分については、さらに実験研究や臨床観察を進めることによって結論を出さねばなりません。

米Medicine、ヒルジン誘導体が冠動脈再建術の抗凝固剤としてNZで認可1999年10月27日
　米国The Medicine社は10月25日、同社が開発してい血液凝固阻害蛋白ヒルジンの誘導体「ANGIOMAX」が、ニュージーランドで販売認可を獲得したと発表した。

|性味|：鹹　苦　平　小毒

|帰経|：肝

|薬能|：

- ●神農本草経　下品に収載
　悪血(あくけつ)（敗血ともいう。瘀血の一種。経脈外にあふれ壊死した血液が組織の間にたまったもの）、瘀血、月閉を逐う。血瘕（婦人の癥瘕[72]の一種、癥瘕は腹内の痞塊をさし腫れたり痛んだりする一種の病症。血瘕は月経不順・飲食過度により血が経脈の外に溢れ、邪気と結聚し小腹の間に蓄積して起こる）積聚（腹内に結塊があって痛みや腫れを伴う病症）を破り、子無しを主り（子供ができない原因となる血の塊・陳久瘀血をとれば妊娠できる）、水道を利す。

- ●重校薬徴
　瘀血、少腹鞕満を主治し、経水不利（月経閉止・無月経）を兼ぬ。

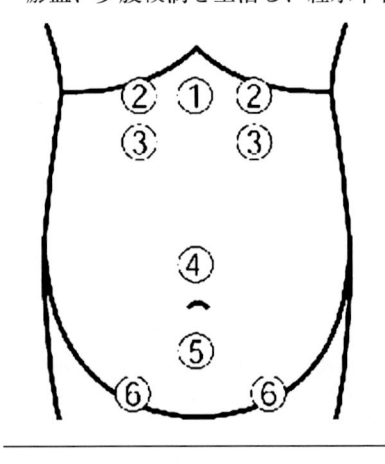

①心下
②胸脇
③脇下
④臍上
⑤臍下（小腹）
⑥小（少）腹

　なお、臍下を小腹、小腹の両側を少腹ということもあり、今回（　）で付記した。
〔松本克彦：今日の漢方診療指針－診断と治療〕

---

[72] 癥：痛みも一定　瘕：一定の場所にない

鞕満というのは、表面は和した感じで、腹皮の下が硬く満ちているように手に感じるものです。

考 徴

抵当湯（水蛭・大黄・虻虫[73]・桃仁）の証に、少腹鞕満といい、又畜血（瘀血）といい、又狂の如しといい、又喜忘といい、又瘀血といい、又経水不利という。

抵当丸の証に、少腹満し、当に小便不利すべし。今反って利するものは、血ある為なり。

以上の二方を歴試するに、水蛭は瘀血を主治するや明らかなり。急にはすなわち湯を以ってし、緩にはすなわち丸を以ってす。

処方名＼薬味	桃仁	大黄	水蛭	䖟蟲	䗪蟲	黄芩	甘草	杏仁	芍薬	乾地黄	乾漆	蠐螬
抵當湯	2.4	3	1.8	2								
抵當丸	1.4	3	1.2	1.4								
下瘀血湯	2.4	3			6							
大黄䗪虫丸	10	2.5	6	1.3	2	2	3	10	4	10	1	4

（新古方薬嚢の薬味の分量）

● 張仲景薬証論

　少腹硬満、発狂善忘[74]、小便自利[75]するものを主治する。

　水蛭には発狂善忘なる精神症状があり、その瘀血の程度は桃仁などの証よりも重いものがあります。故に臨床では桃仁・紅花などの薬物が無効な状況においてのみ初めて水蛭の使用を考慮することができます。

● 中薬学

　破血逐瘀（活血祛瘀薬）

中医学的臨床応用：

1、破血逐瘀

---

[73] アブ科　Tabanidaeの昆虫　*Tabanus bivittatus* MATS. またはその他同属昆虫の雄の全虫体　虻虫の破血逐瘀の効能は水蛭に似ているが、その力はもっと激しい、内服すると下痢を引き起こす可能性がある。
[74] 精神不安定・健忘・不眠・煩躁・甚だしくは精神異常にまで至ることを表現する。
[75] 小便の良く出る者を言う。小便が出すぎる者の事、小便の出が悪いはずなのに反って出の良い者の事も小便自利という。また別に、瘀血で起こることもある。

①血滞による無月経、癥瘕積聚および打撲損傷など瘀血阻滞の証候に用いる。

水蛭の破血逐瘀の力は激しい。無月経・癥瘕には、よく桃仁・三棱・蘇木などを配合し、消散瘀血の力を強める。体質が弱いものには、益気養血薬を配合すべきで、正気を損傷するのを防ぐ。

代表方剤：<u>大黄䗪虫丸</u>（大黄・黄芩・甘草・桃仁・杏仁・芍薬・乾地黄・乾漆・虻虫・水蛭・蠐螬・䗪虫）金匱要略

<u>化癥回生丹</u>（人參・安南桂・両頭尖・麝香・姜黄・丁香・川椒・虻虫・三棱・蒲黄・紅花・蘇木・桃仁・蘇子・五霊脂・降真香・干漆・当帰尾・没薬・白芍・杏仁・香附子・呉茱萸・延胡索・水蛭・阿魏・小茴香・川芎・乳香・良姜・艾葉・益母草・熟地黄・鼈甲・大黄）温病条弁

②損傷による瘀血内阻、心痛・腹痛・便秘には、大黄・牽牛子を併用する。

代表方剤：<u>奪命散</u>（水蛭・大黄・黒牽牛子）

③活血化瘀薬を配合し、血小板増加症に用いる。短時間で煎じて内服すると、一定の効果がある。水蛭の破血効能を利用する。

④抗癌剤として試験的に用い、一般に他の抗癌性の中草薬製剤（丸・散・錠剤）に配合して内服する。

使用上の注意：薬力がはげしいので邪実（実証）だけに適応し、以下の状態には使用しない。
1、体質が虚弱で、脈が軟弱・無力のもの。
2、妊婦
3、出血傾向のあるもの
4、貧血の患者

一般に水蛭を服用するときには、補気血の薬剤を補助的に用いて身体を保護すべきである。

用量：多量に服用するのはよくない。煎剤には一般に1.8〜4.5g、抗癌には最大6〜9g、散剤では0.3〜0.6g、最大1.5〜2.5g、水蛭は生臭い匂いがあり、煎じると一層ひどくなるので粉末にしてカプセルに入れて沖服するのがよい。

選品：形が全て整い、黒褐色で雑質の無いものを良品とする。

52、竜骨

「竜骨」は、「竜の骨」であるわけですが、竜というのは想像上の動物です。9種の動物に似た点、すなわち駝の頭、鹿の角、鬼の眼、牛の耳、蛇の項、蜃の腹、鯉の鱗、虎の掌、鷹の爪を備え、鱗虫類の長の地位を与えられています。四霊のひとつで、淵にひそみ、ときに雲をよんで天に昇る水神であるところから、古来防火の神でもあります。また皇帝のマークが竜の5本指（爪）であるように、「竜」は、優れた人、非凡な人の喩えにされます。

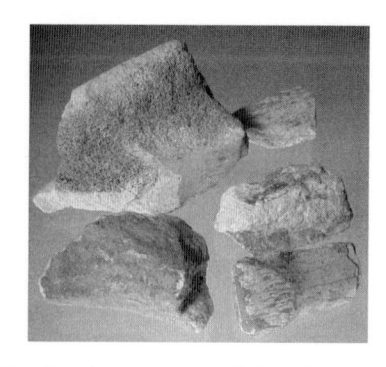

基原：日本薬局方に収載されておりまして、「大型哺乳類の化石化した骨で、主として炭酸カルシウムから成る」と規定されています。

大型哺乳類とは、種々の原動物が知られ、主なものにゾウ類の *Stegodon orientalis* OWEN、サイ類の *Rhinoceros sinensis* OWEN、ウマ類の *Hipparion* sp. シカ・ウシ類の *Gazella gaudryi* SCHL. などがあります。一般的にマンモスなどの大動物の骨が地中に埋没して化石になったものと説明します。

竜骨は化石ですので内部の髄質が鬆疎で細孔が縦走しています。また往々空洞になっていて内に結晶を包蔵していることもあります。なめてみると水分を吸収するのでしょうか舌に吸い付くような感じがあります。

中国の農民の経験談によりますと、雪が積もっている冬、地下に竜骨が埋まっている所は真っ先に雪が溶けるそうです。また、小雪の場合は竜骨が埋まっている所には積もらないそうです。そのようなことを目標に竜骨を探し、見つかったら直ぐに掘り上げて、紙を貼り風化するのを防ぐそうです。

「証類本草」中には、竜骨、竜胆、竜眼をはじめ、頭に竜のつく薬物が全部で10種類収載されています。中には有名未用のものもありますが、それら全てが「無毒」という点で共通しています。崇高なイメージを持つ「竜」は、当然ヒトに対して害を及ぼしてはいけないわけです。

竜骨は、実は「日本薬局方」には収載されていますが、中国の局方である「中華人民共和国薬典」には記載されていません。正確には1977年版には収載されていましたが、1985年版で付録の項に名称と基原のみの記載となりました。1994年版「中薬志」では、その理由として、

52、竜骨

近年の分析結果から竜骨、竜歯には数種の金属元素や放射性元素が含有されていることが明らかになり、人体に対する悪影響からの処置であるとしています。しかし、竜骨は「神農本草経」中、命を養い、天に応ずる上品の薬に分類され、「本草綱目」でも同様に扱われており、古来、経験的に不老長寿の薬とされてきました。今に至って、極わずかな元素を単一成分でとらえて、人体に危険であるということで「中華人民共和国薬典」から削除することは、「転ばぬ先の杖」なのかも知れませんが、竜骨の生薬としての重要性を考えると疑問が残ります。ただ、確かに市場の竜骨には砒素を相当量含有するものがあり、局方不適になるものが多いことも事実です。1977年版「中華人民共和国薬典」には、「五花竜骨は極めて破砕されやすく、毛片紙に粘貼して常用する。」とあり、中国では、専ら吸湿・止血・生肌斂瘡の外用薬として利用されてきていますので、需要の少なさからの削除かもしれません。

大型哺乳動物の骨が何万年もかかって化石化した「竜骨」は資源的に限りがあることから、資源保護的な問題も関係しているのでしょうか。竜骨は供給面において不足するのは確実と思われます。すでに中国市場には現存の哺乳動物の骨から製した偽品が出回っており、竜骨の代用品の早急な研究が不可欠であるといわれています。

〔生薬の玉手箱：ウチダ和漢薬　http://www.uchidawakanyaku.co/jp/〕

産地：陝西省（せんせい）　甘粛省　内蒙古

成分：海綿質部には炭酸カルシウムを46～82％、白色の緻密質部には5～12％含有する。リン酸カルシウム、他にカリウム・リン・ナトリウム・アルミニウム・珪素などの酸化物。微量元素としてはマンガン・マグネシウム・鉄なども検出されている。アラニンやグリシンというアミノ酸も含むという。

薬理作用：
- pH調節作用：熱水抽出液のpHはアルカリ性であり、他の生薬の多糖成分などの溶解性を上げる溶解補助作用が認められる。

柴胡加竜骨牡蠣湯のpHは5.6であるのに対し、竜骨を除いた湯液は4.7、牡蠣のみを除いた場合には5.3、竜骨と牡蠣の両方を除くとpHは4.3となり湯液の液性調節に竜骨と牡蠣が関与することが認められています。配合の桂皮成分の溶存性を検討した結果、シンナアルコール、シンナムアルデヒドが竜骨と牡蠣を除くと減少することが認められました。薬理作用をみると、方剤で認められたマウス睡眠延長作用、けいれん発現の抑制作用が竜骨牡蠣を除いたエキスで低下しました。すなわち方剤の神経系に対する作用には竜骨牡蠣が直接関与することに加えて、方剤中の桂皮のような神経系に作用する生薬の溶存性を高めることも影響

を与えていると考えられます。

　主成分炭酸カルシウムが煎じ液中に溶け出るのかということですが、一日分の柴胡加竜骨牡蠣湯と、そこから竜骨と牡蠣を除いたものを煎じてカルシウム量を分析してみるとカルシウム量は総量にして 5 mg つまり、非常に少量の増加にしかなりませんでした。これで鎮静作用、あるいは安神作用という作用が生じるとは考え難いと云う結論です。

　昭和薬科大学の田代眞一先生は、「竜骨や牡蠣というのは特定成分の吸着除去に関与するのではないか？　煎液の中から何か特定の成分を、この竜骨・牡蠣が吸着し、結果的に、捨てる側に回すことによって、そのアンタゴニスティックな作用、つまりひっついたものの逆の作用を増強させる、そのようなことがあるのではないかと考えました。すなわち、竜骨や牡蠣にいわば中枢興奮作用をもった成分が吸着除去され、結果的には興奮作用を抑制することによって安神作用をだしているのではないか」すると、「竜骨・牡蠣には非常に特異的に吸着されている成分が存在することがわかってきた」としています。

　また竜骨を水で煎じた場合、カルシウムはわずかに溶出するのみであるが、人工胃液では微量元素の大部分も溶出すると言われています。竜骨や牡蠣を湯液として服用する場合、粉末のまま服用する場合にはその作用にも多少の違いがあることが考えられます。しかし、竜骨にあっては散剤での服用は控えるようにいわれています。理由としては「竜骨」は土中で石化したものであり、重金属の含有が認められるからです。15局ではヒ素の確認試験が追加されました。しかし「牡蠣」については現在その限りではありません。健保適用品として「ボレイ末」があります。

柴胡加竜骨牡蠣湯　重要構成生薬解説・竜骨と牡蠣

　　　　　　　　　　　　　　　　　昭和薬科大学病態科学教室教授　田代眞一先生
　竜骨・牡蠣の二つの生薬は、ともに動物由来でありながら、炭酸カルシウムを主成分としており、鉱物性生薬とも分類されることがあり、このような化学組成の面からも、また、ともに安神作用というマイナートランキライザー様作用を持つとされ、臨床的な薬効の面からも、互いによく似た生薬である。その結果、柴胡加竜骨牡蠣湯・桂枝加竜骨牡蠣湯というように、しばしば二つを組み合わせて用いられる。では、こうした炭酸カルシウムを主体とした生薬がどう効くのであろうか。
　一つの最も考えやすい可能性は、竜骨や牡蠣からカルシウムが溶け出し、そのカルシウムが鎮静作用を出すということが考えられる。そこで、一日分の柴胡加竜骨牡蠣湯と、そこから竜骨と牡蠣を除いたものを煎じてカルシウム量を分析してみた。するとカルシウム量は総量にして 5 mg つまり、非常に少量の増加にしかならなかった。これで鎮静作用、あるいは安神作用

という作用が生じるとは考え難い。カルシウム以外の何か微量成分がでている可能性も否定できないが、有機物、あるいは重金属ともに、現時点ではめぼしい物は見当たらず、今後の検討を待ちたいと思う。

次の可能性としては、煎じた時に、ほかの生薬からでる有機酸などを、炭酸カルシウムが中和してpHを中性に保ち、そのことによって、酸に不安定な成分の失活を防ぐという機序も考え得る。そこで、柴胡加竜骨牡蠣湯の形で竜骨・牡蠣の添加の有無によってpHがどう変わるかを実際に調べてみた。しかし、竜骨・牡蠣を配合しない時が4.9なのに対して、配合しても5.5とpHの差はさほど見られず、竜骨・牡蠣の安神作用を十分に説明するにたるとは考え難い結果になった。

そこで、竜骨や牡蠣というのは特定成分の吸着除去に関与するのではないかと考えついた。生化学領域では、蛋白などを精製する際にカルシウム剤を吸着剤として利用している。このような作用が当然竜骨や牡蠣にもあるだろうと考えてみると、煎液の中から何か特定の成分を、この竜骨・牡蠣が吸着し、結果的に、捨てる側に回すことによって、そのアンタゴニスティックな作用、つまりひっついたものの逆の作用を増強させる、そのようなことがあるのではないかと考えた。すなわち、竜骨や牡蠣にいわば中枢興奮作用をもった成分が吸着除去され、結果的には興奮作用を抑制することによって安神作用をだしているのではないか。すると、竜骨・牡蠣には非常に特異的に吸着されている成分が存在することがわかってきた。その成分が本当にどのような薬効をもっているか、これは今から検討してみたいと考えるが、いずれにしても、このように捨てる側にも特定の成分が移行するようである。

従って、従来のように、一つの生薬を加えた時、何らかの薬効成分が溶け出してきて、それが薬理作用を示すのであるという考え方に対して、一方、別な生薬からでてきた成分を吸着除去するために配合する生薬があることも考えられる。現在竜骨・牡蠣に吸着した成分の薬理作用を研究中である。

このように、竜骨・牡蠣は確かにカルシウムを供給するし、他の微量成分をだしている可能性もある。また、酸を中和し、酸に不安定な成分の保持に関与している可能性もある。また、特定の成分の除去に関与しているかもしれない。今後の検討をさらに待っていただきたい。

日本短波放送　平成7年6月28日放送分より抜粋

|性味|：甘　渋　平（微寒）

|帰経|：心　肝　腎

|薬能|：
- ●神農本草経　神農本草経の上品に収載された薬物です。
　　心腹鬼注(きちゅう)（肺結核に類する伝染性慢性消耗性疾病）、精物老魅（何かに取り付かれて起こ

る精神症状)、咳逆、膿血を洩利す（下痢)、女子漏下、癥瘕堅結（腹部の腫瘤)、小児熱気驚癇を主る。久しく服せば身軽く、神明に通じ年延ぶ

● 重校薬徴

　臍下の動（下腹部の動悸）を主治し、驚狂（精神不安・神経過敏)、煩躁（煩悶して落ち着かない)、失精（遺精・夢精）を兼治す。

考徴

桂枝去芍薬加蜀漆[76]竜骨牡蠣湯の証に驚狂し起臥安からず（精神不安・神経過敏があり、起きても臥してもじっとしておられない）という。
　竜骨4両の最大量方

桂枝甘草竜骨牡蠣湯の証に、煩躁という。この煩躁とは驚狂し起臥安からずと同義であります。
　竜骨2両、4味の最簡方
桂枝加竜骨牡蠣湯の証に、男子失精、女子夢交という。
天雄散（天雄・朮・桂枝・竜骨）の証は闕く。類聚方広義には、失精、臍下に動あり。上衝し悪寒し、小便不利する者を治す。この処方は牡蠣なく竜骨のみの処方。
蜀漆散（蜀漆・雲母・竜骨）の証は具らず。類聚方広義には、寒熱発作時有り。臍下に動あるものを治す。とあります。
柴胡加竜骨牡蠣湯の証に、煩驚という。

　以上の諸方を歴試するに、竜骨の治す所は、驚狂、煩躁、失精、無容疑の者を治す。為則毎に若の証にいてち之を用い、而して間効なき者あり。是に於いて中心より之を疑い居ること数歳にして始めて得たり。其の人臍下の動ありて、或は驚狂し、或は煩躁し、或は失精する者に竜骨を用いて是れ影響す。若し臍下に動なき者は、終に其の効を見ず。是に由りて之を観るに、竜骨は臍下の動を主治するなり。驚狂、失精、煩躁の如きは其れ兼治のみ。学者諸を試せ。

● 張仲景薬証論

　驚悸（心神不安して睡眠が浅い・物音を聞いて煩乱する・起臥安からず・ひきつけして動悸する）して脈芤動（芤（ねぎの青い葉の所のように、押すとへこんでわからなくなってしまう血虚の脈）で遅い脈）なる者を主治する。

　脈芤動は桂枝加竜骨牡蠣湯の条文にでてきます。桂枝湯の脈は浮虚ですが、これはそれよ

---

[76] ジョウザンアジサイの若い枝葉。甜茶ともいう。催吐痰飲、截逆

り一歩進んだ脈といえます。これを竜骨脈と称しています。

● 中薬学
平肝潜陽　鎮静安神　収斂固渋（重鎮安神薬）

中医学的臨床応用：
1、平肝潜陽
　　竜骨は甘・渋で性質が重く、浮陽を潜鎮し鎮静・鎮痙に働く。燃え上がった火を鎮静させて高ぶった気持ちを鎮めることです。陰虚火旺ののぼせ・いらいら・頭痛・顔面紅潮や、肝陽化風のふらつき・めまい・耳鳴り・手足のふるえ・筋肉がぴくぴくひきつるなどの症候に牡蠣・代赭石・牛膝などと用いる。

　　代表方剤：鎮肝熄風湯（懐牛膝・代赭石[77]・竜骨・牡蠣・亀板・白芍・玄参・天門冬・川楝子・麦芽・茵蔯蒿・甘草）

　　海岸線でしか採れない牡蠣と、内陸の砂漠地帯でしか採れない竜骨を組み合わせて用いるということを考えた人は実に宇宙的な非常に広い視野に立ってものを考えていたということではないかと思います。

2、鎮静安神
　　竜骨は、鎮静に働いて驚きやすい・動悸・不安感・不眠などを改善し、性質が重いところから「重鎮安神」と呼ばれる。動悸に関しては「臍下の悸」に有効とされている。心神不安の驚きやすい・不安感・不眠・多夢・動悸などの症候に牡蠣・酸棗仁・遠志などと用いる。

　　代表方剤：桂枝去芍薬加蜀漆竜骨牡蠣湯（桂枝・甘草・生薑・大棗・竜骨・牡蠣・蜀漆）
　　　　　　　柴胡加竜骨牡蠣湯（柴胡・黄芩・半夏・人参・大棗・桂枝・茯苓・竜骨・牡蛎・大黄）

3、収斂固渋
　　煅竜骨は収斂固渋の効能により、遺精・遺尿・崩漏・自汗・盗汗・慢性の下痢を改善し、帯下を止めるので、様々に用いられる。
　①腎虚の遺精には牡蠣・潼蒺藜[78]・芡実[79]などと用いる。

---

[77] 天然の赤鉄鉱 Haematite（主成分は酸化第二鉄 Fe_2O_3）平肝潜陽、降逆止血
[78] マメ科（Leguminosae）のゲンゲ属植物　*Astragalus complanatus* R. BR.、*A. chinensis* L. などの成熟種子。補腎固精、養肝明目
[79] スイレン科（Nymphaeaceae）のオニバス　*Euryale ferox* SALISB. の成熟種子。補脾祛湿、益腎固精

　　　　代表方剤：金鎖固精丸（沙苑蒺藜・芡実・蓮須・竜骨・牡蠣）

②小便頻数あるいは遺尿・遺精・精神恍惚・健忘などの症候に桑螵蛸などと用いる。

　　　　代表方剤：桑螵蛸[80]散（桑螵蛸・遠志・石菖蒲・竜骨・人参・茯神・当帰・亀板）

③帯下・月経過多には牡蠣・烏賊骨[81]・山薬などと用いる。

④虚汗には牡蠣・五味子などと用いる。

4、その他
　　煅竜骨の粉末を外用すると皮膚潰瘍に有効である。

用量：9～30g

使用上の注意：先に煎じる。

炮製：
1、生竜骨：平肝潜陽・安神定驚・熄風に働く。
2、煅竜骨（焼いたもの）：収斂固渋に働く。

選品：白色で質が軟らかく、破砕しやすく、なめると舌に強く吸着する感じを与えるものが良品とされている。黄色や暗黒色のもの、硬く砕けにくいものはよくない。最近は動物の骨を酸で処理した速成のものが多く出まわっており、本物の化石は少ない。

　江部洋一郎先生は「竜骨は本来動物の化石であるが、現在本当の化石は稀少であり、実際には豚や牛その他の哺乳類の骨を何年間か土の中に埋めて竜骨と称している。したがって本来の竜骨とは異なっており使用に耐えない。竜骨と牡蠣を併用する処方が多いが私達は牡蠣のみを使用している。一部に本来の化石である竜骨も存在するので、どうしても併用の必要があるときにはそれを使用すべきである」と言っています。

---

[80] カマキリ科（Mantidae）のオオカマキリ　*Paratenodera sinensis* SAUSSURE、コカマキリ *Statilia maculata* THUNB、ウスバカマキリ *Mantis religiosa* L、ハラビロカマキリ *Hierodula patellifera* SERV. などの卵鞘。補腎助陽、固精縮尿
[81] コウイカ科（Sepiidae）のコウイカ　*Sepia esculenta* HOYLE、シリヤケイカ *Sepiella maindroni* de ROCHE-BRUNE などの甲骨。収斂止血、固精止帯、制酸止痛、収湿斂瘡

52、竜骨

　学術的な化石の概念は「過去の生物の一部や痕跡」が通例のように聞き及んでいます。しかし「人工竜骨（牛や豚など哺乳動物の骨を土中に埋めたもの）」が存在するというお話は繰返し耳にいたします。竜骨の規格として「竜骨」「五花竜骨」の二種があり、後者はほとんど石化しているも、前者は比較的石化しているものとに別けられます。現在に至るまで偽物が輸入されたという話は聞き及んでおりません。又、成分による差異も確認されていません。

53、牡蠣

基原：イタボガキ科（Ostreidae）カキ *Ostrea gigas* Thunbergの貝がら。（日本薬局方）

原動物について「中華人民共和国薬典1995年版」では、*Ostrea gigas* のほかに、*O. talienwhanensis* Crosse、*O. rivularis* Gouldの2種を規定していますが、*O. gigas* が最も大きく、また養殖に適した品種であることから、市場にも本種由来のものが多く出回っていると考えられます。

カキは「海のミルク」とも呼ばれるくらい栄養豊富で、洋の東西を問わず食用とされ、縄文期の貝塚からはハマグリの次に「カキ」の殻が多く出土するそうです。このことからもわかるように、日本人は古くから現代にいたるまで、「カキ」を食料として好んで利用してきました。養殖の歴史も古く、ヨーロッパでは既に紀元前1世紀ころから始まったとされています。日本でも寛文13年、1673年に広島ではじまったとされています。広島県、宮城県をはじめとする各地で盛んに養殖されており、現在日本で食用として最も多く流通しています。漢方薬としては身よりも殻の方がよく使用されます。

「カキ」の殻は、同じ二枚貝であるアサリなどとは異なり、左右対称ではありません。左殻は、大きく膨らんでおり、右殻は、小さく比較的平らな形をしています。左殻で他の物に固着して成長します。また、一定の場所に固着して生活していることから、周囲の環境の影響を受けやすく、殻の形は変化に富んでいます。「カキ」の殻は、主にチョーク層という極めて脆い物質からなる層と、葉状層という薄く丈夫な層が重なってできており、脆く、他の貝と比較して比重がとても軽いのが特徴です。

牡蛎の品質については「左顧」すなわち左殻で、岩などに付着する側の厚くて大きい方が良質品であるとされてきました。「牡蛎」とは「雄の蛎」の意味であり、陶弘景は「牡蛎は東海に生じ、今の浙江省や福建省に産するものは皆良質である。道家は左顧を雄とし、ゆえに牡蛎と名づけ、右顧がすなわち牝蛎（ひんれい）である。（中略）これは大きいものが好まれるという例えである」と記しています。すなわち、大きい方の殻が雄ということで「牡蛎」、片方の小さくて薄くて偏平な殻を雌として「牝蛎」と称して区別していたわけです。現在でも「中薬大辞典」には、「大きくて形が整い、内側に光沢があるものが良品である」と記されていますが、昨今は牡蛎と牝蛎の区別はなされていません。カキの長年にわたって成長したものは鱗片層が幾重にもなり、石のように堅く厚くなり、こうしたものが良質品とされてきたわけです。

加えて、内面に光沢があるような新しいものが良質とされます。採集時期については、「名医別録」では「採集するのに時期はない」とし、「神農本草経集注」では「11月に採集する」、他に「2月3月に採集する」という文献もあり、冬期が一般的なようです。

「図経本草」に、「南の人は、その肉を食品に当て、炙して食へば甚だ美味で、肌膚を細かにし、顔色を美しくする」とカキ肉の効能が記されており、また、夏期のカキは産卵期で痩せ衰えているため食用には適さず、栄養価が高く美味となる冬期に採集されたことは、やはり肉の食用を意識してのことと思われます。牡蛎はあくまでも肉を食したあとの廃棄物利用であったことは当然考えられることで、牡蛎採取のためのカキの採集はなかったものと考えられます。加えて、海岸近くに居住する人のみ肉を食することができたはずで、内陸部の人には縁遠い食品であったに違いありません。それにしても、陳皮、桃仁・杏仁、柿蔕、瓜蔕など、廃棄物まで薬用にしてきた古人の知恵には敬服せざるを得ません。

　一般に海産物の味は鹹で軟堅散結・益陰に働きます。一方、海産貝類生薬は牡蛎のほかにも、貝歯（タカラガイの貝殻）、石決明（アワビの貝殻）など多数あり、成分的にはカルシウムを主成分とすることで共通していますが、中医学においては貝歯や石決明は平肝熄風薬に分類され、牡蛎は重鎮安神薬に分類されるなど、薬効的にやや異なっています。また、カルシウムを主成分とすることで類似する竜骨は、鎮驚、固渋にすぐれている点で薬効的に異なります。これらの生薬には微量の有機物が残っていることが報告されていますが、成分化学的に個々の生薬の薬効の違いを説明するまでには至っていません。

〔ウチダ和漢薬　生薬の玉手箱
http://www.uchidawakanyaku.co.jp/tamatebako/tamatebako_50.html〕

産地：広島県、あと宮城県、中国です。現在わが国ではマガキが多量に産し、薬用とするよりもむしろ粉にして他の栄養物を混合して小鳥の飼料としてアメリカその他の国に輸出しています。あるいはカキの養殖で有名な松島湾においては、カキ殻の山には持ち主を記した看板が立っている。持主は製薬メーカーではなく、甲府のぶどう園とか有機農業でほうれん草を栽培している方々。土壌をアルカリ性にするためにカキ殻を用いるようです。

成分：主として炭酸カルシウムからなり、少量のリン酸カルシウムそのほかを含む。

薬理作用：
- 免疫賦活作用：水抽出の中性多糖を主成分とする画分は、正常マウスでは抗体産生細胞の増加、細胞性免疫増強、マクロファージ貪食能の亢進を示し、6-MP投与による免疫不全マウスで抗体産生細胞の減少を防止あるいは回復させる作用が認められた。また、水製エキスは、

膵臓の抗体産生細胞数を有意に増加させるが、これは天然マガキで最も強かった。
- pH調節作用：熱抽出液のpHはアルカリ性であるため、他の生薬の多糖成分などの溶解を上げる溶解補助作用が認められる。

[性味]：鹹　微寒

[帰経]：肝　腎

[薬能]：
- 神農本草経　上品収載

　傷寒寒熱、温瘧（熱感が強くて悪寒がない場合や悪寒の少ない場合）で洒洒（そんそん）（ふるえおののくこと。ぞっとすること）たるもの、驚恚怒気（きょうい）（腹を立てること）を主り、拘緩鼠瘻（瘰癧：頸部リンパ腺の炎症）、女子の帯下赤白を除く。久しく服すれば骨節を強くし邪気を殺して年を延ばす。

- 重校薬徴

　胸腹の動を主治し、驚狂、煩燥、失精を兼治す。

考徴

桂枝去芍薬加蜀漆竜骨牡蠣湯の証に驚狂し臥起安からずという。
　牡蠣5両の最大量方、竜骨を併用することにより煩驚を主治します。

牡蠣湯（牡蠣・麻黄・甘草・蜀漆）の証は具らず。
牡蠣湯の条に曰く、牡瘧[82]を治す。榕堂の脚注には牡瘧ではなく、牝瘧の誤りであると書かれています。

桂枝甘草竜骨牡蠣湯の証に、煩躁という。
牡蠣沢瀉散（牡蠣・沢瀉・括呂根・蜀漆・葶藶子・商陸・海藻）の証は具らず。
　互考には、腰より下に水気ありと。寒熱往来、喘咳急迫、胸腹の動劇しき者は牡蠣湯これを主り、身体水腫、胸腹の動あり、小便不利のものは牡蠣沢瀉散これを主る。この方剤は竜骨

---

[82] 瘧は激しい悪寒の後に発熱が現れ、それを繰り返す症状をこう呼ぶ。瘧は主にインフルエンザ、マラリア、重い風邪症状、腎盂炎、肺炎などを指す。
・牡瘧は大塚敬節先生の書物によれば「牡瘧は熱感が強くて悪寒がないか、悪寒の少ない場合を言います。」と記載されている。
・牝瘧は大塚敬節先生の書物によれば「牝瘧は悪寒が強くて熱感がないか、熱感の少ない場合を言います。」と記載されている。

53、牡蠣

なく牡蠣のみなので胸腹の動に牡蠣が用いられることがわかります。
桂枝加竜骨牡蠣湯の証に、男子失精、女子夢交という。
柴胡姜桂湯の証に心煩という。「胸脇満し、微結」
柴胡加竜骨牡蠣湯の証に、煩驚という。

　以上の諸方を歴試するに、牡蠣の治する所は、驚狂、煩躁、失精にして竜骨を以て復た差別なし。為則此れに従事すること久しく、始めて牡蠣の主治は胸腹の動なるを知る。学者其れ諸を試せ。

● 張仲景薬証論
　煩驚、口渇し胸肋（脇）痞鞕なる者を主治する。
　ここで口渇をいっていますが、これは栝楼牡蠣散の「百合病渇いえざるもの」柴胡桂枝乾姜湯中にも「渇して嘔せず」が存在し、口渇を主治することがうかがえるところからきています。

● 中薬学
　平肝潜陽　安神定驚　軟堅散結　収斂固渋（重鎮安神薬あるいは平肝熄風薬）

|中医学的臨床応用|：

1、平肝潜陽
　牡蠣は鹹渋で性質が重く、浮陽を潜鎮する。鎮静・鎮痙に働いて、頭のふらつき・眩暈・筋肉のひきつりなどを改善する。また、収斂により陰液を保持し汗を止めるので、陰虚に適している。
① 陰虚陽亢ののぼせ・いらいら・頭痛・不眠・めまい・耳鳴などの症候に竜骨・亀板[83]・白芍などと用いる。

　　代表方剤：鎮肝熄風湯（牛膝・代赭石・竜骨・牡蛎・亀板・白芍・玄参・天門冬・川楝子・麦芽・茵蔯蒿・甘草）

② 熱病の後期で傷陰のため肝風内動し、めまい・筋肉のひきつり・けいれんなどの症候がみられるときに亀板・鼈甲などと用い、滋陰潜陽による熄風解痙の効果を強める。

　　代表方剤：三甲復脈湯（亀板・鼈甲[84]・炙甘草・乾地黄・白芍・麦門冬・阿膠・麻子

---

[83] イシガメ科（Testudinidae）のクサガメ　*Chinemys reevesii* GRAY などの腹甲滋陰潜陽、益腎健骨、養血補心
[84] スッポン科（Trionychidae）ノシナスッポン　*Amyda sinensis* WIEGMANN の背甲または腹甲滋陰潜陽、軟堅散結

　　　　　仁・牡蛎）温病条弁

2、安神定驚
　　牡蠣は鎮静効果を持ち、驚きやすい・不安感・動悸・不眠・多夢などの症候に竜骨などと用いる。

　　　代表方剤：<u>桂枝加竜骨牡蠣湯</u>（桂枝・竜骨・牡蛎・白芍・生姜・甘草・大棗）
　　　　　　　　<u>柴胡加竜骨牡蠣湯</u>（柴胡・黄芩・半夏・人参・生姜・大棗・桂枝・茯苓・竜骨・牡蛎・大黄）

3、軟堅散結
　　煅牡蠣は軟堅散結の効果により腫瘤を軟化させる。
　①痰核（リンパ節腫）・瘰癧（甲状腺腫）に貝母・玄参と用いる。

　　　代表方剤：<u>玄参牡貝湯</u>（玄参・牡蛎・浙貝母＝消瘰丸）「医学心悟」「中薬臨床応用」
　　　　　　　　牡蛎を4.5杯の水で2.5杯まで煎じ、玄参・貝母を入れて1杯まで煎じ詰め温服する。
　　　　　　　　<u>消瘰丸</u>（玄参・牡蛎・貝母）

　②胸膈が痞鞕しているときに、栝楼根とともに用いる。

　　　代表方剤：<u>栝楼牡蠣散</u>（牡蠣・栝楼根）

　③牡蠣に丹参・沢蘭・鼈甲などを配合して、肝臓・脾臓の腫大の治療に使用している。

4、収斂固渋
　　煅牡蠣は収斂固渋の効能により、遺精・遺尿・崩漏・自汗・盗汗・慢性の下痢を改善し、帯下を止める。
　①自汗・盗汗には黄耆・浮小麦・麻黄根などと用いる。

　　　代表方剤：<u>牡蠣散</u>（黄耆・麻黄根・牡蠣）

　②腎虚の遺精には潼疾藜・芡実などと用いる。

　　　代表方剤：<u>金鎖固精丸</u>（潼疾藜・芡実・蓮鬚・竜骨・牡蛎）

　③崩漏・帯下などには竜骨・烏賊骨・山薬などと用いる。

　④熱性疾患の後、微熱があり大便溏で1日3、4回、脈数の者には生牡蠣の単煎が奏功する。

代表方剤：一甲煎（生牡蠣60gの細末を8杯の水で3杯に煎じ、3回に分けて温服）

5、その他
制酸作用があるので、胃酸過多・胃潰瘍などに茴香・延胡索などと用いられる。

代表方剤：安中散（桂枝・延胡索・牡蛎・茴香・甘草・縮砂・良姜）

内服する場合の多くは、「牡蛎」の煎じ液を飲むのではなく、粉末をそのまま飲むとされています．また、日本の民間療法でも、「牡蛎」の粉末を鎮静、健胃や遺精、夢精、寝汗の治療を目的に内服する方法が知られています。このように「牡蛎」は粉末としてそのまま服用することが多いことから、「牡蛎」を煎じた場合に水に溶け出ない部分にも薬として重要な役目があるように思われます。

用量：15～30g　軟堅散結には90～120g用いることもある。

使用上の注意：
1、先煎
2、牡蠣と竜骨の比較：どちらも固渋力がある。牡蠣は鹹で腎に入り、軟堅散結の効能がある。竜骨は甘で肝に入り、牡蠣より精神安定の作用が強い。両者とも動悸を止めるが、牡蠣は胸腹の動悸に、竜骨は臍下の動悸に有効である。牡蠣は軟堅散結・制酸にも用いられる。このように牡蠣・竜骨には特徴があるので牡蠣では竜骨の代用にならないこともある。竜骨と牡蠣を一緒に使用すると、潜陽・固渋の効能が強まる。

東洞は薬徴で、「牡蠣、黄連、竜骨は同じく煩躁を治す」と言っています。しかしその部位が違い、黄連は膻中（心臓部）、竜骨は臍下の動、そして牡蠣は、胸腹の動と言っています。

炮製：
1、生牡蠣：平肝潜陽・安神定驚に働く。
2、煅牡蠣（火熱を加えたもの）：収渋・軟堅・制酸に働く。

選品：古いものほど良く、外面は青白色のものほど良品であるとされる。粉末は鑑別困難なため用いない。

重校薬徴にも「陳久の者を良となす」と書かれています。東洞は広島の牡蠣を蒸し焼きにしたうえで、粉末にして使っていました。こうして貝の臭みや貝柱のたんぱく質をのぞいたものがいわゆる吉益牡蠣といわれるものです。

引用文献

1、西山英雄：和訓　類聚方広義　重校薬徴、創元社、1976
2、凌一揆、副主編、顔正華：中薬学、上海科学技術出版社、1984
3、黄煌：張仲景50味薬証論、メディカルユーコン、1998
4、神戸中医学研究会訳・編：漢薬の臨床応用、医歯薬出版、1979
5、神戸中医学研究会編：常用漢薬ハンドブック、医歯薬出版、1987
6、米田該典監修・鈴木洋著：漢方のくすりの事典、医歯薬出版、1994
7、赤堀幸男、王元武：臨床中薬解説、医歯薬出版、1996
8、渡辺武：平成薬証論、メディカルユーコン、2003
9、難波恒雄：原色和漢薬図鑑（上）（下）保育社、1980
10、許済群、副主編、王綿之：方剤学、上海科学技術出版社、1985
11、張瓏英：臨床中医学概論、自然社、1988
12、神戸中医学研究会編：中医処方解説、医歯薬出版、1982
13、神戸中医学研究会訳：中医学基礎、燎原、1988
14、呂景山：中医対薬、東洋学術出版社、2002
15、江部洋一郎：経方薬論、東洋学術出版社、2001
16、坂東正造：漢方治療44の鉄則、メディカルユーコン、2006
17、寺澤捷年：モノグラフ生薬の薬効・薬理、医歯薬出版、2003
18、昭和漢方生薬ハーブ研究会編：漢方210処方生薬解説、じほう、2001
19、田畑隆一郎：傷寒論の謎・二味の薬徴、源草社、2002
20、山田光胤・丁宗鐵：生薬ハンドブック、ツムラ、1984
21、松本克彦：今日の漢方診療指針－診断と治療、メディカルユーコン、2003
22、長沢元夫：伝統医学の学び方、績文堂出版、2009
23、日本病院薬剤師会監修：漢方製剤の知識（Ⅰ～ⅩⅢ）、薬事新報社、1984
24、中医臨床、東洋学術出版社、1993－2010
25、第十六改正日本薬局方、2011
26、日本食品分析センター、No.40、JULY、2004
27、大分県地域保健協議会：母乳とくすりハンドブック改訂版2013、2013
28、神戸中医学研究会編著：中医臨床のための中薬学、1992

引用URL

1、薬膳情報.net　http://www.yakuzenjoho.net/
2、漢方処方と薬味の相違　http://shizennori.exblog.jp/i2
3、生薬案内　大杉製薬　http://www.ohsugi-kanpo.co.jp/html/syouyaku-top.html
4、ツムラ生薬ハンドブック　http://www.tsumura.co.jp/
5、生薬の玉手箱　ウチダ和漢薬　http://www.uchidawakanyaku.co.jp/
6、生薬浪漫　クラシエ　http://www.kampoyubi.jp/roman/body.html
7、生薬アラカルト　小太郎漢方製薬
　　http://www.kotaro.co.jp/kampo/syouyaku/index.html
8、安東調剤薬局　http://www.andou-ph.co.jp/
9、村田漢方堂薬局　http://murata-kanpo.ftw.jp/
10、ハル薬局　http://www.halph.gr.jp/index.html
11、やなぎ堂薬局　http://yanagidou.co.jp/
12、誠芳園　http://www.seihouen.ne.jp/newpage-kanpo-kakumei.
13、百花園漢方薬局　http://www.est.hi-ho.ne.jp/abes/index.htm
14、世伸堂薬局　http://www.seisindou.jp/
15、漢方コンドウ薬局　http://29.pro.tok2.com/~busikeisi/index.htm
16、温心堂薬局　http://ww7.tiki.ne.jp/~onshin/index.htm
17、漢方マルヘイ薬局　http://maruhei.blog.eonet.jp/
18、聖快堂薬房　http://www.seikaido.com/
19、漢方薬局・薬店のための講座
　　http://www.megaegg.ne.jp/~kazu23410/newpage6.html
20、生薬・薬用植物のページ　帝京大学薬学部薬用植物園
　　http://www2.odn.ne.jp/had26900/
21、東亜医学協会　http://aeam.umin.ac.jp
22、山下整形外科クリニック　http://potato.hokkai.net/~acorn/index.html#info
23、ドクター康仁のうんちく漢方塾　すずき康仁クリニック　http://kojindou.no-blog.jp/
24、家庭の中医学　http://www.sm-sun.com/family/index.htm
25、イー薬草・ドット・コム　http://www.e-yakusou.com/
26、漢方まんだら　http://youjyodo.cocolog-nifty.com/kimagure/blog-mokuji.html
27、ここは中国科学史の真柳研究室です　真柳誠
　　http://mayanagi.hum.ibaraki.ac.jp/top.html

28、Metabolomics.JP　http://metabolomics.jp/wiki/Index:Tochimoto
29、ドクトルアウンの気になる健康情報　http://www.naoru.com/
30、百食閣　http://www.cf555.com/zhongyao/
31、日本漢方協会　http://www.nihonkanpoukyokai.com/
32、医薬品医療機器総合機構　http://www.info.pmda.go.jp/
33、財団法人日本食品分析センター　http://www.jfrl.or.jp/
34、ウィキペディア　http://ja.wikipedia.org/
35、神戸教育情報ネットワーク、白岩先生の植物教室
　　　http://www2.kobe-c.ed.jp/shimin/shiraiwa/index.html
36、クラシエ薬品漢・方・優・美　http://www.kampoyubi.jp/index_ninsyo.html
37、呂先生の中国語ブログ　http://blog.goo.ne.jp/lvxiaoling/
38、常國薬局豊成店　http://www.myph.jp/thunekuni/pc/index.html
39、独立行政法人　国立健康・栄養研究所　「健康食品」の安全性・有効性情報
　　　https://hfnet.nih.go.jp/
40、漢方処方と薬味の相違　htttp://shizennori.exblog.jp/
41、独立行政法人　森林総合研究所　http://www.ffpri.affrc.go.jp/

索　引

【あ行】
茵蔯蒿 …………………… 138
黄　耆 …………………… 38
黄　芩 …………………… 81
黄　連 …………………… 73

【か行】
薤　白 …………………… 248
艾　葉 …………………… 134
葛　根 …………………… 214
滑　石 …………………… 18
瓜　蔕 …………………… 289
栝楼仁・栝楼実 ………… 209
乾　姜 …………………… 252
甘　遂 …………………… 180
甘　草 …………………… 28
桔　梗 …………………… 55
枳　実 …………………… 316
橘　皮 …………………… 280
杏　仁 …………………… 264
桂　枝 …………………… 292
芫　花 …………………… 202
香　豉 …………………… 243
厚　朴 …………………… 308
呉茱萸 …………………… 286
五味子 …………………… 205

【さ行】
柴　胡 …………………… 89
細　辛 …………………… 100
山梔子 …………………… 326
酸棗仁 …………………… 335
地　黄 …………………… 153
芍　薬 …………………… 119

【た行】
朮 ………………………… 60
水　蛭 …………………… 356
石　膏 …………………… 9
川　芎 …………………… 113
大　黄 …………………… 165
大　戟 …………………… 177
大　棗 …………………… 273
沢　瀉 …………………… 230
淡豆豉 …………………… 243
猪　苓 …………………… 348
葶藶子 …………………… 162
当　帰 …………………… 105

【な行】
人　参 …………………… 45

【は行】
貝　母 …………………… 96
白頭翁 …………………… 70
半　夏 …………………… 193
茯　苓 …………………… 339
附　子 …………………… 183
防　已 …………………… 220
芒　硝 …………………… 22
牡丹皮 …………………… 129
牡　蠣 …………………… 368

【ま・や・ら行】
麻　黄 …………………… 142
薏苡仁 …………………… 236
竜　骨 …………………… 360

あとがき

　弦楽四重奏曲第67番二長調「ひばり」。おそらく今日が初見弾きなのでしょう、まだ少したどたどしい弓使いですが、確実に楽譜を読みながら娘がヴァイオリンを弾いています。1790年にハイドンによって書かれた楽曲の音符を忠実に追っていくことで、当時ウィーンで演奏された音楽を奏でることができます。もちろん楽譜の中に秘められている作曲者の想いを演奏者が独自の解釈を加えながら演奏することが必須です。そうすることで220年前のヨーロッパの人々が聴いた音楽を21世紀の日本において再現できるのです。

　漢方医学を学ぶ私達もそれに似ているような気がします。漢の時代に中国でまとめられた古典や、江戸時代に日本で書かれた医学書の文言を忠実に読み取り、またそれに解釈を加えることにより現代の私達の医療として再現することができるからです。当時の治療法は現在では通用しないこともあるかもしれません。しかし古典の考え方は確実に現代の私達が遭遇する疾患に通じることがわかります。またその考え方を土台にし、現代人にあった治療法に取り組むことができるのです。また、音楽家が楽譜をとても大事にしてそれをもとに音楽を再現し後世に伝えていくように、私達も古典に書かれてあることを現代の医療に活かし、伝えていかなければならないと思います。

　2か月に1回行われる「大分臨床漢方懇話会」にて、重校薬徴という書物を紐解き、私が学んできた中薬学の知識に加え、薬剤師の立場でさらに奥深く薬物ひとつひとつと向き合い考察を加えてきました。この度、その結果を日本屈指の漢方医である織部和宏先生の監修でまとめることができたことを心よりうれしく思います。元々私用の講演原稿と関連資料ですので、拙文であり、内容についても誤りが多々あると思いますが、今後「大分臨床漢方懇話会」にて諸先生方よりご指導・ご指摘をいただければ幸いと存じます。内容に関しては各種書籍・文献、インターネットサイトから引用しています。引用文献URLについては別掲していますがすべてを掲載できていない点をお詫び申し上げます。

　最後に生薬各論についての補足解説のみならず、臨床応用の実際から活用法まで毎回詳細にわたりご指導・ご助言をいただいた織部和宏先生にこの場をお借りして心より厚く御礼申し上げたいと思います。

平成24年9月

淵野　貴広

この本は「大分臨床漢方懇話会」にて平成16年5月26日より平成22年11月17日まで行った「重校薬徴の生薬解説」の講演原稿とその関連資料を中心にまとめたものです。平成24年12月に一度製本した後に、この度の出版にあたって新たに書き加えた内容もあります。現在「大分臨床漢方懇話会」で行っている「中薬学概論」にて講演した生薬、および織部塾「中薬学解説」にて講演した生薬についてはその資料を加えさせていただきました。基原植物については日本薬局方収載品であるものは第16改正の記載に書き改めました。各種生薬写真につきましては、大杉製薬株式会社様にご提供いただきました。また私が参加した薬草観察会などで撮った写真も入れさせていただきました。引用文献・書籍、引用URLに関しましては、極力本文内にて記載し、そして最後に別枠を設けまして記載していますが、全てを掲載できていない点を重ねてお詫び申し上げます。

　この度の出版にあたり多大なるご教授をいただきました、たにぐち書店社長の谷口直良様、井口倫太郎様、流通生薬に関する現状など貴重なアドバイスをいただきました栃本天海堂福岡営業所所長の小倉義広様に深く感謝申し上げます。ありがとうございました。

平成26年8月

　重版に際しまして、くわたに内科院長桑谷圭二先生には、大変お忙しい中、多大なる貴重なご指導・ご助言を賜りました。この場を借りて心より御礼申し上げます。ありがとうございました。

平成29年6月

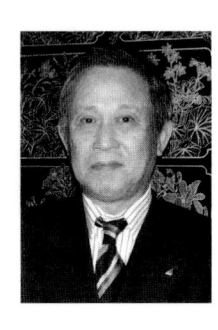

[監修者プロフィール]

織部 和宏 (おりべ かずひろ)

昭和41年	大分上野丘高校卒業
昭和48年	神戸大学医学部卒業
昭和51年1月	九州大学温研内科入局
昭和55年4月	大分赤十字病院第二内科部長　九州大学生医研講師　兼任
昭和61年4月	織部内科クリニック開業
	※現在に至る

●漢方医学
中医学：趙育松（ちょう いくまつ）（ハルピン医大中医科講師）に
　　　　平成元年〜2年師事
日本漢方：山田光胤（やまだ てるたね）先生に平成4年より師事中
●役職
日本東洋医学会　指導医　漢方専門医
日本東洋医学会　九州支部大分県部会　会長
日本東洋医学会　代議員
大分県医師会　副会長
大分大学医学部臨床薬理学教室非常勤講師
大分大学医学部臨床薬理学教室臨床教授
●平成24年　日本東洋医学会奨励賞　受賞

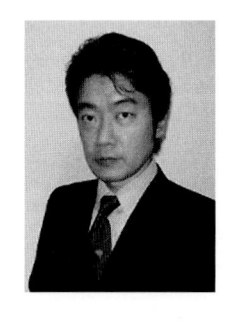

[著者プロフィール]

淵野 貴広 (ふちの たかひろ)

昭和40年	大分県大分市生まれ
昭和59年	大分県立大分舞鶴高等学校卒業
昭和63年	東京薬科大学薬学部薬学科卒業
昭和63年	イスクラ中医薬研修所（東京都杉並区）入所、中医学を学ぶ
平成元年	漢方専門薬局桃林堂薬局（東京都小金井市）入社
平成5年	安東調剤薬局（大分県大分市）入社
	※現在に至る
平成6年	大分臨床漢方懇話会講師
平成10年	大分中医学研究会副会長
平成14年	漢方薬・生薬認定薬剤師
平成22年	大分臨床漢方研究会理事
平成23年	織部塾にて中薬学解説を担当
平成24年	大分市薬剤師会理事
平成29年	日本東洋医学会九州支部大分県部会幹事

●著書「大分臨床漢方懇話会　生薬解説」

重校薬徴の生薬解説

2014年9月20日　第1刷発行
2017年8月21日　第2刷発行

監　修　織部　和宏
著　者　淵野　貴広
発行者　谷口　直良
発行所　㈱たにぐち書店
　　　　〒171-0014 東京都豊島区池袋2-69-10
　　　　TEL.03-3980-5536　FAX.03-3590-3630

落丁・乱丁本はお取り替えいたします。

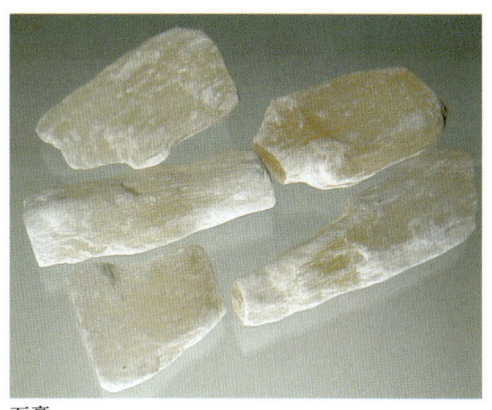

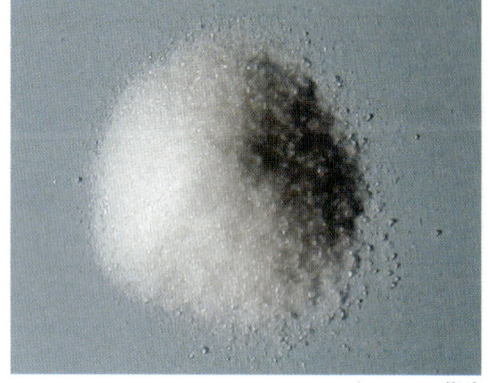

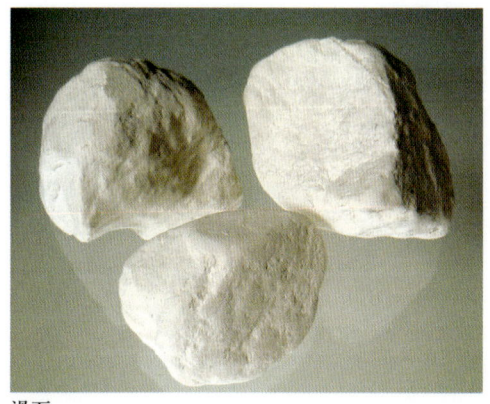

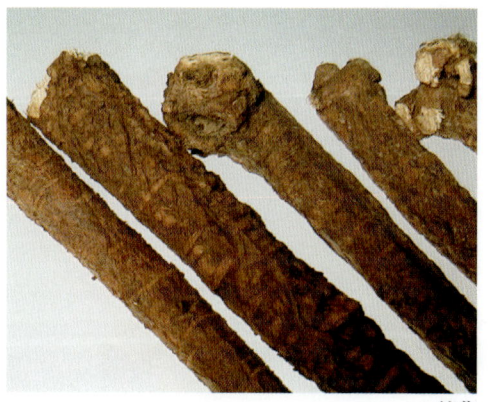

― 付録 ―
生薬写真一覧

石膏

芒硝

滑石

甘草

黃耆　　　　　　　　　　　　　　　　　白朮

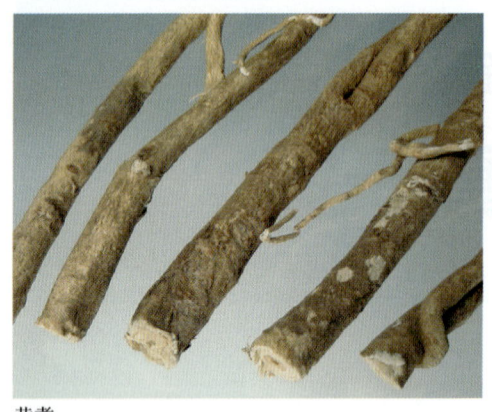

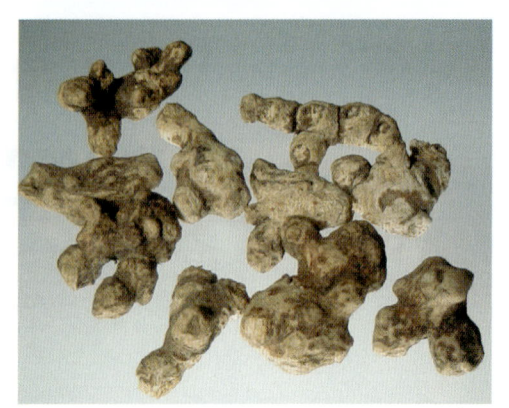

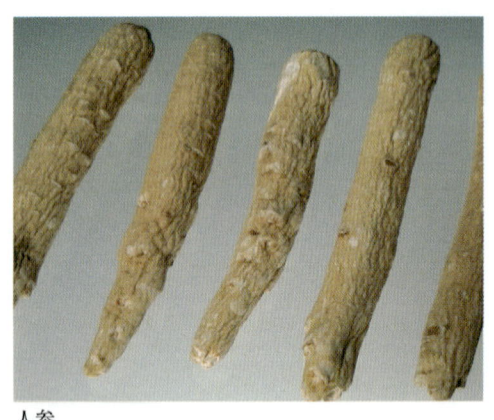

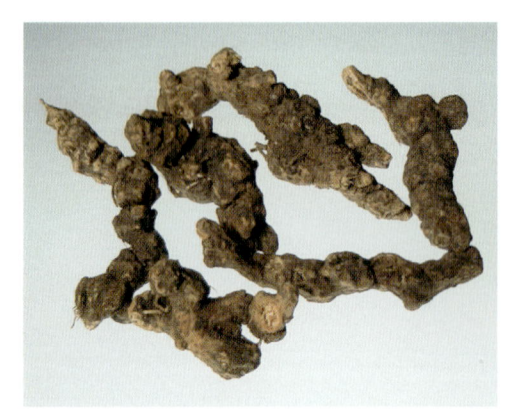

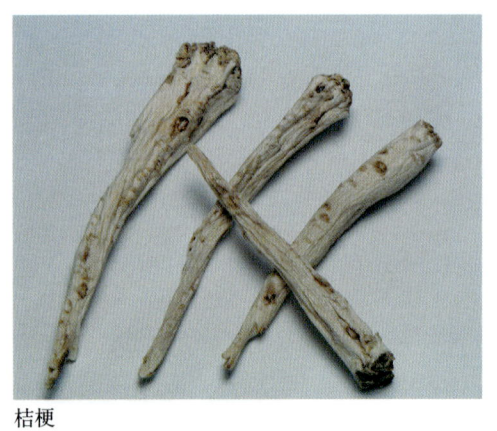

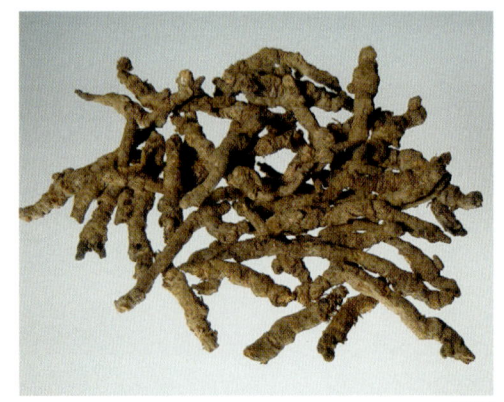

人參　　　　　　　　　　　　　　　　　蒼朮

桔梗　　　　　　　　　　　　　　　　　黃連

黄芩

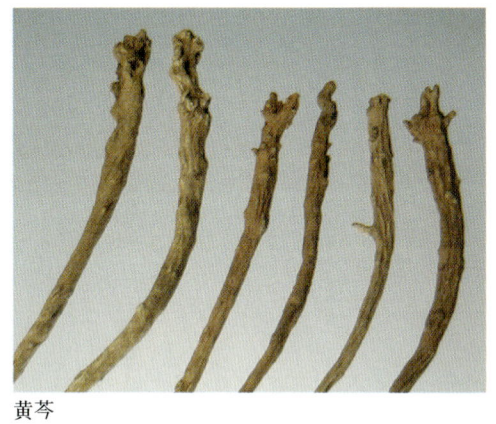

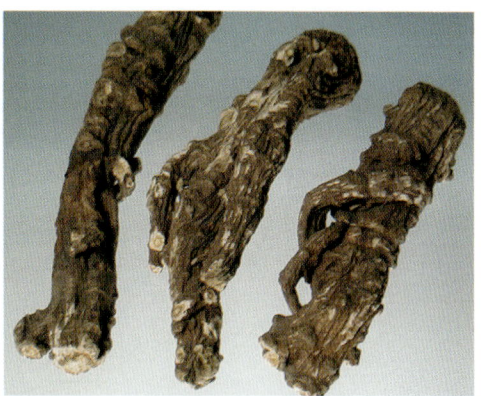

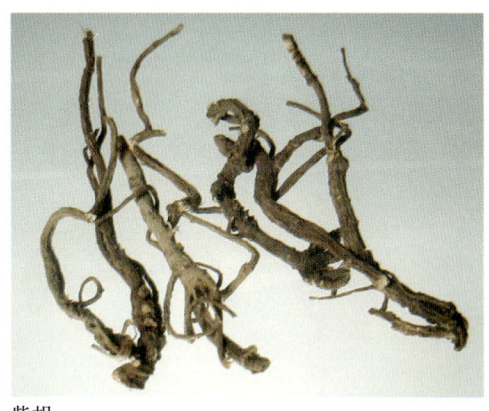

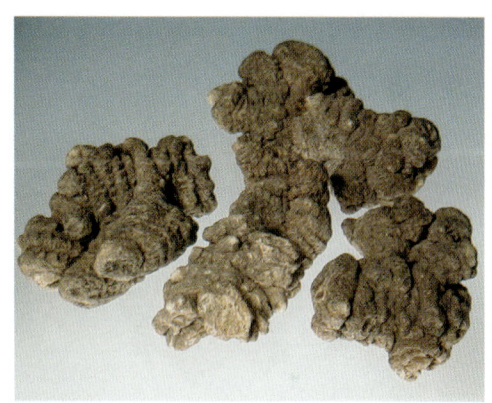

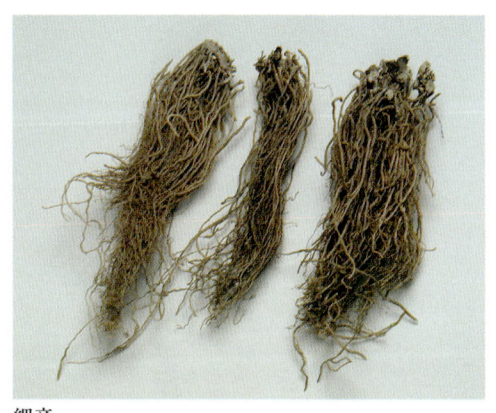

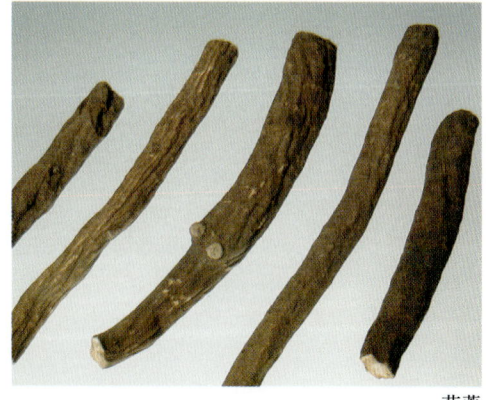

当帰

柴胡

川芎

細辛

芍薬

牡丹皮　　　　　　　　　　　　　　　　　麻黄

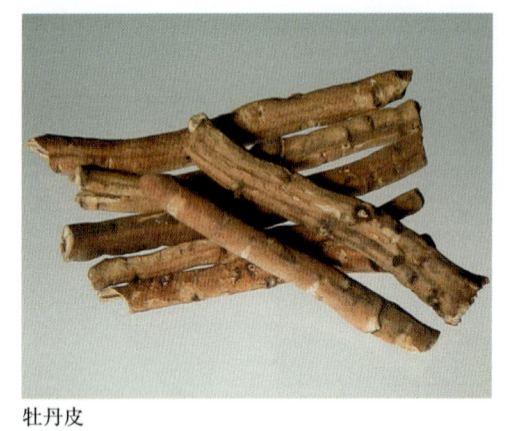

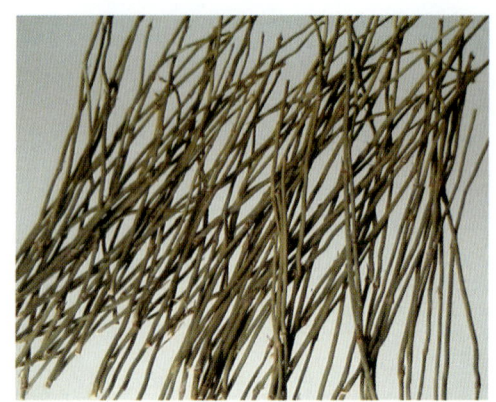

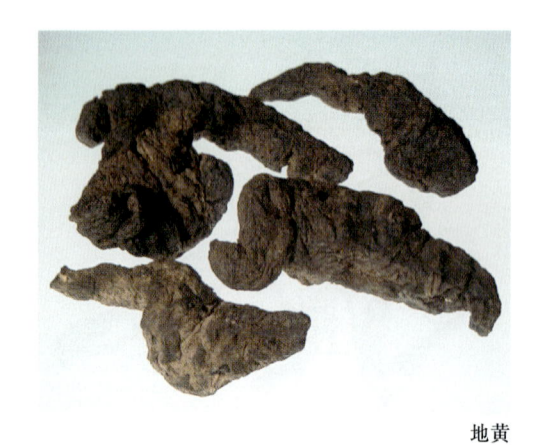

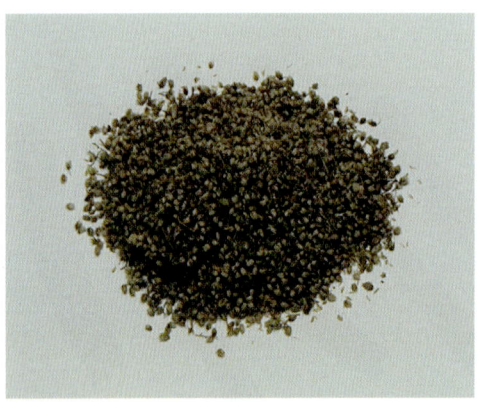

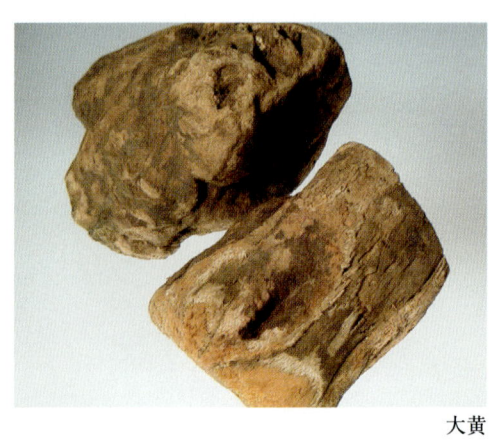

艾葉　　　　　　　　　　　　　　　　　　地黄

茵蔯蒿　　　　　　　　　　　　　　　　　大黄

附子

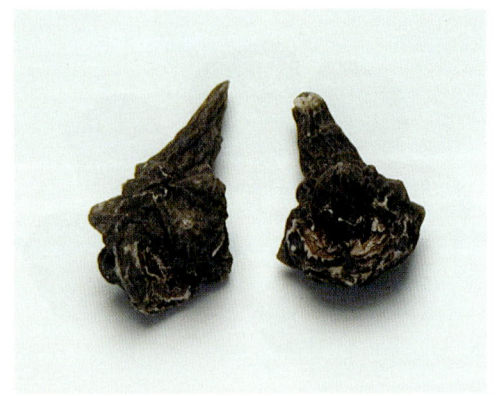

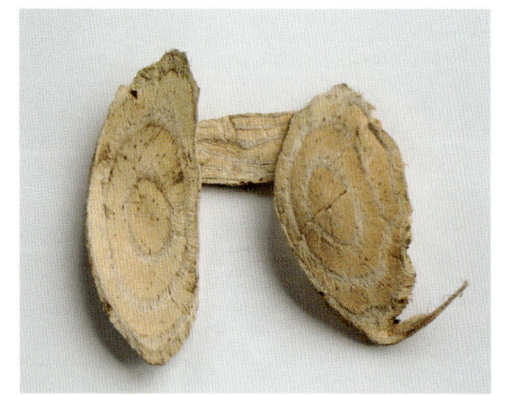

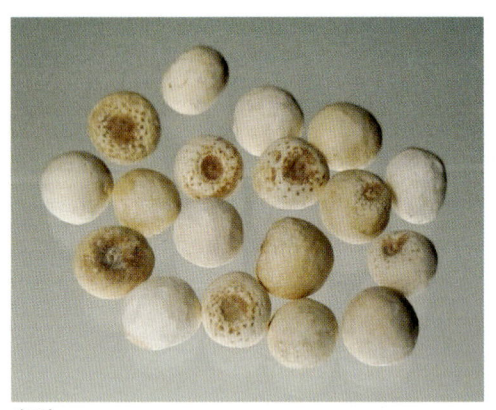

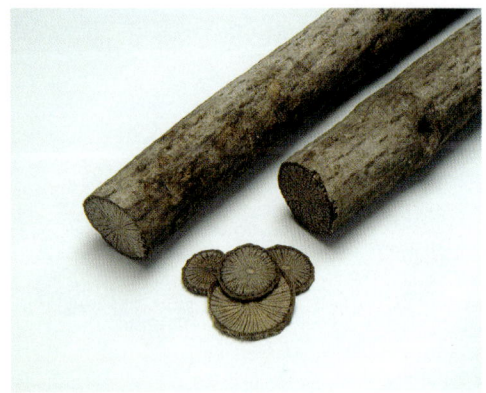

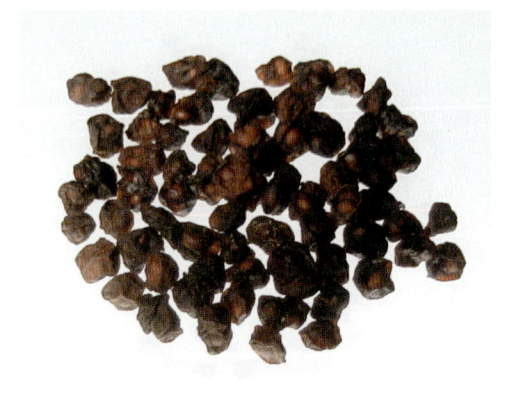

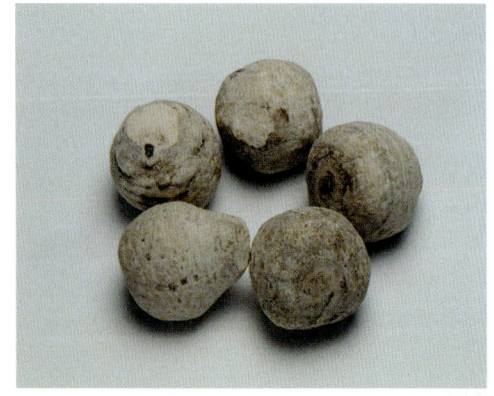

葛根

半夏

防已

五味子

沢瀉

薏苡仁　　　　　　　　　　　　　　　　大棗

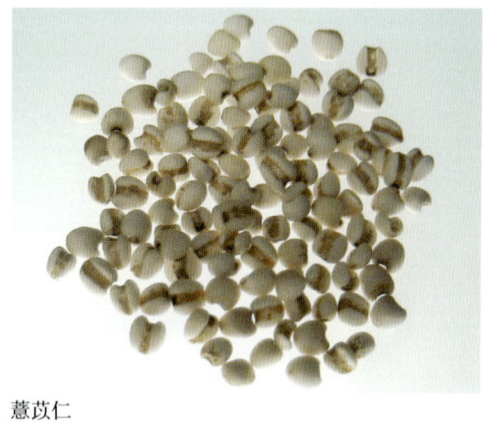

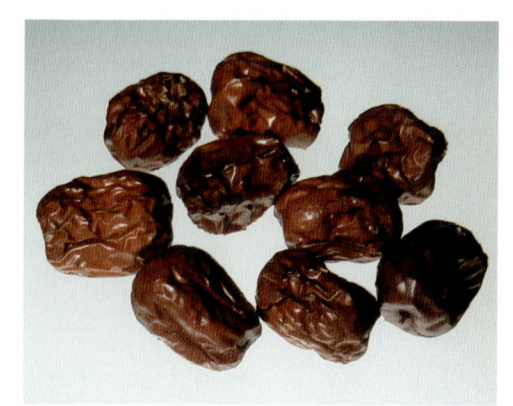

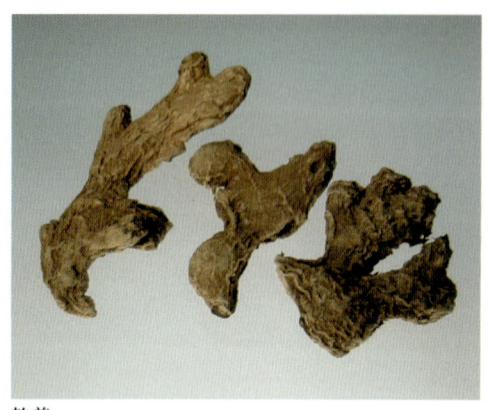

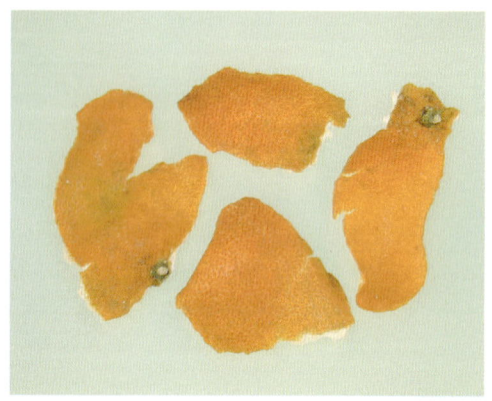

乾姜　　　　　　　　　　　　　　　　橘皮（陳皮）

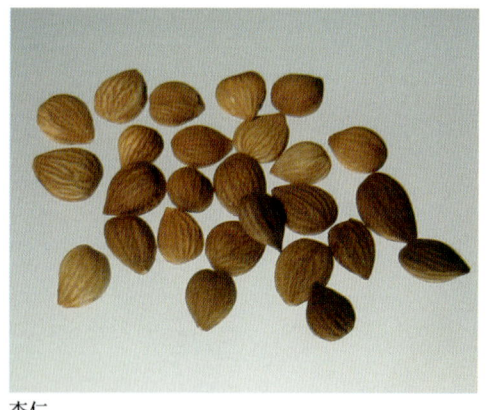

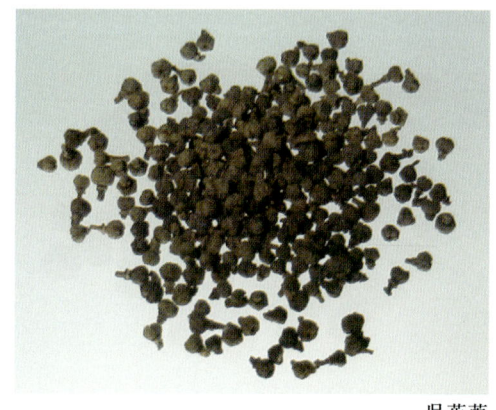

杏仁　　　　　　　　　　　　　　　　呉茱萸

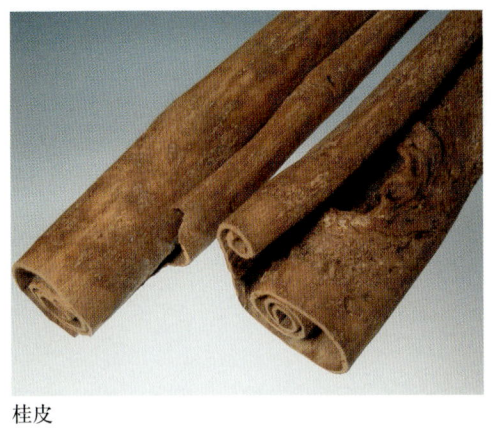

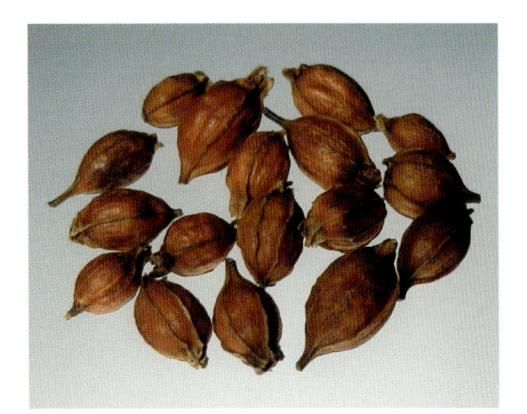

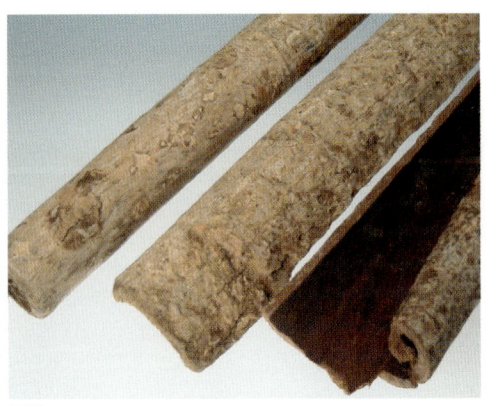

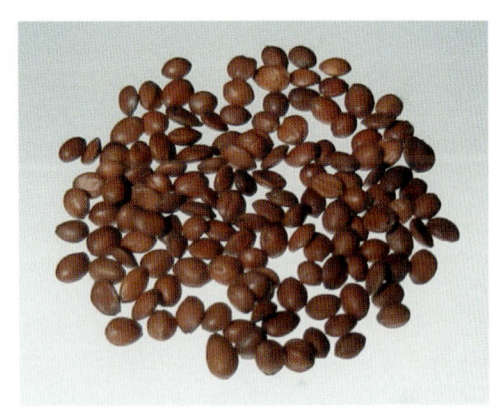

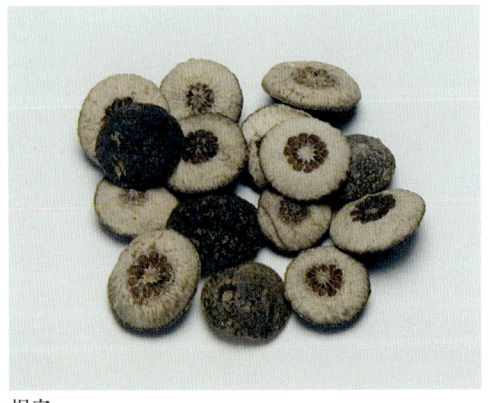

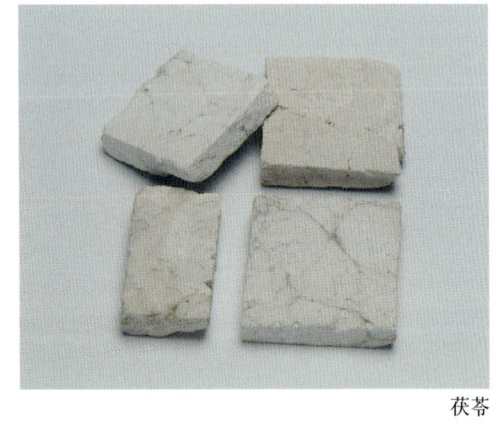

桂皮

山栀子

厚朴

酸枣仁

枳实

茯苓

猪苓　　　　　　　　　　　　　　　　　　　　　　　　牡蛎

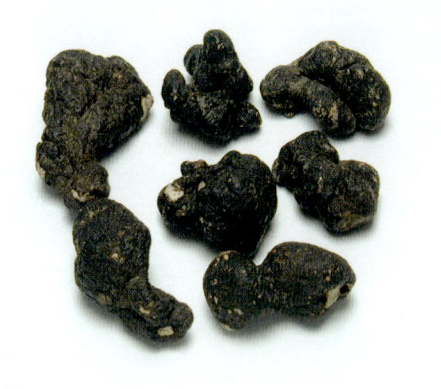

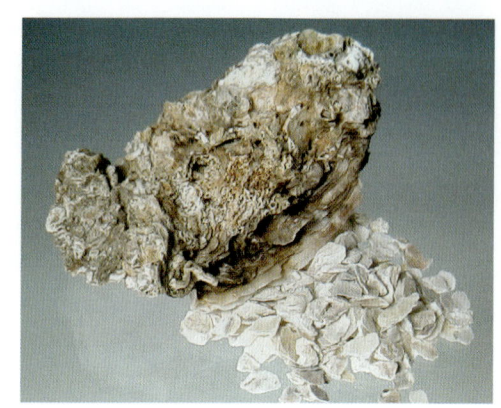

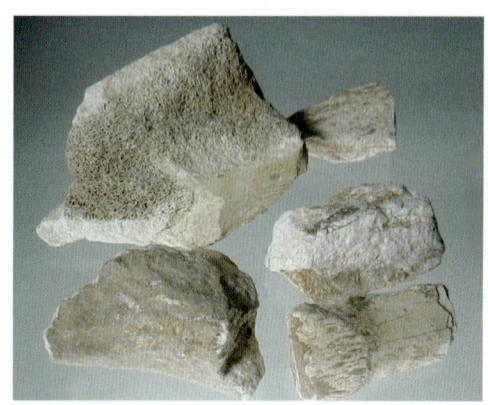

竜骨